U0315160

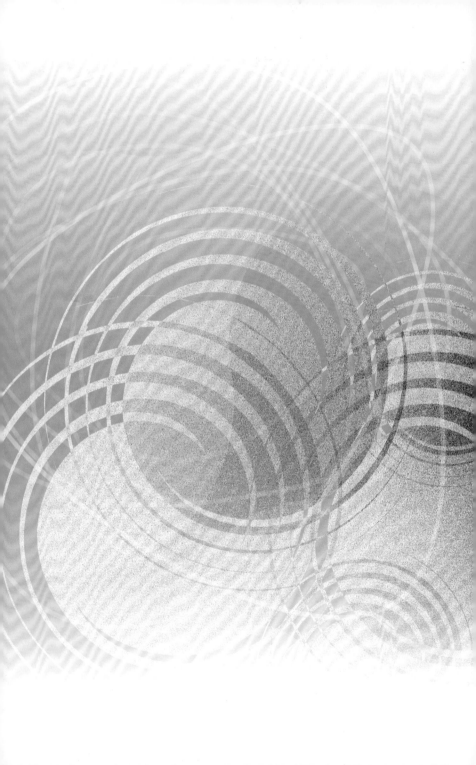

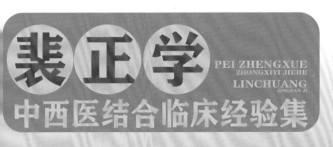

裴正学
PEI ZHENGXUE
ZHONGXIYI JIEHE
LINCHUANG
JINGYAN JI

中西医结合临床经验集

妇科病

FUKEBING

张丑丑　冯永笑　编

甘肃科学技术出版社

图书在版编目（CIP）数据

裴正学中西医结合临床经验集.妇科病 / 黄邦荣主编. -- 兰州 : 甘肃科学技术出版社, 2022.1
ISBN 978-7-5424-2907-0

Ⅰ. ①裴… Ⅱ. ①黄… Ⅲ. ①妇科病–中西医结合–临床医学–经验–中国–现代 Ⅳ.①R2-031

中国版本图书馆CIP数据核字(2022)第004411号

目录

目录

第一章 女性生殖系统解剖生理及病理

第一节 女性生殖系统解剖

女性生殖系统包括内、外生殖器及其相关组织与邻近器官。

一、外生殖器

女性外生殖器是指生殖器的外露部分，又称外阴，为两股内侧从耻骨联合至会阴之间的区域。包括阴阜、大小阴唇、阴蒂和阴道前庭。

二、内生殖器

女性内生殖器位于真骨盆内，包括阴道、子宫、输卵管及卵巢，后二者常被称为子宫附件。

第二节　女性的特殊生理病理

一、女性一生各期的生理特点

女性一生的生长发育早在《素问·上古天真论》中明确指出:"女子七岁, 肾气盛, 齿更发长; 二七而天癸至, 任脉通, 太冲脉盛, 月事以时下, 故有子; 三七, 肾气平均, 故真牙生而长极; 四七, 筋骨坚, 发长极, 身体盛壮; 五七, 阳明脉衰, 面始焦, 发始堕; 六七,三阳脉衰于上, 面皆焦, 发始白; 七七, 任脉虚, 太冲脉衰少, 天癸竭, 地道不通, 故形坏而无子也。"这段论述按照七岁为一个基数律, 划分女性各年龄阶段的生长发育状态, 是描述女性生理特征的最早记载。文中肾气的盛与虚, 天癸的至与竭, 主宰着女子的生长、发育、生殖与衰老的过程。

二、月经的生理现象

月经指伴随卵巢周期性变化而出现的子宫内膜周期性脱落及出血。 规律月经的出现是生殖功能成熟的重要标志。

三、妇产科疾病的病理生理特点

(1)自稳调节功能紊乱。妇女的特殊生理活动是在神经、内分泌、体液的调节下进行的, 并能在正常情况下保持相对稳定，称为自稳调节下的自稳态。当机体遭受内、外各种致病因素 的影响和侵害时，可致机体的自稳调节功能紊乱，从而引起妇产科疾病。

（2）损伤与抗损伤反应。致病因素造成的损伤包括组织结构损伤、功能障碍和代谢紊乱。如生殖系统防御机制下降，细菌经阴道黏膜上行感染子宫内膜，当细菌毒力较强时，可形成严重的宫内感染，并迅速波及输卵管、卵巢、盆腔腹膜及盆腔结缔组织，甚至导致脓毒血症或败血症的发生。

（3）疾病过程中的因果转化。在疾病发展过程中，有时原始病因使机体发生病变后形成某些病理产物，这些病理产物反过来又成为新的致病因素，即反果为因引起新的病变，并使病情不断加重。

（4）疾病过程中局部与全身的关系是一个有机整体，局部病变可以累及全身，全身病变也可影响局部。

四、中医学对妇产科疾病发病机理的认识

中医学认为，致病因素作用于人体，在一定的发病条件下可导致脏腑功能失常，气血失调，冲任督带损伤，胞宫、胞脉、胞络受损，进而引发妇产科疾病。

1. 脏腑功能失常

脏腑生理功能的紊乱和脏腑气血阴阳的失调均可导致妇产科疾病，其中关系最密切的是肾、肝、脾。

（1）肾的功能失常

①肾气虚：肾精所化之气为肾气，概指肾的功能活动。

肾气的盛衰直接影响天癸的至与竭，从而影响月经与胎孕，故肾气虚常致闭经、不孕。肾气不足，封藏失职，冲任不固，可致月经先期、月经过多、崩漏；胎失所系，胎元不固，可致胎漏、胎动不安、滑胎、子宫脱垂等。

②肾阴虚：肾阴亏虚，精亏血少，冲任不足，血海不能按时满盈，可出现月经后期、月经过少、闭经；冲任亏虚，不能摄精成孕，则出现不孕；阴虚生内热，热扰冲任，血海不宁，迫血妄行，可致月经先期、经间期出血、崩漏等。

③肾阳虚：肾阳虚弱，不能温暖胞宫，可致妊娠腹痛、胎萎不长、不孕症等；肾阳不足，封藏失职，冲任不固，可致崩漏；肾阳亏虚，蒸腾气化失职，不能温化水湿，可致带下过多、经行浮肿、子肿、经行泄泻。

④肾阴阳俱虚：肾为水火之宅，肾阴肾阳相互依存、相互制约，阴损可以及阳，阳损可以及阴，病久可致肾阴阳俱虚，常见于绝经前后诸证。

（2）肝的功能失常

①肝气郁结：若情志内伤，肝气郁结，冲任不畅，可致痛经、月经后期、闭经、经行乳房胀痛、妊娠腹痛、不孕症等；冲任血海蓄溢失常，可致月经先后无定期。

②肝郁化火：肝气郁结，郁而化热，热伤冲任，血海不宁，迫血妄行，可致月经先期、月经过多、崩漏、经行吐血、胎漏、产后恶露不绝等。

③肝阳上亢：肝阴不足，肝阳偏亢，经前或孕后阴血下聚冲任，肝阳上亢，可引起经行眩晕、经行头痛、子晕；阴

虚阳亢，肝风内动，发为子痫。

④肝经湿热：肝气犯脾，肝郁化热，脾虚生湿，肝经湿热蕴结，下注冲任，浸淫任带，可致带下过多、阴痒等；湿热蕴结胞中，阻滞冲任，则发生不孕、带下病、癥瘕等。

（3）脾的功能失常

脾气虚弱：脾为中土，主运化，司中气而统血，与胃同为后天之本、气血生化之源。脾气虚弱，血失统摄，冲任不固，可致月经先期、月经过多、崩漏；胎失气载，可致胎漏、胎动不安、堕胎、小产；脾虚气陷，升举无力，可致子宫脱垂。

脾虚血少：脾失健运，化源不足，冲任血虚，血海不能按时满溢，可致月经后期、月经过少、闭经；胎失血养，可致胎动不安、胎漏、堕胎、小产、胎萎不长等。

脾阳虚损：脾阳不足，运化失职，水湿内停，水湿泛溢肌肤，可致妊娠水肿；湿浊下注，浸淫任带，使任脉不固，带脉失约，可致带下病；湿浊内停，夹饮上逆，可致妊娠呕吐。

（4）心的功能失常

心藏神，主血脉；胞络者属心而络于胞中。若忧思不解、积念在心，暗耗阴血，心血不能下达胞宫，可致月经过少、闭经；心阴不足，心火偏亢上炎，可致经行口糜。

（5）肺的功能失常

肺主气，主肃降。素肺阴虚，经期阴血下注冲任，肺阴愈虚，虚火伤及肺络，可致经行吐衄。

（6）气血失调

气血失调是妇产科疾病的重要病机。妇女经、孕、产、乳均以血为本，又常耗血，故使机体处于血常不足，气相对有余的生理状态。气为血帅，血为气母，气以行血，血以载气。气血之间可相互依存、相互资生。气病可以及血，血病可以及气。故临证时既要分清病之在血在气，还应注意气血的密切关系。

①气分病机

气虚：素体虚弱，或劳倦过度，或大病久病，均可引起气虚。气虚则冲任不固，可致月经先期、月经过多、崩漏、产后恶露不绝等；气虚则胃气不固，摄纳无权，故乳汁自出；气虚则卫外不固，可出现经行感冒、产后自汗等。

气陷：气虚升举无力而下陷，无力载胎系胞，可致胎漏、胎动不安、子宫脱垂。

气滞：肝气郁结，气机阻滞，冲任、胞宫、胞脉不畅，可致月经后期、痛经、闭经、经行乳房胀痛；气行不畅，津液停滞，水湿不布，可见经行浮肿、子肿；气滞引起血瘀，冲任胞脉不通，可致癥瘕、不孕。

气逆：怒则气上，经行冲气旺盛，夹肝气上逆，损伤阳络，可致经行吐衄；孕后冲气偏盛，夹胃气、肺气上逆，胃失和降，引起恶阻，肺失肃降，可致子嗽。

②血分病机

血虚：大病、久病之后，经、产耗血失血过多，劳神思虑太过伤脾，或素体脾胃虚弱，化源不足而成血虚。血虚者血海不盈，冲任亏虚，可致月经后期、月经过少、痛经、闭经、妊娠腹痛、胎萎不长、产后身痛、缺乳、不孕症等。

血瘀：气滞、寒凝、热灼、气虚、外伤等均可引起瘀血，瘀血阻滞胞脉、胞络、冲任，使经隧不通，可致月经后期、月经过少、闭经、不孕等；瘀血阻络，气血不通，"不通则痛"，可见痛经、经行头痛、产后腹痛、产后身痛；瘀血阻滞，旧血不去，新血难安，血不归经，可致月经过多、崩漏、恶露不绝等；瘀血与痰饮、湿浊相互胶结于下腹部胞中，可形成癥瘕包块。

血热：外感热邪，或过服辛辣温燥之品可导致阳盛血热，或素体阴虚内热，热邪与血相互搏结，热扰冲任，血海不宁，迫血妄行，可致月经先期、月经过多、崩漏、胎漏、胎动不安、产后恶露不绝等。

血寒：外感寒邪，或过服寒凉药物、食物，损伤人体阳气；或素体阳虚阴盛，寒邪与血相互搏结，血为寒凝，冲任、胞脉阻滞，可致月经后期、月经过少、痛经、闭经、妊娠腹痛、产后腹痛、产后身痛、不孕症等。

冲、任、督、带损伤各种病因及脏腑功能失常、气血失调，均可引起机体发生病变，但只有引起冲、任、督、带损伤，进而导致胞宫、胞脉、胞络受损，才会导致妇产科疾病的发生。冲、任、督、带损伤和胞宫、胞脉、胞络受损，是妇产科疾病的基本病机和最终病位，是妇产科疾病与其他科疾病相区别的重要病机。

冲任二脉皆起于胞中，"冲为血海""十二经脉之海"，能调节十二经的气血；"任主胞胎"，为阴脉之海，与足三阴经均有交汇，对人体的阴经有调节作用；任通冲盛才能使天癸发挥对人体生长发育和生殖的作用，维持正常的生殖功能。因此，冲任损伤，必然会导致妇产科各种疾病的发生。冲任损伤的主要病机有冲任不足、冲任不固、冲任失调、冲任阻滞、寒凝冲任、热蕴冲任等。

督脉虚损　督脉亦起于胞中，"贯脊属肾"，与足太阳相通，为"阳脉之海"，总督诸阳。任督二脉，同起于胞中，交会于龈交穴，其经气循环往复，调节人体阴阳平衡，维持胞宫的生理功能，督脉虚损，可致阴阳失调，出现闭经、崩漏、绝经前后诸症、不孕症等。

带脉失约　带脉束腰一周，与冲、任、督脉间接相通，起着约束诸经、提摄子宫的作用。带脉失约可致带下过多、胎动不安、滑胎、子宫脱垂等。

胞宫、胞脉、胞络受损　胞宫借经络与脏腑相连，与胞脉、胞络协调完成其主月经、主胎孕的生理功能，除脏腑功能失常、气血失调、冲任督带损伤可间接影响胞宫的功能外，也可由跌仆闪挫、外伤（含宫腔手术创伤）、经期不节房事等直接损伤胞宫，引起胎漏、胎动不安、堕胎、小产、月经失调、痛经、闭经、带下病等。或由于子宫形质异常（幼稚子宫、子宫畸形、子宫肌瘤、宫腔术后部分粘连等）影响其生理功能，引发妇产科疾病。

第二章　月经病

月经的周期、经期或经量发生异常，或伴随月经周期出现明显不适症状，或在经断前后出现一系列症状的疾病，中医学统称为月经病。月经病是妇科临床的常见病、多发病。

妇科学中常见的月经病包括异常子宫出血、闭经、多囊卵巢综合征、痛经、子宫内膜异位症和子宫腺肌病、经前期综合征及绝经综合征等。导致月经病的主要因素是下丘脑－垂体－卵巢轴的神经内分泌调节功能紊乱或异常，及靶器官子宫或下生殖道等生殖系统异常或其他内分泌系统腺体功能紊乱。

第一节　异常子宫出血

异常子宫出血指育龄期非妊娠妇女，与正常月经的周期频率、规律性、经期长度、经期出血量任何一项不符的、源自子宫腔的异常出血。临床上可表现为慢性异常子宫出血和急性异常子宫出血。前者是指 6 个月内至少出现 3 次异常子宫出血，不需要紧急临床处理，但需进行规范诊疗的异常子宫出血。急性异常子宫出血指需要立即处理的严重的大出血，可见于有或无慢性异常子宫出血病史的患者。

一、病因病理

当机体受内外各种因素，如精神紧张、营养不良、代谢紊乱、慢性疾病、环境及气候骤变、饮食紊乱、过度运动、酗酒及其他药物等影响时，可通过大脑皮质和中枢神经系统，引起下丘脑－垂体－卵巢轴功能调节或靶细胞效应异常而导致异常子宫出血。

二、临床表现

1. 症状

（1）无排卵性异常子宫出血。主要是不规则子宫出血，常表现为月经周期紊乱，经期长短及出血量不一，可点滴出血，亦可大量出血。出血量多或时间长时可继发贫血，伴有乏力、头晕、心悸等症状，甚至出现失血性休克。

（2）黄体功能不足。月经周期缩短，有时周期虽在正常范围内，但卵泡期延长，黄体期缩短，常伴不孕或孕早期流产。

（3）子宫内膜不规则脱落。月经周期正常，但经期延长，可长达9～10d，经量可多可少。

2. 体征

有程度不等的贫血貌，妇科检查无明显异常。

三、诊断

1. 诊断要点

（1）病史

详细了解异常子宫出血的类型、发病时间、病程经过、流血前有无停经史及以往治疗情况。注意患者的年龄、月经史、婚育史、避孕措施、激素类药物的使用情况；既往是否患有肝病、血液病、糖尿病、甲状腺功能亢进或减退等。

（2）临床表现

不规则子宫出血。常表现为月经周期、经期、经量异常，或排卵期出血。

（3）妇科检查

妇科检查无明显异常。

（4）实验室及其他检查

①诊断性刮宫简称诊刮。其作用是止血和明确子宫内膜病理诊断。对年龄超过 35 岁，药物治疗无效或存在子宫内膜癌高危因素的异常子宫出血患者，应通过诊刮明确子宫内膜病变。施术时必须搔刮整个宫腔，并注意宫腔大小、形态、宫壁是否光滑，刮出物性质及数量。未婚患者若激素治疗无效或疑有器质性病变应经患者或家属知情同意后考虑诊刮。为确定排卵和黄体功能，应在经前期或月经来潮 6h 内诊刮；若怀疑子宫内膜不规则脱落，应在月经第 5d 诊刮；不规则阴道流血或大出血者可随时诊刮。

②B 型超声检查。阴道 B 型超声检查可了解子宫大小、

形态、宫腔内有无赘生物、子宫内膜厚度等。

③宫腔镜检查。可直视宫腔内情况，选择病变区域进行活检以诊断宫腔病变。

④基础体温测定。了解有无排卵及黄体功能。基础体温呈单相型提示无排卵；黄体功能不足时虽呈双相型，但高温相小于7d；子宫内膜不规则脱落呈双相型，但下降缓慢。

⑤激素测定。黄体中期测血孕酮值呈卵泡期水平，为无排卵；可检查血睾酮、催乳激素水平及甲状腺功能等以排除其他内分泌疾病。

⑥妊娠试验。有性生活史者应行妊娠试验，以排除妊娠及其相关疾病。

⑦宫颈细胞学检查。可排除子宫颈癌及癌前病变。

⑧血常规及凝血功能测定。检查血红蛋白、血小板计数、出凝血时间和凝血酶原时间、活化部分凝血酶原时间等，以了解贫血程度和排除血液系统病变。

四、西医治疗

1.无排卵性异常子宫出血

青春期及生育年龄以止血、调整周期为治疗原则，有生育要求者需促排卵治疗；绝经过渡期以止血、调整周期、减少经量、防止子宫内膜病变为治疗原则。常用性激素止血和调整月经周期。

（1）止血

常采用性激素止血。出血期可辅用止血药物。对大量出血患者，要求性激素治疗 8h 内见效，24 ～ 48h 内出血基本停止。96h 以上血仍不止，应考虑有器质性病变存在的可能。

（2）调整月经周期

止血后必须调整月经周期。青春期及生育年龄的无排卵性异常子宫出血患者的治疗，需首先恢复正常的内分泌功能，以建立正常月经周期；绝经过渡期患者的治疗，需控制出血及预防子宫内膜增生症的发生，防止异常子宫出血再次发生。

（3）刮宫术

可迅速止血，并具有诊断价值，可了解内膜病理，除外恶性病变对于绝经过渡期及病程长的生育年龄患者，应首先考虑使用刮宫术。

（4）手术治疗

对于药物治疗效果不佳或不宜用药、无生育要求的患者，尤其是不宜随访的年龄较大患者，应考虑手术治疗。

2. 黄体功能不足

治疗方法包括促进卵泡发育、促进月经中期 LH 峰形成、黄体功能刺激疗法、黄体功能补充疗法等。

3. 子宫内膜不规则脱落

治疗方法包括应用孕激素使黄体及时萎缩、绒毛膜促性腺激素促进黄体功能及复方短效口服避孕药控制周期。

五、裴正学教授诊疗经验

异常子宫出血归属于中医学的"崩漏"及"月经不调"范畴。裴正学教授认为月经不调的病因病机，主要是内伤七情或外感六淫，或先天肾气不足，多产房劳，药物或人工流产，劳倦过度、饮食不节，使脏气受损，肝脾肾脏腑功能失常，气血失调，致冲任二脉损伤，发展为月经不调。中医通过健脾益气、调经养血、补肾理气、活血化瘀的中药治疗，调整月经的正常来潮，裴正学教授认为，月经的产生，是女子发育到成熟年龄后，脏腑、天癸、气血、经络协调作用于胞宫的生理现象。女性月经生理变化源于《黄帝内经》中提到的："女子二七而天癸至，任脉通，太冲脉盛，月事以时下。"月经的产生与肝、脾、肾三脏关系密切，其中肾为主导，脾为后天之本，而女子以肝为先天。发生月经不调的原因是多方面的，有原发病因，也有继发因素。原发病因中先天禀赋差异，后天脾胃失调、七情过极、肝郁气滞、感受寒湿、痰瘀之邪均可使体内气血逆乱，阴阳失调，冲任不固，月经失调。此外，继发于医源性损伤，如药流、人流、医疗操作不当损伤胞宫胞络，或用药失误等均可影响冲任二脉的功能而致月经不调。由于妇女有以血为本、以血为用的生理特点，其病性多以虚证为主，虚实夹杂较为多见。

裴正学教授认为，月经不调经前阳长，经后阴长，故经前属热，经后属寒，经前勿补，经后勿泻。从脏腑功能而言，由于肝藏血而主疏泄，为女子之先天；肾藏精而为水火之脏，精血相生，冲任二脉所系；脾统血，为气血生化之源，故肝、肾、脾三脏在月经失调病机中占重要地位。同时还与湿热、瘀血、痰湿、人工及药物流产等有密切关系。妇女以血为根本，全身各部化生之血，皆藏于肝，肝血下注冲脉，司血海之定期蓄溢，参与月经的调节。妇女行经耗血，妊娠血聚养胎，分娩出血，以致女子有余于气而不足于血。肝经与冲任相交汇，通过其与胞宫相通，司血海的定期蓄溢，从而参与月经周期、月经期以及月经量的调节。七情内伤最易导致肝的功能失常和气血失调。精神因素是喜怒忧思悲恐惊刺激所致，情感为造成月经不调的重要原因之一。随着现代生活节奏的加快，社会竞争日益激烈，女性的工作、学习、生活日趋紧张，情志过度超过肝的调节能力，导致气机失调，肝疏泄失职，脏腑气血紊乱而致月经不调。"久视伤肝，久坐伤骨"。现代女性用电脑者日趋增多，长时间坐在电脑前也会引起肝气不舒，气血紊乱，导致月经失调。肾中阴阳为气血之根，且精血同源，肾精不足，冲任血虚，则血海不能充盈并按时而溢，而见经期错后，月经量少，甚则月经停闭。若脾土虚衰，脾胃有失健运，水谷精微不足，不能生血统血，则气血生化不足，血海空虚，无以生成月经，而见月经量少甚则停闭、月经色淡等；脾运化水湿异常，脾虚湿盛，湿邪阻塞脉道，或郁而化热则煎熬血液，血行不利，可见月经量少，甚则停闭，月经色深；若脾升清统血异常，则血溢于脉外，或非时而下，或过期不止，或下血过多，导致中气虚损，统摄失权，则血不循经而行，暴崩而下或点滴不止，发为崩漏、月经过多等。同时裴正学教授经常强调，随着现代社会生活节奏加快，人们对生活及饮食方面不注意，很多人倾向速食店进食，或过食肥甘厚味辛辣刺激者增多，饮食不节，营养搭配不合理、不科学等伤及脾胃；更有某些女性盲目追求身材苗条，过度节食减肥，损伤脾胃。另外，由于现代社会竞争激烈，生活、工作、学习等压力增大，加之长时间工作、缺乏锻炼等，所致的思虑伤脾，过多劳累伤及脾胃，导致脾虚则统摄无力，影响脾胃正常的运化，容易引起气血不足，不能荣养冲任，月经因此不调。

裴正学教授认为瘀血是由其他外邪入侵胞宫、脏腑功能失调或气滞气虚形成的病理产物。郁怒伤肝，气郁血滞；或外邪客于胞宫，邪与血相搏成瘀，如感受寒邪，寒客胞宫，血为寒凝；或素多忧郁，气郁血滞，均使冲任受阻，血行不畅，瘀阻冲任、胞宫，经血受阻可引起闭经、月经量少等；若阻于胞宫使新血不安，经血妄行，则可导致经期延长、月经量多等。

裴正学教授认为西医治疗主要用雌孕激素来调节月经周期及排卵，用一些促排卵西药安全性差，方案比较单一。中医药治疗月经不调历史悠久，疗效较好。月经不调的辨证着重月经的期、量、色、质变化及伴随月经周期出现的全身症状，同时结合全身证候，主要从肝、脾、肾、气血和寒热虚实进行辨证论治，并运用四诊八纲进行综合分析。月经不调重在治本以调经，调经即是治本，多采用疏肝、补脾、益肾及调理气血冲任。论治过程中，首辨他病、经病的不同。如因他病致经不调者，当治他病，病去则经自调；若因经不调而生他病者，当予调经，经调则他病自愈。次辨标本缓急的不同，急则治其标，缓则治其本。再辨月经周期各阶段的不同。经期血室正开，大寒大热之剂用时宜慎；经前血海充盛，勿滥补，宜予疏导；经后血海空虚，勿强攻，宜于调补，但总以证之虚实酌用攻补。

裴正学教授认为月经不调的治本大法有补肾、扶脾、疏肝、调理气血等。"经水出诸肾"，故调经之本在肾。补肾在于益先天之真阴，以填精养血为主，佐以助阳益气之品，使阳生阴长，精血俱旺，则月经自调。扶脾在于益气血之源，以健脾升阳为主，脾胃健运，气血充盛，则源盛而流自畅。疏肝理气，通调气机，以开郁行气为主，佐以养肝之品，使肝气得疏，气血调畅，则经病可愈。调理气血当辨气病、血病，病在气者，治气为主，治血为佐；病在血者，治血为主，治气为佐。中医对月经不调有很好的疗效，但切勿将早孕、宫外孕当成月经不调治疗。生殖系统器质性病变引起的月经不调，应及早做适当处理，以免延误病情。

六、裴正学教授辨证论治

（1）肝气郁滞

证见：月经先后无定期，经量或多或少，经前乳胀，或见口干、发热、烦渴、带下色黄，舌郁暗或淡红，苔薄黄或薄白。或有血块，经前乳房胀痛，两胁及少腹胀痛，急躁易怒，舌质红，苔薄白，脉弦或弦细。

治则：疏肝解郁，调冲行气。

方药：柴胡疏肝散合逍遥散加减。

柴胡 20g，陈皮 6g，香附 6g，枳实 10g，川芎 10g，白芍 15g，炙甘草 6g，当归 10g，白术 10g，茯苓 10g。

若经行腹痛，经血夹瘀块者，酌加桃红四物汤，炒蒲黄，三七以化瘀止血；经行乳房胀痛甚者，酌加瓜蒌、王不留行、郁金以解郁行滞止痛；若肝郁肾虚，月经先后无定期，加定经汤（当归、白芍、熟地黄、柴胡、山药、茯苓、菟丝子、炒荆芥），以疏肝肾之郁气，补肝肾之精血，肝气舒而肾精旺，气血疏泄有度，血海蓄溢正常，月经自无先后不调之虞；若颧赤唇红，手足心热，咽干口燥，加玄参、麦冬滋阴清热凉血；若口渴明显，加天花粉、芦根以滋阴生津；若小便短赤，加车前子、瞿麦，清热利尿；若月经过多者，去茯苓，酌加地榆炭、茜草根以凉血止血；带量多色黄加二妙散；外阴瘙痒加金银花、连翘、蒲公英、败酱草、苦参、黄柏等。

（2）血寒凝滞

证见：月经后期，月经量少，经行不畅，色暗红，质黏稠，或有血块，面色苍白，畏寒肢冷，少腹冷痛或绞痛，得热痛减，舌质淡暗，苔薄白，脉沉弦或弦紧。

治则：温经散寒，活血调经。

方药：大温经汤加减。

桂枝 10g，茯苓 10g，白芍 10g，丹皮 6g，吴茱萸 10g，党参 10g，干姜 6g，半夏 6g，麦冬 10g，阿胶 6g（烊化），甘草 6g。

若月经量少者，酌加紫河车、肉苁蓉、丹参养精血以行经；带下量多者，酌加鹿角胶、金樱子、芡实固涩止带；若月经错后过久者，酌加桃仁、红花、桂枝、牛膝以温经活血，引血下行；若经行小腹隐隐作痛者，重用白芍，酌加阿胶、香附、益母草;腹痛拒按，下血块，加失笑散、延胡索化瘀止痛；便溏者，加白术、茯苓健脾利湿。

（3）气滞血瘀

证见：月经后期，经行量少不畅，或经血非时而下，量多或少，淋漓不净，色紫暗有块，少腹胀痛拒按，血块排出后疼痛减轻，两肋及乳房胀痛，急躁易怒，舌质紫暗，或有瘀点、瘀斑，苔薄少，脉弦细或细涩。

治则：行气活血，调经止痛。

方药：桃红四物汤合少腹逐瘀汤加减。

桃仁 10g，红花 10g，当归 10g，生地黄 12g，赤芍药 15g，川芎 6g，小茴香 6g，干姜 6g，肉桂 3g，蒲黄 10g，五灵脂 10g，延胡索 10g，没药 10g，甘草 6g。

乳房胀痛明显者，酌加柴胡、川楝子、郁金、王不留行；气滞明显，加枳壳、木香、香附、益母草；寒凝少腹冷痛，脉沉迟者，加小茴香、肉桂、吴茱萸；若平时少腹疼痛，或伴低热不退，舌紫暗，苔黄而干，脉数者，酌加丹皮、栀子、泽兰、丹参;出血量多不止，加生龙牡、乌贼骨、阿胶、艾叶、棕榈炭。

（4）气血两虚

证见：经行先期，或经期错后，或经期延长，量少色淡质清稀，神疲肢软乏，头晕眼花，心悸怔忡，少寐多梦，皮肤不润，面色萎黄无华，食少便溏，小腹空坠，舌淡苔薄，脉细弱。

治则：益气养血调经。

方药：十全大补汤合归脾汤加减。

党参10g，白术10g，茯苓10g，黄芪30g，当归10g，熟地黄10g，白芍10g，川芎10g，肉桂3g，龙眼肉10g，茯神10g，酸枣仁10g，远志10g，木香6g，炙甘草6g。

若纳差，加丹参、木香、草豆蔻；若心脾两虚，加归脾汤；经行量多，酌加艾叶、阿胶、乌贼骨以止血固摄；经行小腹隐隐作痛者，重用白芍，酌加阿胶、香附；若胸脘满闷者，加瓜蒌、枳壳；脘闷呕恶者，加砂仁、枳壳；白带量多者，加苍术、黄柏、车前子。

（5）肝肾不足

证见：月经后期，量少，甚至闭经，头晕耳鸣，腰酸膝软，手足心热，甚则潮热盗汗，大便干结，或四肢倦怠乏力，畏寒肢冷，腰膝酸软，性欲淡漠，小便清长，大便溏薄，面色晦暗，舌暗红，脉沉细或涩。

治则：滋补肝肾，养血调经。

方药：大补元煎合左归丸或右归丸加减。

人参10g，山药10g，当归10g，桑寄生20g，菟丝子20g，白术10g，熟地黄10g，枸杞10g，山药10g，山茱萸10g，杜仲10g，续断10g，酒白药10g，甘草6g。

肾阴虚者，加女贞子、旱莲草；肾阳虚者，加巴戟天、淫羊藿、肉桂；肾气虚者，加党参、黄芪、白术；若腰痛甚者，酌加续断、杜仲、牛膝、桑寄生补肾而止腰痛；久漏不止者，加藕节炭、茜草炭、炒蒲黄、阿胶、艾叶；夜尿频数者，加益智仁、金樱子固肾缩小便；痰湿内盛，滞于冲任者，加二陈汤燥湿化痰，活血调经；脘闷呕恶者，酌加砂仁、枳壳、半夏以止呕；白带量多者，酌加苍术、黄柏、车前子以燥湿止带。

崩漏指经血或暴下不止，或淋漓不尽。前者有天崩地塌之势，谓之曰崩证；后者如破屋漏水之状，谓之曰漏证。《济生方》"崩漏之疾本乎一症，轻者谓之漏下，甚者谓之崩中"。现代医学中月经不调、盆腔炎、妇科肿瘤等所出现的阴道出血均属"崩漏"范畴。裴正学教授认为中医崩漏一证大体可归三类：一曰气不统血，二曰血热妄行，三曰脉络瘀阻。三者虽有显著不同之病机，然而其源盖出于冲任也，冲者血海，任者血室，血海与血室均为肝之所主也，故而中医调肝乃治崩漏之大法也。崩漏之脉络瘀阻证常见于西医学所称卵巢囊肿、子宫肌瘤、子宫内膜增生、宫颈癌等；血热妄行证类似西医学所指的附件炎，包括阴道炎、宫颈糜烂、盆腔炎等，符合血热妄行特征者均可参照其内容辨证论治，辨病处理；气不统血临床表现的特征，西医学中的功能性子宫出血与之相近。裴正学教授针对具体证候将中医辨证原则与西医诊断依据紧密结合，进行辨证辨病施治。裴正学教授强调诊治此病必依据病史、证候及相关辅助检查进行。

七、裴正学教授用方分析

裴正学教授认为活血化瘀是治疗一切妇科疾病的根本大法，无论经、带，无一不以活血化瘀为主法，在此基础上可疏肝解郁、健脾补肾、益气养血等。月经提前属热，用清热凉血的方法有效，月经准后，变少属寒，用温经散寒、调节冲任的方法有效。月经提前多为炎症，月经推后多为雌性激素不足。提前属热，用丹栀逍遥散、桃红四物汤、桂枝茯苓丸；月经错后为寒，用大温经汤。经来腹痛是瘀血，要活血化瘀，常用金铃子散、失笑散。

桃红四物汤以祛瘀为核心，辅以养血、行气。此方始见于《医宗金鉴》，经几代医家改良，已成为调经活血名方，其基础方为当归、川芎、熟地黄、白芍、红花、桃仁等，其中当归、熟地可滋阴补肝、养血调经，红花、桃仁可活血通经、止痛散瘀，川芎可活血行气，助活血之功，白芍柔肝止痛，养血，甘草调和诸药，共奏行气祛瘀、补肝养血、活血通经之效，方中以强劲的破血之品桃仁、白芍为主力活血化瘀；以甘温之熟地、地黄滋阴补肝、养血调经；川芎活血行气、调畅气血，以助活血之功。全方配伍得当，使瘀血祛、新血生、气机畅，化瘀生新是该方的显著特点。诸药合用，阴阳调和，既能够养肝，又能够补阴调血，是针对月经不调的一剂良方。现代研究表明：桃红四物汤具有扩张血管、抗炎、抗疲劳、抗休克、调节免疫功能、降脂、补充微量元素、抗过敏等作用。能从根本上调节，促患者月经恢复。

逍遥散始载于《太平惠民和剂局方》，由《伤寒论》中四逆散和当归芍药散变化而成。逍遥散由柴胡、当归、白芍、白术、茯苓、炙甘草、薄荷组成。方中柴胡疏肝解郁，为君药，其含皂苷类成分，皂苷有抗炎、兴奋子宫、镇静、安定、镇痛的作用。当归养血和血，其味辛散，乃血中气药，其含有挥发油，能对抗肾上腺素—垂体后叶素或组胺对子宫的兴奋作用，可有效增强机体免疫功能。白芍养血敛阴，柔肝缓急，其包含的芍药苷有较好的解痉作用。当归、白芍与柴胡同用，补肝体而助肝阴，血和则肝和，血充则肝柔，共为臣药。木郁则土衰，肝病易传脾，故以白术、茯苓、甘草健脾益气；方中加薄荷少许，可疏散郁遏之气，透达肝经郁热；生姜降逆和中，且能辛散达郁，为佐药。柴胡为肝经引经药，又兼使药之用。现代药理研究表明：逍遥散有镇静、镇痛、抗惊厥作用，有抗焦虑和抗抑郁作用，有调节内分泌、平衡激素水平、调节免疫功能紊乱的作用，诸药配伍，从中枢、神经、内分泌、免疫等多途径整体调节，改善机体免疫。丹栀逍遥散为临床著名的肝脾调和剂，方中丹皮清血中之伏火，栀子清肝热，并导热下行，两药合用主治肝郁日久而生的阴虚内热；柴胡疏肝解郁；白芍、当归养血和营、养阴柔肝；白术、茯苓健脾补中；香附、升麻清热理气；炙甘草调和诸药。全方疏肝健脾、凉血调经，使得肝脾调和，肝气条达，冲任二脉气血运行通畅，经血如期而至。

大温经汤出自《金匮要略·妇人杂病脉证并治第二十二》，其药物组成为：吴茱萸三两，当归、芍药、川芎、人参、桂枝、阿胶、牡丹皮、生姜、甘草各二两，半夏半升，麦冬一升。其功用可温经散寒，祛瘀养血，扶正祛邪。陈修园在他的《女科要旨》对温经汤评价是"《金匮要略》温经第一方，无论阴阳虚实、闭塞崩漏、老少、善用之无不应手取效……"方中吴茱萸辛苦大热，入肝胃肾经，辛则能散，苦能降泻，大热之性又能温散寒邪，因而能散寒止痛；桂枝辛甘温，能温经散寒、通行血脉，两药合用，共为君药。当归、川芎、芍药入肝经，能活血祛瘀，养血调经；牡丹皮味苦辛，性微寒，入心肝肾，活血祛瘀，并退血中伏热，共为臣药。阿胶甘平，能养肝血而滋肾阴，有养血止血和润燥作用；麦冬甘苦微寒，能养阴清热，并能制吴茱萸、桂枝的温燥；人参、甘草味甘入脾经，能益气补中而助生化之源，使阳生阴长，气旺血充；半夏辛温，可通降胃气而散结，与人参、甘草配伍，健脾和胃，有助于祛瘀调经；生姜温里散寒，与半夏合用，温中和胃，以助生化，以上共为佐药；甘草又能调和诸药，兼为使药。诸药合用，温经散寒以活血，补养冲任以固本，瘀血去，新血生，则月经调而病自除。

"四物汤非活血补血之专剂，乃调肝之圣品"，此乃清代名医柯韵伯之名言也，裴正学教授治疗气不统血之崩漏证恒以此方为主方。伴腹痛者加桂枝茯苓丸；气虚甚者加党参、黄芪、甘草；崩证大者加山茱萸20g、元肉20g、生龙牡各15g、乌贼骨15g；血压偏低者加党参10g、麦冬10g、五味子6g；休克者以人参30g，加红糖50g，水煎10min，急服，此之治法大体属前述之气不统血类，以现代医学观点看此类阴道出血总以功能性子宫出血为主，而非器质性病变。若血块较多者加桃仁、红花；出血量多不止加生龙牡、乌贼骨、阿胶、艾叶；B超示有良性占位者加三棱、莪术、海藻、昆布、汉三七、水蛭等。若见月经提前数日，量多色红，或淋漓不尽、手足心热、舌色红苔黄、脉浮数者以两地汤为主方加减化裁，用牡丹皮、地骨皮、生地、玄参、麦冬、白芍，伴有白带量多色黄加二妙散；兼有大便秘结加大黄、枳实；外阴瘙痒可酌情加减金银花、连翘、蒲公英、败酱草、苦参、黄柏等。若出现月经量多，色淡质稀伴乏力明显，头晕，贫血貌，属脾不统血之证候，以归脾汤为主方以健脾益气止血，伴心慌汗多者重用人参、黄芪，加白芍、当归以补血等。鉴于临床崩漏患者之表现错综复杂，气虚、血热、脉络瘀阻三者证候常常交替出现或同时出现，在治疗时忌主次不分，标本不辨。同时应结合各项辅助检查，其中月经不调、盆腔炎、妇科良性肿瘤均可采用中医中药之优势辨证施治；但见宫颈癌、卵巢癌、不全流产等务必与西医手段相结合，才能不延误病情，误诊，误治。裴正学教授常讲"流水不腐，户枢不蠹"，在治疗崩漏一证时切忌专用止血塞流之法，若用此法必致离经之血蓄于胞中，即便暂时得止也必有后患，因瘀血停留体内，瘀血不去新血不生，这样新病加痼疾，又生他病矣。裴正学教授对崩漏之遣方用药多以"通因通用"法为主。汉三七、水蛭二药具强大之破瘀逐血功效，裴正学教授用之得心应手，此药虽破血但不耗血，去其实邪，通其壅滞，气血、津液各得其道，从而达到治病之根本。

八、病案举例

例1：27岁，已婚。主诉"月经先后不定期3年，加重半年"就诊。既往史及月经史：14岁月经初潮。24岁育有一子，生子后月经即出现先后无定期，量多色鲜红，偶有血块。月经期延长，少则7d，多则15d。近半年病情加重，曾采用西药止血,效果不佳。现病史:10d前月经开始后,仍淋漓不尽,色红,偶有血块,量不大。神情倦怠,面色无华,疲乏无力,少气懒言,食欲不振,便溏。舌淡红,苔薄白,脉沉。

【西医诊断】月经先后不定期,月经延长。

【中医辨证】肾阳亏虚,气血不足。

【治则】补肾壮阳,补血益气。

【方药】大补元煎合归脾汤加味。

党参10g,黄芪30g,当归10g,桑寄生20g,菟丝子20g,白术10g,熟地黄10g,枸杞10g,山药10g,山茱萸10g,杜仲10g,续断10g,酒白芍10g,淫羊藿10g。

随症加减,连续服药4个月后,月经周期即正常,月经期规律至6d。

例2:27岁,已婚,患者因家庭琐事与丈夫发生口角,生闷气后,觉胸胁胀满,不思饮食,嗳气,月经延后1周而至,经量少,有血块,小腹胀痛,舌质紫暗,苔薄白、脉弦。

【中医辨证】气郁伤肝。

【治则】疏肝解郁,理气调经。

【方药】柴胡疏肝散加减。

柴胡10g,陈皮6g,香附6g,枳实10g,川芎10g,白芍15g,甘草6g,当归10g,白术10g,茯苓10g,丹参30g,益母草30g。水煎服,一日1剂。并嘱其调畅情志,服药10剂后诸证消失。

例3:28岁,月经不调4月来诊。月经错后,经量少,色紫暗,小腹冷痛,喜温拒按,白带量稍多,伴胃脘胀满不适,舌苔薄白，脉沉迟。

【西医诊断】月经错后。

【中医辨证】寒实证。

【治则】温经散寒活血。

【方药】温经汤合桃红四物汤加味。

桃仁10g，红花10g，当归10g，生地黄12g，赤芍15g，川芎6g，桂枝10g，茯苓10g，白芍15g，丹皮6g，吴茱萸10g，党参10g，干姜6g，半夏6g，麦冬10g，阿胶6g（烊化），丹参10g，木香6g，草豆蔻6g，生龙牡各15g，乌贼骨15g，甘草6g。水煎服，一日1剂。经治疗2月而愈。

例4：26岁。月经不调，提前量多，心烦急躁，口干口渴，白带多，舌质红，苔薄白。

【西医诊断】月经不调。

【中医辨证】肝郁血热。

【治则】疏肝解郁调经。

【方药】丹栀逍遥散、桃红四物汤加减。

丹皮6g，栀子10g，当归10g，白芍10g，柴胡10g，白术10g，茯苓10g，甘草6g，桃仁10g，红花6g，川芎6g，生龙牡各15g，乌贼骨15g，香附10g，益母草20g，蒲公英15g，败酱草15g。7剂，一日1剂。

服用2剂，经血来潮，腹痛减轻。连续服上方2月，患者月经正常，随访半年未见异常。

例5：34岁。近年来月经量少，经色淡，质清，夹血块，面色无华，舌淡，脉细弱。

【西医诊断】月经不调。

【中医辨证】气虚血瘀。

【治则】益气活血。

【方药】补中益气汤、桃红四物汤加减。

黄芪 30g，白术 30g，党参 30g，当归 9g，木香 9g，白芍 15g，柴胡 9g，红花 6g，桃仁 9g，三棱 15g，莪术 15g，香附 30g，阿胶 30g。水煎服，一日 1 剂。

上方加减服药 30 余剂，患者月经正常，诸证消失。随访 1 年月经无异常。

例 6：36 岁。月经提前初诊。既往月经周期正常，近 3 月月经周期 17 ~ 20d，经期正常，量中等，色鲜红，质稠有热感，伴有口干咽燥，手足心热，面部长红色疹子，小便黄，大便干结，舌质偏红，苔薄黄，脉滑。素喜食辛辣食物。

【西医诊断】月经先期。

【中医辨证】热扰冲任，血海不宁。

【治则】清热凉血，滋肾养阴，调固冲任。

【方药】清经散加减。

生地黄 10g，牡丹皮 10g，黄柏 10g，地骨皮 10g，白芍 15g，女贞子 15g，旱莲草 15g，枸杞 10g，茜草 15g，乌贼骨 10g，炒地榆 10g。15 剂，一日 1 剂，每日 2 次，经净后服用，15d 为 1 疗程。连服 2 个月后复诊，患者诉服药 1 个疗程后，月经周期 22d 经潮，经色鲜红，口干、大便干结改善。用药 2 个疗程后，周期 27d 经潮，诸证消失，舌质正常，苔薄白，脉滑。随访 3 个月，月经周期正常。

例 7：24 岁，月经 50 余天未至，量少色暗，腰困乏力，小便清长，大便溏泄，舌淡苔白，脉沉迟无力。

【西医诊断】月经后期。

【中医辨证】肾精亏虚，阳气不足。

【治则】补肾壮阳，温经行滞。

【方药】毓麟珠、金匮肾气丸加减。

附子 10g，肉桂 3g，熟地黄 10g，当归 10g，川芎 10g，吴茱萸 10g，杜仲 10g，菟丝子 10g，鹿角胶 10g，桑寄生 10g，香附 6g，红花 10g，白术 10g，白芍 10g，甘草 6g。水煎服，一日 1 剂。连服 12 剂，月经来潮。

例 8：36 岁，因月经提前 10d 遂来就诊。自述月经量多色红，手足心热，无腹痛等不适。查见舌红苔少，脉细数。

【中医辨证】阴虚内热，热扰血海，迫血下行。

【治则】滋阴养血。

【方药】当归 10g，生地黄 12g，地骨皮 12g，丹皮 10g，川芎 6g，白芍 10g，玄参 10g，麦冬 10g，阿胶 10g（烊化），茯苓 12g，桂枝 10g，水煎服，一日 1 剂。

患者服 3 剂后经血止，自述现腰膝酸困不适，遂予生地黄 12g，山萸肉 10g，山药 10g，茯苓 12g，泽泻 10g，丹皮 6g，杜仲 15g，川牛膝 10g，淫羊藿 5g，续断 15g，桑寄生 15g，桂枝 10g，附子 6g，桃仁 10g，红花 6g，水煎服，一日 1 剂。经上方加减调理 2 月，症状全消，月经正常。

例 9：25 岁。患者自诉行经已半月余，量少色淡，疲乏无力，头晕，健忘失眠，无腹痛等不适，观其舌淡红，苔薄白，诊其脉沉细无力，B 超提示子宫附件未见异常。

【西医诊断】功能性子宫出血。

【中医辨证】气不摄血。

【治则】益气健脾，调经止血。

【方药】归脾汤加减。

党参 10g，黄芪 20g，白术 10g，当归 10g，生地黄 12g，远志 10g，龙眼肉 6g，木香 6g，川芎 6g，白芍 10g，生龙牡各 15g，乌贼骨 15g，茯苓 12g，甘草 10g，大枣 4 枚，水煎服，一日 1 剂，7 剂。

一周后患者复诊，谓服上药 3 剂后，月经淋漓而下已愈，服 7 剂后头晕乏力等自觉症状基本消失，查见其舌尖红苔薄，脉弦细。处方易为：党参 10g，麦冬 10g，五味子 3g，当归 10g，生地黄 12g，川芎 6g，生龙牡各 15g，乌贼骨 15g，白芍 15g，阿胶 10g（烊化），金银花 15g，连翘 15g，炒枣仁 15g，柏子仁 15g。水煎服，一日 1 剂，7 剂。以善其后。

例 10：40 岁，因月经紊乱半年，阴道流血 20 余天初诊。患者半年前始发月经紊乱，40 ～ 50d 一潮，每次行经 10 余天方净，量多有血块，曾到外院多次就诊，经妇查及 B 超检查盆腔未见器质性病变，行刮术病理回报：子宫内膜增生过长，诊为无排卵性功能失调性子宫出血。给予激素治疗 3 个月，停药后病情反复。本次发病阴道流血 20 余天，量多，色暗红，有大血块，头晕乏力，手足心热，腰酸，偶有下腹疼痛。

【西医诊断】无排卵性功血。

【中医诊断】崩漏（肾阴虚兼血瘀）。

【治则】补肾滋阴，化瘀止血。

【方药】左归丸合桃红四物汤加减。

桃仁10g，红花10g，当归10g，川芎10g，赤芍15g，熟地黄15g，女贞子15g，旱莲草15g，续断10g，枸杞10g，山茱萸10g，炒地榆15g，山药10g，茜草15g，三七3g（冲服）。水煎服，一日1剂，7剂。

二诊：阴道流血明显减少，但仍有小血块，无腹痛，自觉仍头晕乏力，但腰酸，手足心热症状减轻，舌淡苔白，脉沉细无力。在原方基础上加太子参15g，黄芪30g，白术20g。水煎服，一日1剂，7剂。

三诊：阴道血止3d，仍乏力，偶有腰酸，舌淡苔薄白，脉细弱。上方加减治疗1月余，月经正常。

例11：41岁，月经量多初诊。平素月经正常，三年来，经期不准，常数月一行或一月数行，经服西药治疗，症状缓解。去年10月因家事烦劳，致旧病复发，曾多方求医施治，收效甚微。半月来阴道出血加重，量时多时少，色紫暗有块，质黏稠，伴有腰酸腹痛，眩晕耳鸣，气短汗出，口干，舌红略暗，苔薄脉弦涩。

【西医诊断】崩漏。

【中医辨证】气滞血瘀兼血热。

【治则】活血化瘀，清热止血。

【方药】桃仁10g，红花10g，当归10g，生地黄12g，赤芍15g，川芎6g，丹皮6g，阿胶6g（烊化），艾叶6g，香附9g，延胡索10g，丹参15g，仙鹤草15g，益母草15g，甘草

6g。水煎服，一日 1 剂。

服药 7 剂后，上述症状大减，继服原方十余剂而血止。此后常以活血化瘀之品与归脾汤、六味地黄汤加减化裁，调治两月余而愈。

九、古今医家关于崩漏的论述

有关"崩漏"的记载，最早见于《素问》"阴虚阳搏谓之崩"。在《素问太素·卷三·阴阳杂说》中注："崩，下血也。"漏，始见于汉代张仲景《金匮要略·妇人妊娠病脉证并治》："妇人宿有癥病，经断未及三月，而得漏下不止……"《诸病源候论》首列"漏下候""崩中候""崩中漏下候"，并且观察到崩中与漏下可以并见与相互转化。《济生方·总论证治》云："崩漏之病，本乎一证，轻者谓之漏下，重者谓之崩中。"《景岳全书》明确地将崩漏归属于月经病的范畴，指出崩漏为"经病""血病"，《脉经》中有"青、黄、赤、白、黑"五崩之说。宋代医家齐仲甫《女科百问》曾有"阴崩""阳崩"之分。

究其病因病机，各医家的侧重点也不尽相同，多与脏腑、经络、气血密切相关。隋代巢元方《诸病源候论》中说"崩中之状，是损伤冲任之脉"，"劳伤过度，冲任气虚，不能制约经血"，认为冲任二脉受损是引发崩漏的关键。金代成无己在《伤寒明理论》中道"冲之得热，血必妄行"，认为血热会导致冲任二脉受损，迫血妄行。《备急千金要方》曰："瘀血占据血室，而致血不归经。""女子胞中之血，每月一换，除旧生新，旧血即瘀血，此血不去，便阻化机。"认为瘀血是导致崩漏的关键。《兰亭室秘藏·卷四》："妇人血崩，是肾水阴虚，不能镇守相火，故血走而崩也。"《竹林女科证治》亦提到血崩不止是因肾阴亏虚，无法制约相火，血热而妄行所引发。明代方广在《丹溪心法附余·妇人门》有云"五志之火亢甚则经血暴下，失期而来，久而不止，谓之崩中"，认为情志失常也可引发崩漏。随后张介宾又提出："崩漏之病……未有不由忧思郁怒，先损脾胃，次及冲任而然者。"认为脾胃受损是崩漏发病的重要原因。清代沈金鳌在《妇科玉尺》中写道："思虑伤脾，不能摄血，致令妄行。"认为崩漏是因脾虚不能统摄血液，使其妄行而引发。《女科撮要》载有"因肝经有火，血得热而下行，血热崩漏，或因怒动肝火，血热而沸腾"，认为肝郁化火，失于疏泄可致崩漏。

现代医家对崩漏的认识，郑建本等论述郑惠伯根据月经产生的机理，结合其临床经验，认为崩漏的发病原因虽然复杂，但其根本在肾，是由于肾气虚，封藏失职，冲任不固，不能制约经血所致。李艳红等认为青春期及围绝经期女性肾虚精血欠充，肾水不足，极易受内外环境或各种因素影响，致使热伏冲任，阴虚血热，迫血妄行而成崩漏。李郑生认为脾虚失统是崩漏发病之本，其主要病机为脾胃虚弱，气虚血脱；病因多为饮食不节，思虑过度，劳倦太过，或久病不愈，致使脾胃虚损，中气不足，则血失统摄，气随血陷，冲任不固，发为崩漏。龙渊等认为尽管导致崩漏的病因较多，但瘀血是最为常见的病因之一，见于各型中的不同阶段。受寒凝、受热灼、气虚无力、经期感受六淫之邪、壅塞等皆可成瘀，瘀血留而不去则反果为因，致使新血不生，血不归经成为出血不止的原因。夏阳等认为脾肾亏虚，冲任不固，则为崩中漏下；气虚运血无力或久漏致瘀，又可导致瘀血停留，新血不得归经，而加重出血，因果相干，气血同病，多脏受累。陈玉暖认为妇女绝经过渡期，或少女初潮以后，及部分中年女性，由于其生理及精神因素失调，往往多愁善感或情绪紧张、郁闷，由此导致肝气郁结，郁而化火，迫血妄行而成崩漏。闫颖等认为青春期功血的发病机制主要是因为青春期正处于体实易生热，又课业繁重或情志不遂，肝郁化火，火热内盛，热伤冲任，迫血妄行，遂致崩漏。另外，青春期少女肾的阴阳转化功能尚未健全，常肾精不足，血源亏乏，致脉道枯涩，因虚而瘀；或出血久漏成瘀；或平素娇生惯养，所愿不遂，肝郁气滞，气滞血瘀。瘀血阻络，新血不得归经，更致出血不止。井国庆认为更年期崩漏的发病机理为更年期天癸渐竭，肾阴不足，精血亏虚，冲任失调。孙浩等认为育龄期妇女多因胎产、哺乳或劳作伤于气血，脾胃受损，脾气下陷，统摄无权，冲任失固，血海蓄溢失常而成崩漏之证。

第二节　闭　经

闭经表现为无月经或月经停止，为常见的妇科症状。分原发性闭经和继发性闭经两类。前者指年龄超过 15 岁，第二性征已发育，月经尚未来潮，或超过 13 岁，第二性征尚未发育者。后者指正常月经周期建立后月经停止 6 个月以上，或按自身原有月经周期计算停止 3 个月经周期以上者。按生殖轴和功能失调部位分类，可分为下丘脑性闭经、垂体性闭经、卵巢性闭经、子宫性闭经和下生殖道性闭经。世界卫生组织（WHO）将闭经分为三型：Ⅰ型为无内源性雌激素产生，FSH 水平正常或低下，催乳素（PRL）正常，无下丘脑－垂体器质性病变的证据；Ⅱ型为有内源性雌激素产生、FSH 及 PRL 正常；Ⅲ型为 FSH 升高，卵巢功能衰竭。

一、病因病理

正常月经周期的建立有赖于生殖管道的发育成熟、下丘脑－垂体－卵巢轴的神经内分泌调节及靶器官子宫内膜对性激素的周期性反应和下生殖道的通畅，其中任何环节发生障碍都有可能导致闭经。

1. 原发性闭经

多为遗传原因或先天发育缺陷所致，较少见。据第二性征情况分为第二性征存在和第二性征缺乏两类。第二性征存在的原发性闭经包括米勒管发育不全综合征、雄激素不敏感综合征（又称睾丸女性化完全型）、对抗性卵巢综合征（又称卵巢不敏感综合征）、生殖道闭锁、真两性畸形等。第二性征缺乏的原发性闭经包括低促性腺激素性性腺功能减退（体质性性腺发育延迟和嗅觉缺失综合征）和高促性腺激素性性腺功能减退（特纳综合征、46XX 性腺发育不全和 46XY 性腺发育不全）。

2.继发性闭经

发病率明显高于原发性闭经。分为下丘脑性闭经、垂体性闭经、卵巢性闭经、子宫性闭经和下生殖道发育异常闭经，其中，下丘脑性闭经最常见。

二、临床表现

1.症状

无月经或月经停闭，可伴有与病因相关的症状。如垂体肿瘤可见溢乳；希恩综合征可见毛发脱落、倦怠嗜睡、畏寒肢冷、饮食较差；多囊卵巢综合征可见痤疮、多毛；卵巢早衰可见烘热汗出、失眠多梦、烦躁易怒等。

2.体征

形体瘦弱或肥胖，第二性征发育不良，可见多毛、胡须、溢乳、皮肤干燥、毛发脱落等。

三、诊断

1.诊断要点

（1）病史对原发性闭经患者，应详细了解先天身体状况及后天生长发育过程。对继发性闭经患者，应注意有无月经初潮较迟及月经稀发病史；或有产后出血、产后感染史等；或接受过激素及放射治疗；营养不良或精神创伤；急慢性疾病史，如贫血、结核病、糖尿病、垂体肿瘤等；或有人工流产、刮宫史，以及手术切除子宫、卵巢史；滥用避孕药或长期哺乳史；有无甲状腺或肾上腺疾病等。

（2）临床表现同前述。

（3）体格检查。检查全身发育情况，有无畸形，测量体重、身高及四肢与躯干比例，观察精神状态、智力发育、营养和健康情况，第二性征如毛发分布、乳房发育是否正常，有无乳汁分泌，有无甲状腺肿大等。

妇科检查时注意内外生殖器发育状况，有无先天性缺陷、畸形。盆腔有无肿物等。

（4）实验室及其他检查

①药物撤退试验：了解内源性雌激素水平和子宫内膜功能，以确定闭经程度。

②垂体兴奋试验：又称 GnRH 刺激试验，是通过静脉注射 GnRH，测定前后 FSH 和 LH，了解垂体 FSH 和 LH 对 GnRH 反应性的试验。

③血甾体激素测定：包括雌二醇、孕酮及睾酮测定。血孕酮水平升高，提示排卵；雌激素水平低，提示卵巢功能不正常或衰竭；睾酮值高，提示可能有多囊卵巢综合征或卵巢支持 – 间质细胞瘤等。

④催乳激素及垂体促性腺激素测定：PRL>25ng/L 时，称为高催乳激素血症。PRL 升高者测定 TSH，TSH 升高为甲状腺功能减退；TSH 正常，而 PRL>100ng/L，应行头颅 MRI 或 CT 检查，除外垂体肿瘤。PRL 正常应测定垂体促性腺激素。若两次测定 FSH 均 >40U/L，提示卵巢功能衰竭；若 LH>25U/L 或 LH/FSH>3 时，高度怀疑多囊卵巢综合征；若 FSH、LH 均 <5U/L，提示垂体功能减退，病变可能在垂体或下丘脑。

⑤超声检查：观察盆腔有无子宫，子宫形态、大小及内膜厚度，卵巢大小、形态，卵泡数目等。

⑥CT 或 MRI：用于盆腔及头部蝶鞍区检查，了解盆腔肿块和中枢神经系统病变性质，诊断卵巢肿瘤、下丘脑病变、垂体微腺瘤、空蝶鞍等。

⑦宫腔镜检查：用以诊断宫腔粘连。

⑧染色体检查：高促性腺激素性闭经及性分化异常者应做此检查。

⑨其他：如靶器官反应检查，包括基础体温测定、诊断性刮宫等；疑 PCOS 者，查血脂、血糖、胰岛素；垂体性闭经，查三碘甲状腺原氨酸（T_3）总甲状腺激素（T_4）、TSH、24h 尿游离皮质醇等。

四、西医治疗

1. 全身治疗　治疗全身性疾病，应提高体质，合理饮食，保持标准体重，精神安慰，消除精神紧张和焦虑。

2. 病因治疗

（1）子宫性闭经

先天性无阴道者可择时行阴道成形术。子宫内膜结核应抗结核治疗。宫腔粘连者应分离粘连后放置节育器，并给予一定时间的雌、孕激素序贯治疗，预防再粘连。

（2）卵巢性闭经

有肿瘤者应切除肿瘤。染色体为 46XY 的患者应切除性腺及发育不良的子宫，以防垂体性闭经垂体泌乳素肿瘤，以漠隐亭治疗为首选。瘤体较大引起视野缺失者，可考虑手术治疗减压，术后服用漠隐亭。

（3）下丘脑性闭经

下丘脑肿瘤应手术治疗。由于运动过度、精神刺激或环境改变、体重过低所致者，应减少运动量，调整心态，注意劳逸结合，增加体重。神经性厌食者，应改变进食习惯，必要时鼻饲高营养物质，以增加体重，但月经恢复需时较长。因避孕药引起者，应停药观察。

3. 性激素替代

治疗目的是维持女性全身健康及生殖健康，包括心血管系统、骨骼及骨代谢、神经系统等；促进和维持第二性征和月经。

五、裴正学教授诊疗经验

闭经，古代称为"女子不月""月事不来""经闭"等。《素问》首次记载"女子不月""月事不来""血枯"。《金匮要略》称之为"经水断绝"；《妇人大全良方》称为"经闭""月水不通""月闭""血分"，《傅青主女科》记载为"年未老经水短"，《女科切要》则称为"经闭"。

裴正学教授认为闭经发病原因与发病机理主要分为两个方面：一方面为邪气盛实（六淫之邪、七情、痰湿、瘀血等病理因素）导致机体脏腑功能、气血津液失调，从而引起闭经；另一方面为正气亏虚（脾肾气虚、肝血虚、阳虚等）不能濡养胞宫导致闭经。

女性在 40 岁之前因不同因素引起的卵巢功能衰退和闭经现象，是妇科内分泌的常见病。正常妇女的平均绝经年龄为 51 岁，卵巢功能在 45～55 岁左右才会开始衰退，若在 40 岁之前就出现月经紊乱或闭经及卵巢功能衰退的迹象，在医学上被称为卵巢功能早衰。其主要表现为雌激素缺乏、促性腺激素水平升高，还可伴有如面部潮红、潮热多汗、性欲低下、骨质疏松等不同程度的绝经症状或不孕。《素问·上古天真论》载："女子二七天癸至，任脉通，太冲脉盛，月事以时下……七七，任脉虚，太冲脉衰少，天癸竭。"说明女子 14～49 岁是月经通行之育龄期，这一时期如果月经逐渐减少或停止，便是卵巢功能早衰。通常妇女年过 40 岁，月经渐少，时人多不以早衰而论，称之曰更年期；近年来因人流、药流、晚婚、晚育等诸多因素影响，许多 40 岁以前的育龄女性月经逐渐减少，甚至停经，此类妇女当属早衰之重点人选，务必进行治疗。

裴正学教授认为卵巢早衰是由于房劳多产，或屡孕屡堕，或久病失养，或劳极虚损，致肾气不足，肾精亏损，则冲任气血衰少，胞脉空虚，失于濡养，故月经不至、不孕。《傅青主女科》谓："终水出诸肾……肾气本虚，何能盈满而化经水外泄。"《医学正传》云：月经全借肾水施化，肾水既乏，则经血日以干涸。女子以肝为先天，肝肾同源，藏泄互用，喜条达而恶抑郁，现代女性压力较大，常引发精神紧张等不良情绪，导致肝气郁滞，血行不畅，胞脉化滞；或暴怒不止，气郁化火，暗耗气血，血海空虚，可致经水早断、不孕。心主血藏神，胞宫为肾接续之关。心肾相交，血脉流畅，月事如常，若五志过极伤心，心肾不交，可致月事不来。肺主气，朝百脉而输精微，下达精微于胞宫，参与月经的产生与调节，若肺失宣降，精微不输。因此，肝、脾、肺功能失调亦不可忽视。情志不遂，致肝气郁结、气机不畅，气滞血瘀，阻滞胞络，或肾精不足、脾气虚衰，气血乏源，血行缓慢，阻滞冲任，胞脉不通，则月事不来。肥胖之人，多痰多湿，或脾失健运，痰湿内生，或肝肾阴虚火旺，灼津为痰，痰湿阻滞冲任，胞脉闭而经不行。因此，裴正学教授认为肾虚是卵巢早衰的主要病机，可伴有肝脾气血不足、血瘀痰湿等，而六淫、情志、房劳、手术及药物等伤害是本病发病诱因。裴正学教授认为本病的病因病机，应从虚、郁、瘀考虑。

六、裴正学教授辨证论治

1. 气滞血瘀型

证见：月经停闭数月，小腹胀痛拒按，精神抑郁，烦躁易怒，胸胁胀满，嗳气叹息，舌质紫暗或有瘀点，脉沉弦或涩而有力。

治则：行气活血，祛瘀通经。

方药：桃红四物汤合丹栀逍遥散加减。

桃仁10g，红花6g，当归10g，生地12g，川芎6g，白芍15g，甘草6g，白术10g，柴胡10g，茯苓12g、丹皮6g，山栀子10g、水蛭6g。

若小腹胀痛甚者，酌加蒲黄、五灵脂、延胡索；乳房胀痛明显者，酌加柴胡、川楝子、郁金、王不留行；气滞明显，加枳壳、木香、香附、益母草；寒凝少腹冷痛，脉沉迟者，加小茴香、肉桂、吴茱萸；若平时少腹疼痛，舌紫暗，苔黄而干，脉数者，酌加泽兰、丹参。

2. 寒凝血瘀型

证见：月经停闭数月，小腹冷痛拒按，得热则痛缓；形寒肢冷，面色青白；舌紫暗，苔白，脉沉紧。

治则：温经散寒，活血通经。

方药：温经汤加减。

党参 10g，吴茱萸 6g，麦冬 10g，阿胶（烊化）10g，干姜 6g，桂枝 10g，当归 10g，白芍 15g。

若小腹冷痛重者，酌加艾叶、小茴香、香附温经暖宫止痛；四肢不温，畏寒者，酌加制附子、吴茱萸、肉桂温经助阳通经。

3. 痰湿阻滞型

证见：月经延后，经量少，色淡质黏腻，渐至月经停闭；伴形体肥胖，胸闷泛恶，神疲倦，纳少痰多或带下量多，色白；苔腻，脉滑。

治则：燥湿化痰，活血化瘀。

方药：导痰汤加减。

半夏 6g，胆南星 10g，陈皮 6g，枳实 10g，茯苓 12g，党参 10g，石菖蒲 10g，竹茹 10g，甘草 6g。

若胸脘满闷重者，酌加瓜蒌、枳壳、郁金；若舌苔黄腻，加黄连、黄芩。

4. 气血虚弱型

证见：月经后期，经量少色淡，渐至经闭，头晕乏力，面色不华，健忘失眠，气短懒言，毛发、肌肤缺少光泽，舌淡，脉虚弱无力。

治则：益气养血，健脾安神。

方药：归脾汤加减。

黄芪 15g，白术 10g，党参 10g，当归 10g，茯苓 10g，远志 6g，木香 6g，炙甘草 6g，红枣 4 枚，酸枣仁 10g，生姜 6 片，菟丝子 10g，郁金 6g，红花 6g，柴胡 10g，香附 6g。

食欲差加焦三仙、鸡内金、生大黄；腰膝酸软者，酌加川续断、牛膝、杜仲。

七、裴正学教授用方分析

裴正学教授治疗卵巢早衰临床常用下列三方：

1. 桂枝茯苓丸加味

桂枝 10g，茯苓 12g，白芍 15g，丹皮 10g，桃仁 10g，当归 10g，生地 12g，川芎 6g，红花 3g，汉三七 3g（分冲），水蛭粉 10g（分冲）。水煎服，一日 1 剂。此方适合于体质强壮之青中年女性，方由桂枝茯苓丸合桃红四物汤组成，加汉三七、水蛭等强大之破瘀逐血品。桂枝茯苓丸出自《金匮要略·妇人妊娠病脉证并治》。由桂枝、茯苓、牡丹皮、桃仁、芍药各等量组成。方中桂枝辛温，通血脉而消瘀血，为君药。桃仁乃化瘀消癥之要药，茯苓祛痰利水，使水去痰行。二药合用，活血祛瘀，利水渗湿，分别从瘀血与痰湿方面助君药消癥之力，为臣药。芍药缓挛急以止腹痛。丹皮凉血破血祛瘀，二药与君臣药物配伍，其活血之功使消癥之力益彰，兼顾新血不生及瘀久积热之病理，为佐药。以白蜜为丸，取其缓和诸药破泄之力，为使药。诸药相合，共奏活血化痰，缓消癥块之效。

2. 温经汤加味

党参 10g，桂枝 10g，阿胶 10g（烊化），麦冬 10g，吴茱萸 10g，当归 10g，川芎 6g，生地 128，赤芍 10g，桃仁 10g，红花 3g，火麻仁 10g，干姜 6g，大枣 4 枚，炙甘草 6g，香附 6g，益母草 15g，水煎服。一日 1 剂。此方适应育龄期未孕妇女，月经量少，经期推后，乃至停经之青、中年妇女，方由大温经汤合桃红四物汤组成，虽具活血化瘀之功，但温经散寒为其最重要之作用。

温经汤中吴茱萸辛苦大热，入肝胃肾经，辛则能散，苦能降泻，大热之性又能温散寒邪，因而能散寒止痛；桂枝辛甘温，能温经散寒、通行血脉，两药合用，共为君药。当归、川芎、赤芍药入肝经，能活血祛瘀，养血调经；牡丹皮味苦辛，性微寒，入心肝肾，活血祛瘀，并退血中伏热，共为臣药。阿胶甘平，能养肝血而滋肾阴，有养血止血润燥的作用；麦冬甘苦微寒，能养阴清热，并能制吴茱萸、桂枝的温燥；人参、甘草味甘入脾经，能益气补中而助生化之源，使阳生阴长，气旺血充；半夏辛温，可通降胃气而散结，与人参、甘草配伍，健脾和胃，有助于祛瘀调经；生姜温里散寒，与半夏合用，温中和胃，以助生化，以上共为佐药；甘草又能调和诸药，兼为使药。诸药合用，温经散寒以活血，补养冲任以固本，瘀血去，新血生，则月经调而病自除。研究表明：温经汤能调节下丘脑—垂体—卵巢生理轴的生理功能，调节月经周期，并能促进黄体生成素的分泌。药理研究表明：吴茱萸含吴茱萸次碱分解物黄香碱，有收缩子宫的作用，当归对子宫有双向调节作用，半夏、生姜为小半夏汤，治疗痰饮，胃寒呕吐，并可降逆平冲。

3. 丹栀逍遥散加味

当归 10g，白术 10g，白芍 10g，茯苓 12g，柴胡 10g，生姜 6g，薄荷 3g，生地 12g，山茱萸 10g，山药 10g，泽泻 10g，桂枝 10g，桃仁 10g，鹿茸 3g（分冲）。水煎服，一日 1 剂。此方适合于中年女性，性欲减少，月经提前不潮。方用丹栀逍遥散、桂附八味丸、桂枝茯苓丸加味，意在增强内分泌功能，加强雌性激素之分泌，方中之鹿茸可谓画龙点睛之品，此药既含雄性激素，又含雌性激素，前者用于男性之阳痿，现用女性之早衰，此可谓"善补阳者，当于阴中补阳，善补阴者，当于阳中补阴"也。丹栀逍遥散中牡丹皮具有清热凉血之效，白术具有健脾益气之效，茯苓具有健脾利水之效，栀子具有清热利湿、凉血解毒之效，白芍具有平抑肝阳、补血养血之效，当归具有补血之效，柴胡具有舒肝和胃、升阳举陷之效，薄荷具有疏风散热之效。方中牡丹皮与栀子配合，能泄血与三焦之火；茯苓与白术配合能健脾利湿，助营血生化充裕；当归、白芍与柴胡配合能使肝气畅达。全方具有疏肝清热、健脾和中、养血调经的功效。

八、病案举例

例 1：37 岁，闭经半年初诊。患者肥胖，面色白而无光泽，半年月经逐渐停止，经妇科检查排除妊娠，伴腹胀、腰胀痛、口鼻溃烂，舌尖生疮，心烦易怒，舌质淡，脉细弦。

【西医诊断】闭经。

【中医辨证】气滞血瘀。

【治则】行气逐瘀通经。

【方药】桃红四物汤、丹栀逍遥散合桂枝茯苓丸加减。

桃仁10g，红花6g，当归10g，生地12g，川芎6g，白芍15g，甘草6g，白术10g，柴胡10g，茯苓12g、丹皮6g，栀子10g，桂枝10g，桃仁10g、水蛭6g（研末冲服）。水煎服，一日1剂。

坚持服药30余剂，月经来潮量多，腹胀、腰痛、口鼻舌疮顿消，心情愉快，经水按月而行。

例2：35岁，已婚，2017年8月7日首诊。主诉停经5月余。现病史：患者自述2014年7月人工流产术后月经周期不规则，稀发，最长3月一行，量少，色红。现患者手足也热，烘热汗出，失眠多梦，阴道干涩、灼痛，头晕耳鸣，腰膝酸软，两目干涩，视物昏花，舌红，苔少，脉弦细数。婚育史：孕2，剖宫产1次，人工流产1次。辅助检查：尿妊娠试验（-），遂于某三甲医院查性六项：FSH：65.23mIU/ml；LH：58.14mIU/ml；PRL：7.22ng/ml；E2：34.16pg/ml；PRGE：0.3ng/ml；T：0.34ng/dl；B超提示：子宫；44mm×29mm×34mm，内膜：5mm，左卵巢；13mm×15mm，右卵巢：14mm×15mm，子宫较小。

【西医诊断】卵巢早衰。

【中医辨证】肝郁血瘀。

【治则】疏肝活血通经。

【方药】桃红四物汤、丹栀逍遥散合桂枝茯苓丸加减。

桃仁 10g，红花 6g，当归 10g，生地 12g，川芎 6g，白芍 15g，甘草 6g，白术 10g，柴胡 10g，茯苓 12g、丹皮 6g，栀子 10g，桂枝 10g，桃仁 10g、香附 6g，益母草 15g，水蛭 6g（研末冲服）。水煎服，一日 1 剂。早晚饭后半小时服用。并嘱咐患者保持心情平静。

二诊：2017 年 8 月 22 日。月经尚未来潮，围绝经期症状好转，舌暗，苔薄，脉沉紧。上方基础上加温经汤，处方如下：党参 10g，吴茱萸 6g，麦冬 10g，阿胶（烊化）10g，干姜 6g，桃仁 10g，红花 6g，当归 10g，生地 12g，川芎 6g，白芍 15g，甘草 6g，白术 10g，柴胡 10g，茯苓 12g，丹皮 6g，栀子 10g，桂枝 10g，桃仁 10g，水蛭 6g（研末冲服）。

三诊：2017 年 10 月 8 日，月经来潮，量尚可，4d 止。嘱患者上方继续服用。半年后，于外院复查性六项示：FSH：7.25mIU/ml；LH：8.13mIU/ml；E2：109.19pg/ml；月经规律来潮，5～7/28～30d，量中等，色质均较好。

九、古今医家有关闭经的论述

闭经在祖国医学早有记载，称为"经闭""血枯""不月""月事不来""经水不通"等。《女科经论》曰："妇人百病，皆自心生……经闭不通之证，先因心事不足，心气亏损。"认为闭经与心脾及精神情志有关。《景岳全书·妇人规》云："血枯之与血隔，本自不同。盖隔者，阻隔也。阻隔者，因邪气之隔滞，血有所逆也；枯竭者，因冲任之亏败也……"认为闭经有虚实之分，虚者主要是经血生成障碍导致胞宫胞脉空虚，无血可下；实者多为胞宫胞脉壅塞导致经血运行受阻或经隧不通或气血郁滞；二者常相兼为病而出现虚实错杂之证，为后世认识闭经的病因病机奠定了理论基础。《丹溪心法》认为"经不行者，非无血化，为痰碍而不化也"。《傅青主女科》指出："经水出诸肾""经水早断，似乎肾水衰涸"。《金匮要略·妇人杂病脉证治》认为"因虚、积冷、结气，为诸经水断绝"。《素问·第四十篇·腹中论》云："血枯……有所大脱血，若醉入房中，气竭肝伤，故月事衰少不来也。"提出"大脱血""醉入房中"损伤肝脾肾脏、精气血不足，进而导致瘀血，其中伤肝为关键环节之一。《金匮要略·妇人杂病脉证治》除了提出邪气盛实可导致闭经外，还提出机体亏虚也能引起闭经。元代朱丹溪医案中提到气血虚兼气滞、气滞血瘀胞宫及痰湿可导致闭经。张从正提出肥胖之人，阳气亏虚，不能湿化水饮，痰湿下注，胞脉壅塞形成痰湿型闭经。

刘昭玲把闭经的病机归纳为肝肾精血亏虚。王香桂认为脾肾阳虚为本，血瘀、痰湿为标。张长财认为七情所伤，情志不畅，气机运行失调，使血液运行受阻而不行。刘丽丽认为痰湿型闭经的病机是脾肾阳虚，水液内停成痰，痰湿阻滞冲任二脉。张玉珍指出，闭经的病机实质是肾脾亏虚，肝郁血瘀，从而导致肾—天癸—冲任—胞宫轴功能的衰竭。柴松岩认为肾虚是根本病机，先天禀赋不足、肾阴、肾阳亏虚而导致胞宫、胞脉失养，血海不能充盈，或肝、脾等脏腑功能失调累及于肾，或外感六淫、内伤于情伤及肾脏，导致肾阴、肾阳失衡，精亏血少，胞宫失养，经水难以按时来潮，久之则经水停闭。

第三节　痛　经

痛经是指妇女正值经期或经行前后出现周期性下腹部疼痛，或伴腰腿酸痛，影响正常工作及生活。本病属中医学"痛经""月水来腹痛""经行腹痛""经期腹痛"范畴，分为原发性痛经和继发性痛经两大类。前者指无盆腔器质性病变的痛经，多发生于青春期少女初潮后 1～2 年，也称功能性痛经；后者指因盆腔炎、子宫内膜异位症、子宫腺肌病等器质性疾病引起的痛经，也称器质性痛经，多见于育龄期妇女。

一、病因病理

1. 前列腺素释放增多

原发性痛经的发生与行经时子宫内膜释放前列腺素（PG）有关。经证实，痛经患者子宫内膜和月经血中 PGF2a 和 PGE2 含量较正常妇女升高，PGF2a 升高可引起子宫平滑肌过度收缩，血管痉挛，子宫肌层缺血、乏氧而导致痛经。

2. 精神、神经因素

情志刺激、焦虑、恐惧等均可通过中枢神经系统刺激盆腔神经纤维而引起疼痛。

二、临床表现

1. 症状

经期或行经前后下腹疼痛，为阵发性疼痛、痉挛性疼痛或胀痛，多伴下坠感，可放射至腰骶部及大腿内侧，痛甚可伴面色苍白、出冷汗、手足凉、恶心呕吐、昏厥等。

2. 体征

妇科检查无异常发现。

三、诊断

诊断要点：

（1）病史。应注意有无起居不慎、情志刺激、经期感寒或过食生冷等。

（2）临床表现。伴随月经周期而出现下腹部疼痛，妇科检查无阳性体征。

（3）实验室检查。经血前列腺素测定，一般 PGF2a 值异常升高。

（4）辅助检查。必要时可行超声和腹腔镜检查，以除外器质性病变。

四、西医治疗

1. 一般治疗

精神安慰，解除顾虑，疼痛难以忍受时应适当应用镇痛、镇静、解痉药。

2. 前列腺素合成酶抑制剂

可阻断前列腺素的合成。①苯基丙酸类：如布洛芬200～400mg，每日3～4次，或酮洛芬50mg，每日3次。②非甾体类：氟芬那酸200mg，每日3次，月经来潮即开始服用，连续2～3日。③吲哚美辛栓：每次1/3～1/2栓，置于肛内。

3. 短效避孕药

抑制排卵，减少PG合成及子宫收缩，缓解疼痛，适用于要求避孕者。

五、裴正学教授诊疗经验

裴正学教授认为肾气亏虚，精血乏源，冲任失于濡养，或先天脾气虚弱，运化功能失常，则血液生化之源不足，或大病久病，导致气血大亏，每逢经血来潮之时，血海泻溢，则使冲任胞宫失荣，引发痛经，即"不荣则痛"；阳虚则阴寒内盛，寒性收引凝滞，影响气血运行，或痰湿体质，湿性黏腻，易阻碍气机，滞涩血行，或肝郁体质，平素易怒，气滞则血行不畅，或瘀血体质，血瘀则气滞，阻碍气血流通，冲任受阻，都会引发痛经，即"不通则痛"。痛经有发于虚者，有发于实者，有发于热者，亦有发于寒者。可见个体的寒热虚实均是导致痛经发病的潜在因素。若平素喜食生冷冰饮、经期游泳或坐卧潮湿之处，易受寒邪入侵，使阳气失于推动与温煦，则气血瘀而不畅，引发痛经。或喜食肥甘厚味，长期以往体内痰湿蕴结，阻碍气机运行，气不行则血瘀，即"不通则痛"。

裴正学教授认为痛经病因不外乎虚实两端或为虚实夹杂，

痛经病位在子宫、冲任，"不通则痛"或"不荣则痛"为主要病机，实者可由气滞血瘀、寒凝血瘀、湿热瘀阻导致子宫的气血运行不畅，"不通则痛"；虚者主要由于气血虚弱、肾气亏损导致子宫失于濡养，"不荣则通"。

裴正学教授认为痛经的发病与其经期及经期前后特殊生理状态有关，所以常伴随月经周期而发。未行经期间，由于冲任气血平和，致病因素尚不足引起冲任、子宫气血瘀滞或不足，故平时不发生疼痛。经期前后，血海由满盈而泄溢，气血由盛实而骤虚，子宫、冲任气血变化较平时急剧，致病因素易干扰，加之体质因素的影响，导致子宫、冲任气血运行不畅或是失与濡养，不通或不荣而痛。经净后子宫、冲任气血渐复则疼痛自止，但若病因未除，素体状况未获改善，则下次月经来潮，疼痛又复发矣。

六、裴正学教授辨证论治

1. 寒凝血瘀证

证见：经前或经期，小腹冷痛拒按，得热痛减，或周期后延，经血量少，色暗有块；畏寒肢冷，面色青白；舌暗，苔白，脉沉紧。

治则：温经散寒，化瘀止痛。

方药：少腹逐瘀汤。

肉桂 6g，小茴香 10g，干姜 6g，当归 10g，川芎 6g，赤芍 10g，蒲黄 10g，五灵脂 10g，没药 10g，延胡索 10g。

若小腹冷痛较甚，加艾叶、吴茱萸；若寒凝气闭，痛甚而厥，四肢冰凉，冷汗淋漓，加附子、细辛、巴戟天；若伴肢体酸重不适，苔白腻，应酌加苍术、茯苓、薏苡仁、羌活。

2. 气滞血瘀证

证见：经前或经期，小腹胀痛拒按，月经量少，经行不畅，色紫暗有块，块下痛减，胸胁、乳房胀痛；舌紫暗，或有瘀点，脉弦涩。

治则：行气活血，化瘀止痛。

方药：血府逐瘀汤。

柴胡10g，枳实10g，白芍10g，甘草6g，桃仁10g，红花6g，牛膝10g，桔梗15g，生地12g，川芎6g，当归10g。

若痛且恶心呕吐者，加吴茱萸、法半夏、陈皮；小腹坠胀不适或前后阴坠胀不适，加柴胡、升麻；郁而化热，心烦口苦，舌红苔黄，脉数者，加栀子、郁金。

3. 气血虚弱证

证见：经期或经后，小腹隐痛喜按，月经量少，色淡质稀；神疲乏力，头晕心悸，面色苍白，失眠多梦；舌质淡，苔薄，脉细弱。

治则：益气养血，调经止痛。

方药：八珍汤加减。

生地12g，川芎6g，白芍10g，当归10g，党参10g，白术12g，茯苓12g，甘草6g，黄芪20g，益母草15g。

若月经夹有血块者，酌加蒲黄、五灵脂；若伴有经行便溏，腹痛严重者，可去当归，加茯苓、炒白术；失眠多梦，心脾虚者，酌加远志、合欢皮、夜交藤；若伴畏寒肢冷，腰腹冷痛，可加肉桂、小茴香、艾叶。

4. 湿热蕴结

证见：经前或经期，小腹疼痛或胀痛不适，有灼热感，或痛连腰骶，或平时小腹痛，经前加剧，月经量多或经期长，色暗红，质稠或有血块；平素带下量多，色黄稠臭秽，或伴小便黄赤；舌红，苔黄腻，脉滑数或濡数。

治则：养血柔肝，清热利湿。

方药：当归芍药散加减。

当归 10g，芍药 15g，川芎 6g，茯苓 12g，泽泻 10g，白术 10g，丹皮 6g，黄连 6g，桃仁 10g，红花 6g。

若月经夹有血块者，酌加蒲黄、五灵脂；腰痛加杜仲、牛膝、续断、桑寄生；白带量多加芡实、山药、黄柏、车前子。

七、裴正学教授用方分析

少腹逐瘀汤，记载于晚清名医王清任所编著的《医林改错》，是治疗寒凝血瘀型痛经的经典方剂。裴正学教授常用此方为基本方打底，随证酌情加减药，治疗寒邪搏于冲任、气血流通不畅的各类妇科疾病，如寒客胞中所致的月经后期、月经停闭及宫冷不孕等等。本方是四物汤延伸化裁的类方之一，由小茴香、五灵脂、当归、川芎、赤芍、肉桂、没药、蒲黄、延胡索、干姜组成，其中小茴香用药部分，为伞形科植物茴香的成熟果实，性辛温，归肝肾脾胃经，属温里药，具有理气和中、散寒止痛的作用，用于治疗寒邪侵袭所致的少腹冷痛、痛经；寒巧腹痛、睾丸偏坠胀痛；脾胃虚寒之中焦气滞证。肉桂性辛甘大热，归脾肾肝经，有补火助阳、散寒止痛、温经通脉、引火归元的作用，治疗寒湿凝滞型经闭、痛经。干姜，属温里药，辛、热，归脾胃肺肾经，温中散寒，且守而不走，回阳通脉，温肺化饮，善治虚寒性小腹冷痛、呕吐。三药配伍合用，入肝肾经且归于脾经，增强了温经止痛、通达下焦的效果。当归，为补血圣药，辛、甘、温，入肝心脾经，其气轻而辛，其功补血调经、活血止痛，故为活血行气要药，既调月经，又止痛，是妇科临床常用药。川芎，属于活血祛瘀药，性辛温，入肝胆心包经，有活血行气、祛风止痛的作用，主治血瘀气滞证，故有"血中气药"之称。延胡索，同为活血祛瘀药，性辛、苦、温，入肝脾心经，《本草纲目》曰："能行血中气滞……气中血滞……故专治一身上下诸痛。"为活血化气第一品药，治疗气滞血瘀诸痛证。没药，入脾经，辛、苦、平，其气味芳香辛散，可用于气滞血瘀痛证，更偏于散血化瘀，还有消肿生肌的作用，治跌打损伤及外科中的疮疡痛肿。五灵脂苦、咸、甘、温，入肝经，属于活血祛瘀药，临床多用于治疗各种原因导致的瘀滞痛证。赤芍苦、微寒，入肝经，有清热凉血、活血化瘀的功效，属清热凉血药。蒲黄，性甘、平，入肝经和心包经，属化瘀止血药，入血分，善治血中夹瘀，上方诸药合用一方之中，具温经散寒、活血祛瘀止痛的功效，寒邪归，瘀血去，病情自解，是妇科因瘀血内阻致病治疗的代表方剂。当归芍药散首载于《金匮要略》。本方以当归、白芍、川芎养血调肝，活血而不峻猛，补血而不滞血；白术、茯苓、泽泻补脾渗湿，健脾而不碍湿，利水而不伤脾，于泻中寓补；茯苓、泽泻甘淡渗湿，使脾不为湿邪所困；当归、川芎活血行滞，使营血畅通，共同体现养血调肝、补脾除湿。裴正学教授认为方中重用芍药，不仅养血，更主要的是运用本药可以平肝止痛。本方药味平和，补中有泻，加以增减则寒热虚实皆宜。现代药理动物实验证明：当归对子宫起双向作用，其醇溶性非挥发性物质对离体子宫有兴奋作用，可使其收缩，而高沸点的挥发物质则对离体子宫有抑制作用，可使其松弛。白芍对子宫平滑肌运动有松弛及抑制作用；川芎对子宫平滑肌的收缩有兴奋作用，能使子宫加强收缩。当归、白芍、川芎三药相伍，则能调节子宫机能，加上白芍、川芎有明显镇静作用，当归亦有一定镇静效能，这可能是本方能缓解痛经的主要因素。

八、病案举例

例：27 岁，未婚。2019 年 11 月 25 日以"经行腹痛十年余，加重半年"一诊，患者 15 岁月经初潮，平素月经大致规律，月经周期 29 ~ 31d，可持续 7 ~ 8d，月经量偏多，色暗红、质黏稠，每于经前或行经期小腹灼痛，得热痛增，偶有恶心，伴腰骶酸痛。末次月经 2019 年 10 月 30 日至 11 月 5 日。现自觉小腹灼热感，带下量多、色黄、质黏稠，小便黄赤，睡眠尚可，喜食辛辣刺激性食物，大便黏滞。舌红，苔黄腻，脉滑数。既往健康。否认性生活史。妇科彩超提示：子宫大小：4.9cm × 4.2cm × 3.9cm，子宫水平位，双附件未见明显异常。

【西医诊断】痛经（湿热蕴结型）。

【治则】清热除湿，化瘀止痛。

当归 10g，芍药 15g，川芎 6g，茯苓 12g，泽泻 10g，白术 10g，丹皮 6g，黄连 6g，桃仁 10g，红花 6g。水煎温服。就诊当日开始服药，服至经期第 4d，经净后继续服。禁食辛辣刺激性食物，经期避免剧烈运动。

二诊：2014 年 12 月 14 日复诊，月经 11 月 30 日来潮，月经量多、色暗、有血块，小腹疼痛略有缓解，仍有腰酸，口渴喜饮，带下量较前减少，色淡黄，二便较前有所改善，舌红，苔黄腻，脉滑。上方加寄生 10g，川续断 10g，黄芩 10g。10 剂，水煎温服。经前 10d 开始服药，服至经期第 2 ~ 4d，嘱若血量多则暂停服用，经净后继服。

三诊：2015 年 2 月 1 日再次就诊，月经 1 月 27 日来潮，经期腹痛未发作，月经量色质均可，偶有腰酸，面色红润。舌质淡红，苔薄白，脉略滑。上方继服，10 剂，水煎服。3 个月后随诊，痛经未再复发，诸证皆愈。

九、古今医家有关痛经的论述

古代医家对痛经的认识，最早见于东汉张仲景《金匮要略方论·妇人杂病脉证并治》："带下经水不利，少腹满痛，经一月再见者，土瓜根散主之。"首先提出了由瘀血导致痛经的病机及治疗方药。至隋代巢元方《诸病源候论·妇人杂病诸侯·月水来腹痛候》认为："妇人月水来腹痛者，由劳伤血气，以致体虚，受风冷之气，客于胞络，损冲任之脉……其经血虚，受风冷，故月水将下之际，血气动于风冷，风冷与血气相击，故令痛也。"首次提出了痛经的病因为风寒客于冲任之脉。宋代陈自明认为寒邪可引起痛经，其在《妇人大全良方·调经门》有"妇人经来腹痛，由风冷客于胞络冲任……"的记载；而后《圣济总录·室女月水来腹痛》也有描述："室女月水来腹痛者，天癸乍至，荣卫未和，心神不宁，间为寒气所客，其血与气两不流利，致令月经结搏于脐腹间，如刺疼痛。"表明痛经为寒邪侵袭，而且进一步分析了青春期女生皆气不足，气血运行不畅引起冲任瘀滞，不通而痛。《丹溪心法·妇人篇》在前人总结的基础上进一步阐述了"经水过而作痛者，乃虚中有热，所以作疼；经水将来而作痛，血实也，一云气滞。临行时腰腹疼痛，乃是郁滞……"提出了痛经的病性，经前多为实证，而经后多为虚证。明代张景岳在《景岳全书·妇人规·经期腹痛》指出："经行腹痛，证有虚实，实者或因寒滞，或因血滞，或因气滞，或因热滞；虚者有因血虚，有因气虚……"指出外感内伤皆可引发痛经。清代《傅青主女科》，对痛经做了极为详细地论述，其在文中指出："经水将来三五日前而脐下作痛……是下焦寒湿相争之故""经水忽来忽断，时痛时止……是肝气不舒""经前腹疼数日……是热极而火不化乎！夫肝属木，其中有火，舒则通畅，郁则不畅""少腹……疼于行经之后是肾气之洞。"认为寒湿、气郁和肾虚是痛经的病因。值得一提的是《医宗金鉴·妇科心法要诀》不仅阐述了痛经的病因病机，更是从疼痛的时间和性质上进一步阐述"腹痛经后气血弱，痛在经前气血凝，气滞腹胀血滞痛，更审虚实寒热情"。而《女科指南》则认识到"多忧、思、忿、怒，忧思过度则气凝，气凝则血亦凝；忿怒甚则气结，气结则血亦结，气血凝结则涩而不流""血随气而动，气行则血行，气止则血止，气顺则血顺，气逆则血逆"，细致地阐述了七情与痛经机理的关系。

现代文献研究显示：各医家对痛经的病因病机均有自己的阐释，哈荔田认为痛经发病的主要机理为冲任督脉气血运行不畅通，经血瘀滞于胞宫所导致。张嘉男认为痛经的发生与肝的功能密切相关，肝藏血，主疏泄，肝气郁结、肝郁化火、肝血亏虚等均可导致痛经的发生。王庆松认为痛经的发生有虚也有实，然而不论虚证还是实证都与滞、瘀有关，而两者的发生皆根源于肾。孙巍巍、张俊学认为痛经的发生多是由于肝气郁结，气滞血运不畅或是寒凝血瘀阻塞难行。罗元惜认为痛经不外虚实两端或为虚实夹杂，实证之中血热塞阻可导致痛经，但最常见的为血瘀、气滞及寒凝，虚证则以气血虚弱为主。王采文、邓海霞认为痛经主要由不通引起，无论是寒凝气滞、气滞血瘀、气血虚弱或是肝肾亏损等均可引起气血的运行不畅，瘀血阻滞于胞宫冲任，致"不通则痛"，认为"瘀"是病机之关键。胥京生、吴丽芹认为原发性痛经的病因病机为瘀阻胞宫，因经期气血变化较大，易受致病因素影响，气血运行不畅，导致血瘀，而女性多为气血不足，故虽有瘀滞但常兼虚证，其病因病机关键为瘀中有虚。王叶秀认为青年女子行经初期，天癸刚至，肾气相对不足，摄生不慎或经期受寒，则寒湿伤于下焦，客于胞宫，导致寒凝血瘀，不通则痛。褚玉霞认为痛经的发生多因经期时受寒，导致经血凝滞而排出不畅，因此引发痛经。痛经的病机特点为本虚标实，以肾虚为本，寒凝血瘀为标。马秀丽认为痛经的致病多为寒和瘀，寒凝，气血运行不畅或是阳虚阴寒内盛，冲任失调，二者皆可导致血液阻滞于经络，经络不通而引起疼痛。或是育龄期妇女房事不节或是多劳多产，阴血不足，不能濡养经络而产生疼痛。

第四节 子宫内膜异位症

具有活性的子宫内膜组织（腺体和间质）出现在子宫腔内膜及宫体肌层以外部位时称为子宫内膜异位症（EMT），是引起盆腔痛与不孕的主要原因之一。异位内膜可侵犯全身任何部位，但绝大多数位于盆腔内，以宫骶韧带、子宫直肠陷凹及卵巢最常见，其次为子宫浆膜、输卵管、乙状结肠、腹膜脏层、阴道直肠膈等部位多见。本病多见于育龄妇女，与卵巢周期性变化有关，为性激素依赖性疾病。

本病虽为良性病变，但具有类似恶性肿瘤的种植、侵蚀、转移和复发能力。不孕症患者 25% ~ 35% 存在子宫内膜异位症。

一、病因病理

（1）病因。其发病机制尚未完全认识。异位种植学说为目前主导的关于本病病因的认识。

（2）病理。基本病理变化为异位内膜随卵巢激素的变化而发生周期性出血，使周围纤维组织增生和粘连，出现紫褐色斑点或小泡，最后发展为大小不等的紫蓝色结节或包块。病变可因发生部位和程度不同而有所差异。

二、临床表现

（1）症状因人而异，且可因病变部位不同出现不同症状，约 25% 患者无明显不适。

①痛经和下腹痛。主要症状是痛经，特点为继发性痛经、进行性加剧。

②月经异常。15% ～ 30% 患者表现为经量增多、经期延长或经前点滴出血。

③不孕。发生率为 50%。引起不孕的原因很多，可能为：a. 盆腔微环境改变影响精卵结合与运输。b. 免疫功能异常造成子宫内膜细胞损害，干扰受精卵的结合、输送和着床。c. 内异症导致卵巢功能异常。d. 盆腔内器官和组织广泛粘连影响受精卵运送。

④性交痛。病变累及直肠子宫陷凹、宫骶韧带，或因局部粘连导致子宫后倾固定，性交时宫颈受到碰撞及子宫的收缩和向上提升引起疼痛，且以经前为著。

⑤其他。肠道子宫内膜异位症可出现腹痛、腹泻、便秘，甚至周期性少量便血，严重者可发生肠梗阻；异位内膜侵犯泌尿系，可在经期出现尿频、尿急、尿痛，但常被痛经症状所掩盖，病灶压迫或侵犯输尿管，可引起输尿管阻塞、肾盂积水，如双侧输尿管及肾脏受累，可出现高血压症状；剖宫

产或会阴切口术后瘢痕内异位症者可表现为经期瘢痕疼痛；胸膜及肺部内异位症可出现经期气胸及咯血。

此外，当卵巢子宫内膜异位囊肿破裂时，囊内液流入盆腹腔刺激腹膜，可引起突发性剧烈腹痛，伴恶心、呕吐和肛门坠胀。疼痛多发生在经期前后或经期及性交后或腹压增加时。

（2）体征。较大的卵巢异位囊肿可在妇检时扪及囊性包块。囊肿破裂可出现腹膜刺激症。典型盆腔内异症在妇检时可扪及子宫多后倾固定，直肠子宫陷凹、宫骶韧带或子宫后壁下段扪及触痛结节，一侧或双侧附件区扪及囊性不活动包块。若病变累及腹壁切口及脐部等其他部位，则在相应部位可触及硬韧、不活动、边界不甚清楚的触痛性结节，经期增大。病变累及直肠阴道隔，可在阴道后穹窿部扪及或看到隆起的紫蓝色斑点、小结节或包块。

三、诊断要点

1. 病史

重点询问月经史、妊娠史、流产史、分娩史、家族史及手术史。

2. 临床表现

育龄妇女有继发性、进行性加剧的痛经和不孕、性交痛，或慢性盆腔痛病史，盆腔检查扪及与子宫相粘连的囊性包块或盆腔内有触痛性结节，即可初步诊断为子宫内膜异位症。但临床确诊尚需参考腹腔镜检查和活组织检查。

3. 实验室及其他检查

（1）影像学检查

B 型超声检查，可确定卵巢异位囊肿的位置、大小和形状。囊肿壁厚且粗糙，囊内有点状细小的絮状光点，与周围特别是与子宫粘连，但此回声图像无特异性，不能单纯根据 B 型超声确诊。盆腔 CT、MRI 对盆腔深部内异症的诊断和评估有意义。

（2）腹腔镜检查

是目前诊断子宫内膜异位症的最佳方法，特别是对盆腔检查和 B 型超声检查无阳性发现但有典型内异症者更为重要。在腹腔镜下活检即可确诊，并可确定临床分期。

（3）CA125 值测定

血清 CA125 值可升高，但一般不超过 100U/L。CA125 测定还用于监测异位内膜病变活动情况，监测疗效、复发情况。但 CA125 特异性较局限。

（4）膀胱镜或肠镜检查

可疑膀胱或肠道内异位症，可行膀胱镜或肠镜检查及活检，并除外器官本身病变，诊断概率为 10% ～ 15%。

四、西医治疗

1. 药物治疗

应用于基本确诊的病例，不主张长期"试验性治疗"。治疗目的为抑制卵巢功能，减少内异灶活性及粘连的形成，阻止内异症发展。目前尚无标准化方案，选择药物时应充分考虑其副作用、患者的意愿及经济能力。常用的药物如下：

（1）非甾体消炎药

吲哚美辛、萘普生、布洛芬等，根据需要应用。主要副作用为胃肠道反应，长期应用需警惕出现胃溃疡。

（2）避孕药

常用低剂量高效孕激素和炔雌醇复合制剂。长期连续服用，可造成类似妊娠的人工闭经，称为假孕疗法。每日1片，连续服用6～9个月，适用于轻度内异症患者。

（3）孕激素

可用甲羟孕酮每日20～30mg，或炔诺酮每日5mg，连续应用6个月。停药数月后月经恢复。副反应有不规则点滴出血、恶心、水潴留及肝功能异常等。

（4）孕三烯酮

为19-去甲睾酮衍生物，能抗雌、孕激素，降低性激素结合蛋白水平，升高游离睾酮水平，抑制FSH、LH峰值并降低LH均值，使雌激素水平下降，异位内膜萎缩、吸收。

（5）促性腺激素释放激素激动剂（GnRHa）

为人工合成的肽类化合物，其作用与体内的GnRHa相似，能耗尽GnRHa受体，使Gn减少，出现暂时性绝经。

2. 手术治疗

目的是去除病灶，恢复解剖，适用于药物治疗后症状无缓解、病变加剧或生育功能未恢复者，以及卵巢异位囊肿较大且迫切希望生育者。首选腹腔镜手术。

（1）保守性手术

即病灶切除术，适用于年轻或有生育要求的患者，首选腹腔镜手术。手术尽量切净或破坏所见的异位内膜灶，剔除子宫内膜异位囊肿，分离粘连。

（2）子宫切除术

切除全子宫，保留卵巢，适用于无生育要求、症状重或复发经保守性手术或药物治疗无效，但年龄较轻希望保留卵巢功能的患者。

（3）子宫及双侧附件切除术

即将子宫、双侧附件及所有可见的病灶予以切除和清除。适用于年龄较大、无生育要求、症状严重或经保守性手术及药物治疗无效的患者。

五、裴正学教授诊疗经验

裴正学教授认为该病的主因与素体禀赋、经行前后感受外邪有关，或因房劳多产、剖宫产、人工流产等损伤胞宫而发。病机主要表现为"离经之血"，不循常道，壅滞于冲任、胞宫而成瘀。根据其典型症状和体征，并结合舌脉特点，认为子宫内膜异位症的基本病机是瘀血内阻。《景岳全书》记载："瘀血留滞作癥，惟妇人有之，其证则由经期或由产后，凡内伤生冷，或外受风寒，或郁怒伤肝，气逆而血留，或忧思伤脾，气虚而血滞，或积劳积弱，气弱而不得，总由血动之时，余血未尽，而一有所逆，则留滞日积而以成癥矣。"阐明了瘀血的形成过程，即若经期或产后不慎，感受六淫邪气、先天不足、肾气虚弱、情志失调等使胞宫藏泻功能失常，都可导致瘀血产生。瘀血排出不畅而为害，瘀阻经脉，不通则痛，故可见痛经；又瘀结日久，气血功能失调，可成癥瘕；若瘀血久不排出，瘀阻下焦，冲任受阻，胞宫藏泻失司，则月经不调；若冲脉受损，任脉失通，督脉温煦失司，两精不能相搏，故而不孕。

裴正学教授认为活血化瘀为子宫内膜异位症的基本治法。《素问》曰"疏其血气，令其调达"，为活血化瘀治则的基础。气血运行、人体生理功能皆与肾气的充盛相关。肾虚为病或大病久病、房劳多产，则肾气不足，气血亏虚，致血不循经，逆流少腹，引发疼痛。"肾虚"为子宫内膜异位症发病的根本，肾气亏虚也可因虚致瘀，血瘀使气血运行受阻，正气亏虚，导致肾气不足，"肾虚""血瘀"相互作用、相互影响，形成恶性循环，导致该病具有缠绵性、反复性和难治性。《素问》言"北方生寒"，就诊患者多居西北，易感受寒邪侵袭，大多数临床表现为四肢冰凉、畏寒喜温、得温痛减或行经少腹冷痛。《妇人大全良方》言："寒气客于血室，血凝不行……所以发痛。"《诸病源候论》曰："妇人月水来腹痛者……受风冷……风冷与血气相击，故令痛也。"阳虚主者，易使寒邪入侵，寒凝肝经，导致经脉拘急，损伤冲任，脉络不畅，阻于胞宫，"有寒故痛也"，发为痛经。

六、裴正学教授用方分析

裴正学教授治疗子宫内膜异位症常经前、经期用少腹逐瘀汤，经后用桂枝茯苓丸加金匮肾气丸。常配三棱、莪术、海藻、昆布、香附、延胡索、川楝子、汉三七、水蛭等药。

少腹逐瘀汤详见痛经方解。桂枝茯苓丸出自《金匮要略》，由桂枝、茯苓、丹皮、桃仁、赤芍构成。桃仁味苦甘性平，祛瘀消癥，古籍《本草经疏》曰："桃仁，性善破血，散而不收，泻而无补……"药理研究表示其提取液可减小血管阻力，促进血流动力，还能促进子宫收缩，水煎剂有镇痛、抗菌功效；茯苓甘淡性平，善"益脾除湿……下通膀胱以利水"，且能利腰脐间血，和桃仁合用，活血化瘀、利水渗湿，分别从湿和血两方面切入以辅助桂枝，研究表明：茯苓有利尿、增强免疫、抗肿瘤、消炎、抗病毒等多种药理作用。赤芍味苦而微寒，清热凉血、散瘀止痛。《神农本草经》曰"主邪气腹痛……破坚积……止痛，利小便"，本品含有芍药苷成分，有较好的镇静、抗炎止痛作用；丹皮性味苦辛寒，凉血不留瘀，活血不动血，其所含牡丹酚具有镇痛、解痉等功能，还可抑制血小板聚集。丹皮、赤芍配合上述桂枝、桃仁、茯苓，其活血之功使消癥之力益彰，亦添养血凉血之效。药简力专，合而用之，共奏活血化瘀、缓消癥块的作用。另配伍三棱、莪术破血行气，化瘀止痛，前者善破血中之气，后者善破气中之血，二药合用，气血双施，为临床常用对药，首见于《经验良方》三棱丸，用来治疗经行腹痛等。现代研究表明：三棱、莪术可使机体血流量增多、血液黏稠度下降，抑制血小板聚集。延胡索为活血行气止痛之良药，前人谓其能"行血中之气滞，气中血滞，故能专治一身上下诸痛"。水蛭是活血化瘀，抗血小板凝聚的药物,它的作用和西医的尿激酶、肝素类似。金匮肾气丸,又称肾气丸、八味地黄丸,是补肾阳虚的阴阳双补剂。于经后合用金匮肾气丸,达到温肾阳、补肾气而止痛的目的。现代药理学研究显示:桂附地黄丸能够使大鼠雌二醇的含量增高,可使微循环和类性激素样改变。金匮肾气丸的主要成分,对改善肾阳虚有作用。

七、病案举例

患者,28岁,2017年5月20日初诊。主诉:经期小腹胀痛10年,呈进行性加重。现病史:患者10年来经期小腹胀痛,症状逐渐加重,且经量亦较前减少。期间未曾系统治疗。为求详细诊治,遂来裴正学教授门诊就诊。证见:小腹胀痛不适,拒按,块下痛减,伴怕冷,纳差,睡眠、小便正常,大便不成形,日一次。婚育史:未婚,否认性生活史。月经史:12岁月经初潮,周期为28～30d,经期5d。末次月经为:2017年5月10日,量少色黯,血块(+),腰酸(+),腹胀痛(+++)。查体:舌质紫暗,苔白腻,脉沉细。彩超提示:子宫大小正常,后位,右卵巢囊性改变(2.8cm×2.0cm)。

【西医诊断】子宫内膜异位症。

【治则】活血行气,调经止痛。

【方药】桂枝15g,茯苓15g,丹皮15g,赤芍15g,桃仁15g,三棱15g,莪术15g,附子6g,山药10g,山萸肉6g,丹皮6g,茯苓12g,延胡索10g,香附6g。10剂,水煎服,一日1剂。

二诊:2017 年 5 月 30 日。自诉服药后小腹胀痛较前缓解，胸胁胀痛，腰痛减轻，心情明显舒畅，怕冷明显好转，睡眠、二便正常。前方去附子、丹皮，加三七 3g，水蛭 3g。10 剂，水煎服。生活调摄如前。

三诊:2017 年 6 月 10 日。自诉今日月经来潮，量色正常，血块（-），小腹胀痛（-）、腰酸（-），心情愉悦，饮食、睡眠可，二便正常。复查彩超示：右卵巢囊性改变（1.8cm×1.2cm）。嘱上方中水蛭加至 6g 继续服用。

调理 3 个月痛经症状未复发，彩超显示包块消失。

八、古今医家关于子宫内膜异位症的论述

子宫内膜异位症是现代医学病名之一，在中医学中没有明确的病名。按照临床症状，将其归类到痛经、不孕、癥瘕等病症中。《金匮要略》中描述痛经症状曰："带下经水不利，少腹满痛，经一月再见者，土瓜根散主之。"《诸病源候论》曰："血痛之聚，令人腰痛不可以俯仰，横骨下有积气，坠硬如石，少腹里急苦痛，背膂疼，深达腰腹，下牵阴里，若生风冷，子门僻，月水不时，乍来乍不来，此病令人无子。"《柳选四家医案》言："痛经数年，不得孕育，经水三日前必腹痛，腹中有块凝滞……询知闺阁之时，无是病，既嫁之后，有是疾。"以上描述的病症均与子宫内膜异位症导致的痛经、癥瘕、不孕有诸多相似之处。《针灸资生经》认为"脏有恶血上冲，腹痛不可忍"，此记载与现代医学提出的经血逆流学说相似。《医林改错》中提出"凡肚腹疼痛，肚腹总不能移动，是血瘀"，

为后世医家研究子宫内膜异位症痛经的病机提供了理论思想。唐容川在《血证论》中云"凡系离经之血，与荣养周身之血己睽绝而不合……虽为清血、鲜血，亦是瘀血"，"离经之血"流注于脉络之外，蕴而成瘀，阻滞冲任、胞宫，影响经血溢泻，不通则痛，故而引发经期或行经前后下腹疼痛。瘀血日久，阻碍气机正常的升降出入，使气机郁而不达，日久与瘀血相互搏结，日渐坚硬形成癥瘕。

现代医家夏桂成教授认为本病多因素体阳虚，或者平时疏于摄生，经期饮冷贪凉，阳气受损，气血失畅，由此导致血凝，日久则结为癥瘕。认为该病以阳虚瘀结为基本病理特点，兼有气虚、气滞、痰湿和湿热等。周士源教授认为本病发病主要是肾虚或肾阳不足，或兼寒邪、肝郁，导致冲气不敛、气血逆乱、瘀血阻滞、瘀血入络，从而成癥。认为肾虚是子宫内膜异位症发生的根本病机，瘀血阻滞是标志；尤昭玲教授认为，子宫内膜异位症发病，以"瘀、虚、痰"为发病的主要病机特点，发病关键在于正气虚弱、血气失调、痰瘀互阻。柴松岩教授认为内异症的病机为湿瘀互结、阻塞冲任血海。韩冰教授认为血瘀是发病的基本病机，从"气、血、痰"的角度立论探讨内异症的发病机制，提出子宫内膜异位症有"瘀久挟痰，渐成癥瘕"的特点。

第五节 绝经综合征

一、西医病因病理

绝经前后最明显的变化是卵巢功能衰退，随后表现为下丘脑–垂体功能退化。

1. 雌激素

卵巢功能衰退的最早征象是卵泡对 FSH 敏感性降低；卵泡对促性腺激素刺激的抵抗性逐渐增加。

2. 雄激素

绝经后产生的雄激素是睾酮和雄烯二酮。

3. 促性腺激素

绝经过渡期仍有排卵的妇女，其 FSH 在多数周期中升高，而黄体生成素（LH）还在正常范围，但 FSH/LH 仍高。绝经后 FSH、LH 明显升高，FSH 升高更为显著，FSH/LH>1。

4. 促性腺激素释放激素

绝经后 GnRH 分泌增加，并与 LH 相平衡。

5. 抑制素

绝经后妇女血抑制素浓度下降，较 E2 下降早且明显，可能成为反映卵巢功能衰退更敏感的指标。

二、临床表现

1. 症状

（1）近期症状

①月经紊乱：月经周期改变是绝经过渡期出现最早的症状，由于无排卵，表现为月经周期不规则、经期持续时间长及经量增多或减少。

②血管舒缩症状：主要是潮热、汗出，为雌激素降低的特征性症状。其特点是反复出现短暂的面部、颈部及胸部皮肤阵阵发红，伴有烘热，继之出汗。一般持续 1 ~ 3min。每日发作数次甚至十余次或更多，夜间或应激状态易促发。该症状可持续 1 ~ 2 年，有时长达 5 年或更长。

③自主神经失调症状：常出现心悸、眩晕、头痛、失眠、耳鸣等。

④精神神经症状：注意力不易集中，记忆力减退，情绪波动大。表现为激动易怒、焦虑不安或情绪低落、抑郁、不能自我控制等症状。

（2）远期症状

①泌尿生殖道症状：出现阴道干燥、性交困难及反复阴道感染等泌尿生殖道萎缩症状，以及排尿困难、尿痛、尿急等反复发生的尿路感染。

②骨质疏松：绝经后妇女雌激素缺乏使骨质吸收增加，导致骨量快速丢失而出现骨质疏松。50 岁以上妇女半数以上会发生骨质疏松，多在绝经后 5 ~ 10 年，最常发生的部位是

椎体。

③阿尔茨海默病：是老年性痴呆的主要类型。绝经后期，妇女比老年男性罹患率高，可能与雌激素水平降低有关。

④心血管病变：绝经后妇女动脉硬化、冠心病较绝经前明显增加，可能与雌激素低下和雄激素活性增强有关。

2. 体征

随着绝经年限的增长，妇科检查可见内外生殖器官不同程度萎缩，宫颈及阴道分泌物减少。

三、诊断

（1）病史。发病年龄多在 45 ~ 55 岁，若在 40 岁之前发病者，应考虑为卵巢早衰。注意询问发病前有无工作、生活的特殊改变，有无精神创伤及双侧卵巢切除或放射治疗史。

（2）临床表现。在月经紊乱或绝经的同时出现血管舒缩症状、精神神经症状及泌尿生殖道萎缩症状等。

（3）妇科检查。可见内外生殖器官不同程度萎缩，宫颈及阴道分泌物减少。

（4）实验室检查。血清 FSH 水平增高，E2 水平下降，阴道脱落细胞涂片检查显示雌激素水平不同程度的低落，对本病的诊断有参考意义。

四、西医治疗

1. 性激素补充疗法（HRT）

适应证①有血管舒缩功能不稳定及泌尿生殖道萎缩症状。

②低骨量及绝经后骨质疏松症。③有精神神经症状者。

2. 非激素类药物

对有血管舒缩症状及精神神经症状者，可口服盐酸帕罗西汀 20mg，每日 1 次；防治骨质疏松可选用钙剂（碳酸钙、磷酸钙、氯酸钙、枸橼酸钙等）和维生素 D、降钙素、双磷酸盐类等制剂。

五、裴正学教授治疗经验

绝经综合征在古医籍中未见有独立的病名记载，依其临床表现散见于"脏躁""年老血崩""百合病""郁证""不寐"等病证的论述中。裴正学教授认为妇女绝经前后，肾气渐衰，冲任亏虚，天癸将竭，精血不足，阴阳平衡失调，出现肾阴不足、阳失潜藏，或肾阳虚衰、经脉失于温养等肾阴肾阳偏胜偏负的现象，从而导致脏腑功能失常，故肾虚是致病之本。由于体质因素的差异，临床又有肾阳虚、肾阴虚或肾中阴阳俱虚之不同表现，而以肾阴虚最为多见。肾主骨，生髓，为先天之本。肾阴肾阳为机体阴阳之根，一旦出现不足，必致全身脏腑、经脉失之滋养温煦。现代医学研究证明：补肾对人体内分泌系统，尤其是垂体—肾上腺皮质系统，垂体—性腺系统以及内环境起着重要的调节作用。所以围绝经期综合征的治疗也应注意调节肾之阴阳平衡。肝肾天癸同源，女子以肝为先天，且藏血，血皆归冲任，冲任脉虚，导致脏腑功能紊乱，尤其是月经将绝未绝之际，肝是主导病位。另外肝主情志，肝气疏泄有度则情志畅达，肝气郁结则情志抑郁或急躁易怒。

在临床上围绝经期综合征妇女的精神症状是其主要表现之一，所以治疗上也应注意疏肝。此外脾胃渐衰也是导致妇女绝经的重要因素，在人体衰老过程中，肾虚可以引起脾虚，脾虚亦可引起肾虚。

因此，裴正学教授认为本病的病因病机以肾虚为主，因肾阴虚、肾阳虚或肾阴阳两虚而影响心、肝、脾、胃等导致多种病理变化，由于肾的阴阳失衡使肾阴不足，水不涵木，肝阳上亢；或肾精不足，肾水不能上济于心而致心肾不交；而肝肾同源，肾精不足，肝火所养，肝气郁结，失于条达；脾胃为后天之本，互相充养，肾虚阳衰，水不暖木，致脾、肾阳虚;或因思虑过度，劳伤心脾，心脾两虚，导致气血失调，影响冲任，其根本病机是由于肾衰阴虚，伤及心、肝、脾胃。治疗以调补肾之阴阳，疏肝解郁，调和营卫。

六、裴正学教授辨证论治

1. 肾阴虚

证见：绝经前后，头晕耳鸣，腰酸腿软，烘热汗出，五心烦热，失眠多梦，口燥咽干，或皮肤瘙痒，月经周期紊乱，量少或多，经色鲜红；舌红，苔少，脉细数。

治则：滋肾益阴，育阴潜阳。

方药：六味地黄丸加减。

熟地黄 12g，山药 10g，山茱萸 6g，茯苓 12g，丹皮 6g，泽泻 10g，地骨皮 10，麦冬 10g。

若口苦咽干、五心烦热，加黄连、天花粉以滋阴清热；

大便秘结、舌苔干者，加当归、肉苁蓉养阴润燥。若双目干涩加枸杞、菊花；若头痛、眩晕较甚者，加天麻、钩藤、珍珠母。

2. 肾阴阳两虚

证见：经断前后，时而烘热汗出，时而畏寒肢冷，腰酸乏力，头晕耳鸣，浮肿，月经紊乱，月经过多或过少，淋沥不断，或突然暴下如注，经色淡或暗。舌淡苔薄，脉沉弱。

治则：阴阳双补。

方药：二仙汤加减。

仙茅 10g，淫羊藿 10g，巴戟天 10g，知母 10g，黄柏 6g，当归 10g，女贞子 15g，枸杞 15g。

若潮热盗汗，酌加青蒿、鳖甲、地骨皮以滋阴清热；失眠加酸枣仁、柏子仁、合欢皮、夜交藤;腰困疼加杜仲、牛膝、桑寄生；汗多者加浮小麦、甘草、大枣、生牡蛎。

3. 营卫不和

证见:绝经前后，肢体酸痛，时热时寒，头痛头晕，汗多，心中烦乱,睡眠差,月经量少不畅，舌质淡红，苔薄白,脉浮缓。

治则：调和营卫。

方药：桂枝汤加甘麦大枣汤加减。

桂枝 10g，白芍 15g，生姜 6g，大枣 10g，甘草 6g，浮小麦 30g，麦冬 10g，五味子 6g，生龙骨 15g。

睡眠差加酸枣仁、柏子仁、合欢皮、夜交藤；头痛、眩晕较甚者，加天麻、钩藤、菊花；心悸者加枣仁、桂圆肉；气短者加黄芪、党参。

4. 心肾不交

证见：绝经前后，心烦失眠，心悸易惊，甚至情志失常，月经周期紊乱，量少或多，经色鲜红，头晕健忘，腰酸乏力；舌红，苔少，脉细数。

治则：滋阴补血，养心安神。

方药：天王补心丹加减。

党参10g，玄参10g，当归10g，天冬10g，麦冬10g，丹参10g，茯苓12g，五味子3g，远志10g，桔梗15g，酸枣仁15g，生地黄12g，朱砂2g，柏子仁15g。

5. 肝郁气滞

证见：经断前后，阵发性烘热汗出，烦躁易怒，情绪异常，头晕耳鸣，乳房胀痛，心烦失眠，月经紊乱，或胸闷善叹息。舌淡红或偏暗，苔薄白，脉弦细。

治则：疏肝解郁，调和肝胆。

方药：柴胡加龙骨牡蛎汤加减。

柴胡10g，生龙骨15g，牡蛎15g，大枣10g，黄芩10g，桂枝10g，茯苓12g，代赭石15g，党参10g，半夏6g，大黄6g，生姜6g。

若胸胁乳房胀痛明显，加川楝子、延胡索理气止痛；经期延长，经行不畅，加益母草、泽兰活血调经，睡眠差加酸枣仁、柏子仁、合欢皮、夜交藤。

七、裴正学教授用方分析

裴正学教授治疗肾阴阳两虚用二仙汤治疗，二仙汤出自于《中医方剂手册》，由仙茅、淫羊藿、巴戟天、知母、黄柏、当归组成。方中仙茅、淫羊藿为君药，巴戟天为臣药，三药均性温，归肝肾经，补肾温阳益精。现代药理研究显示：其能增强下丘脑－垂体－性腺轴分泌，以调节卵巢功能，促进雌激素分泌，具有类激素作用，但无类激素副作用。知母、黄柏性苦寒归肾经，既可泻肝火，滋肾阴，又可缓解仙茅、淫羊藿的辛热燥烈，故为佐药。当归性温归肝经，温润养血、调理冲任，为使药。全方配伍体现了"阴中求阳、阳中求阴"之法。

桂枝汤前人认为有"外合营卫，内安脏腑"之功。裴正学教授认为：这种作用之实质是该方对植物神经系统、代谢系统、内分泌系统、免疫系统有调节作用。甘麦大枣汤源于张仲景《金匮要略·妇人杂病》，书中记载"妇人脏躁，喜悲伤欲哭，像如神灵所作，数欠伸，甘麦大枣汤主之"，方中浮小麦为君药，可养肝补心、除烦安神；甘草为臣药，能补养心气、泻心火、和中缓急；大枣为佐药，能益气和中、润燥缓急。该方具有养心安神、补脾、和中缓急的功效，古人用此方治疗妇女精神抑郁症，疗效确切。裴正学教授认为：甘麦大枣除了具有调节植物神经系统作用外，尚有安神镇静、调节思维之作用。柴胡加龙骨牡蛎汤见于《伤寒论·辨太阳病脉证并治》第107条："伤寒八九日，下之，胸满，烦惊，小便不利，谵语，不可转侧者，柴胡加龙骨牡蛎汤主之。"柴胡桂枝龙骨牡蛎汤是一种阴阳调和方剂，以疏肝滋肾、调和气血为主，滋阴潜阳，达到调和脏腑和阴阳、安神作用。柴胡加龙骨牡蛎汤具有和解少阳、通阳泄热、重镇安神之功，据原文"胸满，烦惊，谵语"之旨，临床可治疗精神情志类疾病，如心烦、失眠、抑郁等，属邪在少阳，扰动少阴心神，致心胆不宁，临床以头昏、头痛、胸满、太息、烦躁易怒、心悸不寐或多梦为主要症状，或易惊吓、易悲伤哭泣、语无伦次、便秘尿黄为次要症状。柴胡加龙骨牡蛎汤是小柴胡汤、大柴胡汤、柴胡桂枝汤、柴胡桂枝干姜汤、桂枝加龙骨牡蛎汤、苓桂甘枣汤多方合成化裁而来，具有理肝、健脾、化饮、调阴阳、调胆胃、助升降、和肝胆、镇惊止悸之功效。由柴胡、半夏、党参、龙骨、牡蛎、桂枝、大黄、铅丹、茯苓、黄芩、生姜、红枣共 12 味药组成。方中柴胡为君药，可疏肝解郁，条畅气机;桂枝可通血脉、暖脾胃，配伍补肝肾、调气血药物，可补肝养血。龙骨具有平肝潜阳、镇静安神功效;牡蛎可安神，具有补阴潜阳功效，主治心神不宁、失眠、多梦等；夜交藤、酸枣仁可养心滋肝安神；郁金能够凉血清心，具有解郁安神作用；黄芩可清肝胆郁热；生地黄、山药具有滋肾的作用，半夏可和胃降逆，生姜、大枣可调和营卫。

八、病案举例

例 1：52 岁，于 2018 年 9 月 2 日初诊。自述时而畏寒，时而烘热，心悸 2 年多，曾在某三甲医院做了心电图、心脏彩超、甲状腺功能检查，均未见异常，西医诊断为绝经综合征，给予谷维素、抗焦虑药物治疗，效果不佳。时而畏寒，时而烘热，自汗，心悸，心烦不安，失眠多梦，倦怠乏力，舌淡苔白，脉细沉弱。根据临床表现及舌脉，辨证为肾阴阳两虚。治当滋阴补肾温阳，调理冲任。

【方药】以二仙汤加减。药用仙茅 15g，淫羊藿 20g，巴戟天 10g，知母 9g，黄柏 9g，当归 10g，浮小麦 30g，大枣 15g，酸枣仁 30g，龙骨 30g，牡蛎 30g，女贞子 15g，柴胡 6g，郁金 12g，百合 15g，合欢皮 30g，甘草 6g。5 剂，水煎，每日 1 剂，水煎服，服用期间忌生冷辛辣之品。2018 年 9 月 7 日二诊，畏寒，烘热，汗出发作次数减少，睡眠有所改善，但是仍觉心慌、气短、乏力，大小便正常，舌淡苔白，脉细沉弱。在前方基础上加黄芪 30g，党参 15g。7 剂，水煎，每日 1 剂。2018 年 9 月 18 日三诊，畏寒，烘热，汗出未再发作，失眠恢复，偶尔感觉心悸，身体无其他任何不适，精神状态良好。继续服用上药 7 剂以巩固疗效，随访 5 个月，未再复发。

例 2：50 岁，2019 年 3 月 17 日初诊。患者近几年时常烘热，汗出，心烦易怒，胸闷，胃脘胀闷，浑身不适，乏力，手足肿胀，舌质偏红，苔腻，脉弦。患者闭经 1 年余，有高血压病史 10 年。中医诊断：绝经综合征，辨证属肝郁气滞。治宜疏肝健脾、调和阴阳。

【方药】柴胡 12g，黄芩 9g，法半夏 6g，党参 10g，龙骨（打碎，先煎）15g，牡蛎（打碎，先煎）15g，茯苓 12g，桂枝 10g，大黄 6g，干姜 3g，黄连 6g，麦冬 10g，五味子 6g，炙甘草 6g，大枣 4 枚，生姜 6g。每日 1 剂，水煎服。服药 7 剂后，二诊见胃脘胀闷、烘热、心烦易怒好转，汗仍多，上方基础上加浮小麦 30g，白芍 15g，嘱患者服上方 10 服。随诊，患者汗出，胃脘胀闷、烘热、心烦易怒基本消失。

九、关于绝经综合征的古今论述

绝经综合征的论述最早见于《素问·上古天真论》言"女子七岁，肾气盛……故形坏而无子也"，指出女子七七之年的生理变化与肾气、天癸、冲任有密切关系，可以认为绝经前后诸证的发生也与此有关；《灵枢·天年》云"五十岁，肝气始衰，肝叶始薄……"提出肝不足是本病发生的重要原因。《素问·病机气宜保命集·妇人胎产论》言"妇人童幼天癸未行之间……天癸已绝，乃属太阴经也"，揭示本病的病机与脾胃亏虚有关。《校注妇人良方》言"女子四十九岁而经断"及《景岳全书·妇人规》曰"妇人于四旬外经期将断之年……当此之际，最宜防察"，说明七七之年肾气渐衰、冲任渐虚、天癸将绝是本病的好发阶段。《古今医统大全·妇人心镜》云"中年以上人，及高年矮妇，多是忧思过度，气血俱虚"，说明围绝经期妇女多有气血亏虚。《妇科玉尺》言"妇人四十九岁，经当止，行过多……五旬外，月事比少时更多者，血热或血不归经"，指出血瘀、血热是导致围绝经期月经紊乱的原因。《沈氏女科辑·脏燥》曰"血虚脏躁，则内火扰而神不宁，悲伤欲哭，如有神灵，而实为虚病"，认为阴血亏虚，虚火上扰可引起妇人精神神志的异常。《医宗金鉴·订正金匮要略》云"脏，心脏也。心静则神藏，若为七情所伤，则心不得静，而神躁扰不宁也。故喜悲伤欲哭，是神不能主情也，象如神灵所凭，是心不能主明也"，指出情志变化与心有着密切关系。

《辨证录·不寐门》曰"人有昼夜不能寐，心甚躁烦，此心肾不交也"。《血证论·卧寐》记载"不寐之证有二：一是心病，二是肝病"，指出不寐与心、肝、肾三脏有关。《古今医统大全·不寐候》言"痰火扰乱，心神不宁，思虑过伤，火炽痰郁，而致不寐者多矣。有因肾水不足，真阴不升而心阳独亢，亦不得眠"，指出失眠与痰火上扰及肾精不足、阴阳失衡有关。

近年来，随着对"肾虚血瘀"病机的深入研究，发现瘀血作为继发性病理产物本于肾，以致气血失调、脉络固涩、滞而不畅、脏腑功能失常。此外还有人认为，更年期综合征肾虚固然是原因之一，但奇经八脉的影响亦为不可忽视的因素。该病的各种异常表现多与奇经有关，故不论病机分析还是辨证论治，皆应注意奇经的作用。召丽黎和贾彩凤认为，妇女绝经之年，已经历经、孕、产、乳几个阶段，肝血屡伤，肾气渐衰，水不涵木，心火亏乏，肝血不生，肾水失滋，肾精更亏。因此出现心、肝、肾脏功能不协调的病理变化。本病虽有肾阴亏虚，但心肝火旺为继发性病机，可上升为矛盾的主要方面，决定了本病烘热汗出，烦躁易怒等症状的轻重。叶燕萍对106例更年期综合征患者的研究发现，84%的患者表现为肾虚，认为肾虚是绝经、更年期综合征的主要病理机制，临床表现多见性功能低下、绝经、五心烦热、盗汗、腰膝酸软、头晕健忘、牙齿松动等。曾伟刚认为本病是由年岁日增、肾气渐亏、天癸渐竭、月事不以时下、体气日衰、诸愿难遂、积思成虑、积虑成忧、积忧成郁，故肾虚肝郁是发病关键。陈慧依提出更年期综合征存在瘀血病理状态，其基本病理要点有三：一是病本于肾，肾精亏而不能化气生血，气弱而不能行血，血虚而脉涩不畅，形成肾虚与瘀血同存；二是取决于心，血生于心，心血为患则血瘀为疾；三是取决于肝，肾为癸水，肝为乙木，肾虚水亏，肝木不发，血行无力，不能畅行而瘀滞。王小云认为，湿邪伤人最广，极易困阻脾阳，因脾属中央，为气血生化之源。更年期妇女年过半百，肾气渐衰是自然规律，如果脾胃健运，则可化生精血以后天养先天，在预防和治疗更年期综合征方面起着决定性的作用。倘若湿邪困阻脾胃，运化失职，水湿泛滥，势必导致精血乏源，肾气更衰，更年期综合征由此而生。因"百病皆由痰作怪"，现代人饮食结构发生重大变化，营养过剩"饮食自倍，肠胃乃伤"，生活节奏变快，生活压力加大，每多形成"肝郁脾虚痰浊不化"之证，久之痰郁化火，神明受扰，阴阳失调而出现更年期诸证。

第三章 带下病

带下病是指带下的量明显增多或明显减少，色、质、气味发生异常，或伴有全身或局部症状的疾病。带下过多主要由于湿邪伤及任、带二脉，使任脉不固、带脉失约所致，湿邪为患是导致带下过多的主要原因。各种阴道炎、宫颈炎、盆腔炎等疾病均可致带下过多。带下过少与脏腑功能衰退有关，其中肝肾亏虚，血少精亏，阴液不充，任脉失养是导致带下过少的主要原因。卵巢功能衰退、手术切除卵巢、严重卵巢炎、希恩综合征、长期服用某些药物引起雌激素水平低落等均可致带下过少。

第一节 带下过多

一、生理病理

正常女性的白带是一种无气味、微酸性的黏稠物，具有湿润阴道、排泄废物、抑制病原菌生长的作用，属于正常的生理现象。而白带过多，可能属于生理性，也可能属于病理性，但和白带异常是有严格区别的。

（一）生理性白带过多

主要有周期性白带过多、孕期性白带过多、性生活频繁性白带过多、压力性白带过多。

（二）病理性白带过多

1.子宫疾病引起的白带过多

子宫内膜炎、子宫肌瘤等疾病，会引起白带过多，并且会伴有腰酸、腹痛、月经不调等症状。

2.宫颈疾病引起的白带过多

各种原因的子宫颈发炎，都可能导致子宫颈糜烂，而使白带过多。

3.慢性盆腔炎引起的白带过多

慢性盆腔炎会造成白带过多，其症状是白带过多、月经增多或月经失调、下腹坠胀、疼痛、腰骶部酸痛，常在劳累、性交后及月经前后加剧，有时有低热、疲乏或精神不振、周身不适、失眠。

4.病原体感染引起的白带过多

卫生棉等卫生用品受到污染，会使病原体由阴道口进入生殖道，或是病原菌进入女性的生殖系统，从而引发感染，造成白带过多。

5.阴道滴虫感染引起的白带过多

当发现内裤上的分泌物为黄色或黄中带浅绿色，有泡沫，怪味，且阴道有烧灼感，外阴瘙痒就证明有滴虫，滴虫造成的阴道感染，会使阴部瘙痒、白带过多，并有恶臭。

6. 滤过性病毒感染引起的白带过多

各种滤过性病毒感染子宫颈、阴道以及外阴部，常会形成白带过多。

7. 白色念珠菌感染引起的白带过多

白色念珠菌又称霉菌，是一种腐物寄生菌，平时生存于人体的皮肤、黏膜、消化道及其他脏器中，机体抵抗力下降时，白色念珠菌就会迅速繁殖，致病，也会使白带过多。

8. 萎缩性阴道炎造成的白带过多

更年期后的妇女、早更或是去除了卵巢的女性，因体内雌激素逐渐减少，使阴道壁会开始变得脆弱，易受到细菌感染，发生炎症，导致白带过多。

9. 异物进入造成白带过多

经常使用卫生棉、护垫等，可能使异物进入了生殖器官，造成白带过多。

10. 性病引起的白带过多

淋病、生殖器疱疹等性病，都会造成白带增多，当然还会有各种性病症状。

二、诊断

（一）临床表现

1. 症状

带下增多，伴有带下的色、质、气味异常，或伴有外阴瘙痒、灼热、疼痛，或兼有尿频、尿痛等症状。

2. 体征

检查自外向内顺序进行，首先通过视诊检查外阴、尿道、尿道旁腺及前庭大腺，其次通过阴道窥器观察阴道壁及宫颈。

（1）外阴视诊

有助于阴道炎的鉴别。在外阴及肛门周围出现红斑及小型领裂可能为念珠菌病，外阴水肿可能为滴虫病，滴虫性阴道炎或宫颈炎患者的外阴部常被大量脓性阴道排液所污染，而细菌性阴道病时，仅在阴道口见到积聚的阴道排液。

（2）阴道排液的外观

各种病理性阴道排液具有不同的特异性状，可提供诊断线索。

（3）宫颈分泌物

宫颈在排卵前有清澈的黏液样分泌物，在黄体期变得黏稠。

（二）相关检查

本病应根据病史及临床表现，结合下列辅助检查结果，进行诊断和鉴别诊断。

1.pH 值测定

应用 pH 条测阴道排液的 pH 值对诊断有一定价值。正常阴道排液的 pH 值为 ≤ 4.5，滴虫及细菌性阴道病排液 pH 值上升。

2. 胺的气味

凡白带过多的患者均应给予测试有无胺的气味。

3. 微生物培养

（1）念珠菌病

约有 20% 的人 KOH 悬滴涂片阴性，因此凡外阴瘙痒、念珠菌感染高危患者（糖尿病患者、长期应用广谱抗生素、免疫抑制剂等）或阴道出现红斑而 KOH 标本不能确诊的患者，宜培养以明确诊断。

（2）滴虫病

滴虫病患者多数能在其白带中找到滴虫，但也有相当数量得到的是假阴性结果。

（3）阴道炎

很多无症状妇女，阴道内存有较多致病菌，如 B 族链球菌、阴道加特纳杆菌。

（三）诊断标准

（1）颜色则以灰白或灰黄色为主，较为稀薄，而且比较均匀，应警惕是细菌性阴道炎的可能。细菌性阴道炎是引起女性病理性白带的主要原因，约占阴道炎症所导致的白带增多的 50%。当阴道的酸性环境改变，正常存在的乳酸杆菌数量减少或消失的时候，厌氧菌大量繁殖，从而引起各种症状的发生。

（2）白带呈现黄色或黄绿色、稀薄的泡沫状脓性物，并且伴有外阴和阴道的瘙痒难忍，滴虫性阴道炎的可能性非常大。滴虫性阴道炎是接触性传播，性接触是其中较重要感染的途径之一。阴道分泌物化验检查可以明确诊断。

（3）白带以稠厚的白色糊状物或凝乳状出现，而且还可以在阴道外口找到白膜，擦掉白膜可以看到粗糙的红色糜烂表面，那就需要留神霉菌性阴道炎了。霉菌性阴道炎通常是由白色念珠菌引起的阴道炎症，实验室检查可以帮助明确诊断。

（4）红色带有血丝的白带伴有恶臭，经常是因为子宫的恶性肿瘤导致的。如常见的宫颈癌。

（5）白带增多是宫颈炎的常见症状。白带增多是宫颈炎最常见的症状，有时甚至是唯一的症状。白带增多、混浊，呈脓性或混有血，以及尿频、尿急等是宫颈炎和宫颈糜烂的典型症状。宫颈炎、宫颈糜烂治疗前应由医生明确诊断，以排除子宫颈癌前病变和早期宫颈癌。可以做宫颈 TCT 筛查，以排除病变。

三、治疗

治疗原则上要保持局部清洁、干燥，消除病因，可采用中药内外同治，必要时应用抗生素。

四、裴正学教授诊疗经验

本病多由湿邪伤及任、带二脉，使任脉不固、带脉失约所致。湿邪是导致本病的主要原因，有内湿、外湿之别。脾、肾、肝三脏功能失调是产生内湿之因。脾虚失运，水湿内生；肾阳虚衰，气化失常，水湿内停；肝郁侮脾，肝火夹脾湿下注，皆可导致带下过多。外湿多由久居湿地、涉水淋雨、摄生不慎及不洁性交等导致。

脾虚　素体脾虚，或饮食所伤，或劳倦过度，或忧思气结，损伤脾气，脾虚运化失司，湿邪在体内积聚，流注下焦，伤及任带而为带下过多。

肾阳虚　素体阳虚，或房劳多产，或年老体虚，或久病伤肾，以致肾阳虚损，气化失常，水湿内停，下注冲任，损及任带，而致带下过多。

阴虚夹湿　素禀阴虚，或年老真阴渐亏，或久病失养，暗耗阴津，可致肝火偏旺，阴虚失守，下焦感受湿热之邪，损及任带，而为带下过多。

湿热下注　经行产后，胞脉空虚，摄生不洁，湿热内犯，或淋雨涉水，或久居湿地，感受湿邪，蕴而化热，伤及任带而致；或脾虚湿盛，蕴久化热，或情志不畅，肝郁化火，肝热脾湿，湿热互结，流注下焦，损及任带，而成带下过多。

湿毒蕴结　经期，产后，胞脉空虚，忽视卫生，或房事不禁，或手术损伤，湿毒乘虚直犯阴器、胞宫，或因热甚化火成毒，或湿热蕴久成毒，损伤任带，而致带下过多。

五、裴正学教授辨证论治

1. 裴正学教授认为治疗原则以除湿为主

治脾者，宜运、宜升、宜燥；治肾者，宜补、宜固、宜涩；阴虚夹湿者，则应补清兼施；虚实夹杂证及实证治疗还需配合外治法。

（1）脾虚证

证见：带下量多，色白或淡黄，质稀薄，或如涕如唾，绵绵不断，无臭，面色㿠白或萎黄，四肢倦怠，胸胁不舒，纳少便溏，或四肢浮肿。舌淡胖，苔白或腻，脉细缓。

治则：健脾益气，升阳除湿。

方药：完带汤。

若有腰酸等肾虚症状，加杜仲、续断、菟丝子以补肾；带多日久、滑脱不止者，加金樱子、芡实、海螵蛸、白果固涩止带；湿蕴化热者，用易黄汤健脾祛湿、清热止带。

（2）肾阳虚证

证见：带下量多，绵绵不断，质清稀如水，腰酸如折，畏寒肢冷，小腹冷感，面色晦暗，小便清长，或夜尿多，大便清薄。舌质淡，苔白润，脉沉迟。

治则：温肾培元，固涩止带。

方药：内补丸。

便溏者，去肉苁蓉，加补骨脂、肉豆蔻固肾涩肠；带下如崩者，加鹿角霜、莲子、白芷、金樱子固涩止带。

（3）阴虚夹湿证

证见：带下量多，色黄或赤白相兼，质稠，有气味，阴部有灼热感，或阴部瘙痒，腰酸腿软，头晕耳鸣，五心烦热，咽干口燥，或烘热汗出，失眠多梦。舌质红，苔少或黄腻，脉细数。

治则：滋阴益肾，清热利湿。

方药：知柏地黄丸。

失眠多梦者，加柏子仁、酸枣仁养心安神；咽干口燥者，加沙参、麦冬滋阴润燥；五心烦热者，加地骨皮、柴胡清虚热；

头晕目眩者，加菊花、钩藤平肝明目；舌苔厚腻者，加薏苡仁、扁豆、车前子以利湿。

（4）湿热下注证

证见：带下量多，色黄或呈脓性，质黏稠，有臭气，或带下色白质黏，呈豆渣样，外阴瘙痒，小腹作痛，口苦口腻，胸闷纳呆，小便短赤。舌红苔黄腻，脉滑数。

治则：清热利湿，解毒杀虫。

方药：止带方。

肝经湿热明显者，龙胆泻肝汤；湿浊偏盛者，用萆薢渗湿汤。

（5）湿毒蕴结证

证见：带下量多，黄绿如脓，或赤白相兼，或五色杂下，质黏腻，臭秽难闻；小腹疼痛，腰膝酸痛，烦热头晕，口苦咽干，小便短赤，大便干结。舌红苔黄或黄腻，脉滑数。

治则：清热解毒，杀虫祛湿。

方药：裴氏五味消毒饮。

若湿毒重症，加土茯苓、败酱草、鱼腥草、薏苡仁、连翘以加强清热祛湿解毒之力。

2. 中成药

裴氏妇炎颗粒口服，每次一包，每日2次。

3. 外治法

蛇床子、川椒、明矾、苦参各15g，煎汤趁热先熏后坐浴，每日一次。

六、裴正学教授用方分析

带下病辨证主要根据带下量、色、质、气味，其次根据伴随症状及舌脉辨其寒热虚实，如带下量多、色白或淡黄、质清稀、脘腹胀满，多属脾阳虚证。带下色白、质清稀如水、腰膝酸软、畏寒怕冷者，属肾阳虚证；带下量不甚多、色黄或赤白相兼、质稠或有臭气、潮热面红、五心烦热，为阴虚夹湿证；带下量多色黄、质稠或如泡沫状或如白色豆渣状、有臭气，为湿热下注证；带下量多、色黄绿如脓、或浑浊如米汤，质稠、恶臭难闻，属湿毒蕴结证。临证时尚需结合全身症状及病史等综合分析。

七、病案举例

例1：26岁。月经不调，提前量多，心烦急躁，口干口渴，白带多，舌质红，苔薄白。

【西医诊断】月经不调。

【中医辨证】肝郁血热。

【治则】疏肝解郁调经。

【方药】丹栀逍遥散、桃红四物汤加减。

丹皮6g，栀子10g，当归10g，白芍10g，柴胡10g，白术10g，茯苓10g，甘草6g，桃仁10g，红花6g，川芎6g，生龙牡15g，乌贼骨15g，香附10g，益母草20g，蒲公英15g，败酱草15g。7剂，一日1剂。服用2剂，经血来潮，腹痛减轻。连续服上方2月，患者月经正常，随访半年未见异常。

例2:29岁,已婚。带下量多2年。近2年带下量多,色白,质稠,有异味,伴阴痒。平素月经规律,30d一潮,持续7~10d,量少色淡,经行腰酸,平时自觉腰酸,乏力,痰多,睡眠尚可,大便溏,小便正常,舌淡胖,苔薄白,脉沉弱。妇检可见阴道较多分泌物,色白,质稠,宫颈多发那氏囊肿,白带常规检查示,未见滴虫霉菌。

【西医诊断】宫颈炎。

【中医辨证】带下病(脾虚型)。

【治则】健脾化湿。

【方药】完带汤加减。

黄芪30g,党参15g,苍白术各10g,茯苓12g,车前子10g(包煎),生薏苡仁30g,陈皮6g,柴胡10g,山药30g,白芷6g,炙甘草6g。水煎服,一日1剂,7剂。

八、古今医家有关带下过多的论述

"带下"这个词最早见于《素问·骨空论》:"任脉为病……女子带下瘕聚。"带下女子生而即有,广义带下泛指妇科经带胎产诸疾而言,狭义带下指阴道流出的分泌物,无色透明者,为生理性带下,此被认为是肾充、脾健、任通、带固的表现。历代医籍对于带下病的名称颇不统一,《神农本草经》称带下为"沃",有"白沃""赤沃""赤白沃"之名。张仲景《金匮要略》称带下为"下白物"。王叔和《脉经·脉证》称带下为"漏白下赤""夫风邪入少阴,女子漏白下赤"。《针灸甲乙经》称带下为"沥",有"白沥""赤沥""赤白沥"之名。《诸病源候论·妇人杂病诸候》中说"带下有三门""带五色俱下候，带下病者，有劳伤血气，损伤冲脉，致令其血与秽液兼带而下也"，第一次明确提出"带下病"的名称及含义，从此以后带下病的概念也就沿用至今。

《诸病源候论·妇人杂病诸候》带下者，由劳伤过度，损动经血，致令体虚受风冷，风冷入于胞络，搏其血之所成也。冲脉、任脉为经络之海。任之为病，女子则带下。

《万氏妇人科·赤白带下》带下之病，妇女多有之。赤者属热。兼虚兼火治之；白者属湿，兼虚兼痰治之；年久不止者，以和脾胃为主，兼升提。大抵瘦人多火，肥人多痰。

《医学心悟·带下》带下之症，方书有青、黄、赤、白、黑，分属五脏，各立药方。其实不必拘泥，大抵此证不外脾虚有湿……夫带证似属寻常，若崩而不止，多致髓竭骨枯而成损。治此者，岂可忽视！

戴思龚认为"赤白带下皆因七情内伤，或下元虚冷"。在病因方面提出了湿、痰、风寒、七情、房室劳伤、五脏内损及体质因素等。在病因上，皆为湿致带下。在辨证分型上，皆有寒热之别。《金匮要略》首分湿热带下与寒湿带下。《傅青主女科》创五色带下，其中青带、黄带、黑带、赤带均属湿热带下，白带属湿盛火衰，或可属寒湿轻证，实质也不离寒热两大类。同时指出：带下俱是湿症，病机是"脾气之虚，肝气之郁，湿气之缓，热气之逼"。《傅青主女科·带下》还论及："妇人有终年累月下流白物，如涕如唾，不能禁止，甚则臭秽者，所谓白带也。夫白带乃湿盛而火衰，肝郁而气弱，则脾土受伤，脾伤则湿土之气下陷，是脾经不守，不能输为荣血而下白滑之物，由阴门直下，欲自禁而不可得也。"现代医家在治疗带下病的时候均认同傅氏所言，主张治湿为主。罗颂平从经络学说的走行和五脏相关理论出发，认为带下病与冲任督脉及肝、脾、肾三脏关系密切，治疗上应视湿邪轻重程度不同，以祛湿为先而不拘泥于祛湿，主张治病求本，同时强调带下病若是湿邪缠绵难愈，则很容易变生他疾。何若苹认为，湿热下注带下的产生是因为湿邪郁久化热，湿热胶著，黏腻不化，流注下焦，蕴滞成带。杨利侠等认为，无论是哪种颜色的带下，其发病原因均是来源于湿邪，而湿邪则分为内湿和外湿。赖慧红认为本病致病之因虽多，但总不离湿，故治带祛湿为首务。总结治带祛湿六法，即健脾祛湿、补肾祛湿、清肝祛湿、清热利湿、滋阴祛湿、解毒祛湿，需把握脾虚湿盛这个病机关键，健脾祛湿应为治带之首。国医大师孙光荣认为，湿、热、毒和脏腑失调与带下病的发生关系密切，但主要病因依旧离不开湿邪，也就是说，无论带下病夹寒、夹热、夹虚、夹瘀、或是虫毒侵蚀，其主要病因是湿邪，湿邪导致其他兼证的产生，故带下病的治则总以祛湿为主，若是寒湿则健脾、温肾祛湿，若是湿热则清热利湿止带。

第二节 带下过少

一、生理病理

白带过少是由卵巢功能失调或减退，性激素水平低下引起的，常见于流产较多、哺乳时间过长、长期精神创伤及各种慢性疾病，如慢性肝炎、慢性肾炎、糖尿病、甲状腺机能减退症等，进入更年期后由于卵巢逐渐萎缩，失去功能而使白带缺乏。若白带明显减少或缺乏，则会出现阴道干涩、灼热疼痛、性欲减退、性交不适或困难等症状，还可伴有头晕耳鸣、下肢酸软无力、烦躁不安、毛发稀疏等。长期白带过少，阴道防御功能减弱，容易感染而发生阴道炎。

二、诊断

（一）临床表现

1.症状

带下过少，甚至全无，阴道干涩、痒痛，甚至阴道萎缩，或伴有头昏腰酸，胸闷心烦，性功能减退，月经后期量少等。

2.体征

妇科检查可见阴道黏膜皱褶明显减少或消失，或阴道壁黏膜菲薄充血，分泌物极少，宫颈、宫体或有萎缩。

（二）相关检查

1. 妇科检查

阴道黏膜皱褶减少，阴道壁菲薄充血，分泌物极少，宫颈、宫体或有萎缩。

2. 辅助检查

（1）实验室检查

性激素测定，可见雌二醇（E2）明显降低，促卵泡生成素、促黄体生成素升高。

（2）B超检查

可见双侧卵巢缺如或卵巢体积变小，或子宫萎缩，子宫内膜菲薄。

（三）诊断标准

本病患者多有卵巢早衰、手术切除卵巢、盆腔放疗、盆腔炎症、反复流产、产后大出血或长期服用某些药物抑制卵巢功能等病史，应结合临床表现、实验室检查及其他检查进行诊断与鉴别诊断。

内分泌激素测定：本病患者可见 FSH、LH 增高，雌激素水平低下。

盆腔超声检查有助于观察子宫及卵巢情况。

CT 或磁共振显像（MRI）可用于盆腔及头部蝶鞍区的检查，以了解盆腔及中枢系统病变。

三、治疗

去除病因：局部应用雌激素。

全身治疗：原则上应选择雌激素的天然制剂。包括：①戊酸雌二醇：每日口服 0.5 ～ 2mg。②结合雌激素：每日口服 0.3 ～ 0.625mg。③ 17- 雌二醇经皮贴膜：3 ～ 4 日 1 贴。④尼尔雌醇：为合成长效雌三醇衍生物，2 周服 1 ～ 2mg，停止雌激素治疗时，一般主张缓慢减量或间歇用药，逐步停药。

病因治疗：及早诊断与治疗可导致卵巢功能下降的原发病。

四、裴正学教授诊疗经验

裴正学教授认为本病的主要病机是阴液不足，不能渗润阴道。古人认为白带属寒，由内分泌改变所致，白带兼痒属风，就要祛风止痒，傅青主留下来的完带汤治疗此病有效；黄带属热，必须清热，傅青主的易黄汤、朱丹溪的固经丸都是清热治带的有效方剂。中医认为妇科腹部的疼痛是血瘀所致，必须采用活血化瘀的方法治疗。气为血帅，血为气母，气滞则血瘀，因此，行气药和活血药要同时应用。西医治疗上述妇科炎症，以抗生素为主。为什么效果不如中医呢？因为西医忽略了活血化瘀。西医药理中没有活血化瘀的概念，要把低分子肝素、尿激酶等当做活血化瘀药是不恰当的，如果对盆腔炎使用这些药，非但无益，反而有害。中医就凭借一个活血化瘀，在妇科非手术疾病的治疗上可与西医疗效相持平，甚至超过。当然，西医在用抗菌素的同时，也用一些激素，如雌激素、黄体酮等，能够帮助解决一些问题，但归根结底，在治疗非器质性病变的炎性盆腔疾患时西医没有中医多样化的治法。中医除了活血化瘀法，还有调节冲任法。调节冲任实际上就是调节内分泌，主要用于冲任不调，也就是内分泌不调。中医活血化瘀和调节冲任两法，用于妇科非器质性的炎性病变可谓效如桴鼓。另外，中医还有扶正固本法。妇科疾患不只是感染，因为感染还可引起连锁反应，妇女月经周期，免疫功能处在低下状态，再加上盆腔原有的炎症，如果只用金银花、连翘、蒲公英、败酱草消除炎症，而没有党参、黄芪、当归等托里的药物使炎症外托，治疗效果是不理想的。所以说中医在治疗妇科非器质性病变中有三个法宝：一是活血化瘀；二是调节冲任；三是扶正固本。因为妇科疾患，前可影响膀胱，出现尿频、尿急；后可影响直肠，出现大便干结和泻痢，所以清热解毒、清热泻火、釜底抽薪为妇科常用治法。

肝肾亏损，先天禀赋不足，肝肾阴虚；或房劳多产，大病久病，耗伤精血；或年老体弱，肾精亏损；或七情内伤，肝肾阴血暗耗。肝肾亏损，血少精亏，阴液不充，任带失养，不能滋润阴道，发为带下过少。

血枯瘀阻，素体脾胃虚弱，化源不足；或堕胎多产，大病久病，暗耗阴血；或产后大出血；或经产感寒，余血内留，新血不生，均可致精亏血枯，瘀血内停，瘀阻冲任胞脉，精血不足，阴津不得渗润胞宫、阴道，可发为带下过少。

五、裴正学教授辨证论治

1.肝肾亏损证

证见：带下过少，甚至全无，阴部干涩灼痛，或伴阴痒，阴部萎缩，性交疼痛；头晕耳鸣，腰膝酸软，烘热汗出，烦热胸闷，夜寐不安，小便黄，大便干结。舌红少苔，脉细数或沉弦细。

治则：滋补肝肾，养精益血。

方药：左归丸加知母、肉苁蓉、紫河车、麦冬。

若为阴虚阳亢而见头痛甚者，加天麻、钩藤、石决明滋阴潜阳；心火偏盛者，加黄连、炒酸枣仁、青龙齿清心降火；皮肤瘙痒者，加蝉蜕、防风、白蒺藜；大便干结者，加生地黄、玄参、何首乌。

2. 血枯瘀阻证

证见：带下过少，甚至全无，阴中干涩，阴痒，面色无华，头晕眼花，心悸失眠，神疲乏力，或经行腹痛，经色紫暗，有血块，肌肤甲错，或下腹有包块。舌质暗，边有瘀点瘀斑，脉细涩。

治则：补血益精，活血化瘀。

方药：桃红四物汤合丹栀逍遥散、桂枝茯苓丸三方合方。

小腹疼痛明显者，加五灵脂、延胡索化瘀止痛；下腹有包块者，加三棱、莪术活血消癥；大便干结者，加火麻仁、何首乌润燥通便。

六、裴正学教授用方分析

裴正学教授认为带下过少者，虽有肝肾亏损、血枯瘀阻二证之分，但其根本原因是阴血不足，治疗应重在滋补肝肾之阴精，佐以养血化瘀等。治疗本病不可肆意攻伐、过用辛燥苦寒之品，以免耗津伤阴，犯虚虚之戒。

　　张景岳左归丸为治疗带下过少的首选方剂。张景岳在原方主治中说："凡精髓内亏，津液枯涸等证，俱速宜壮水之主，以培左肾之元阴，而精血自充矣，宜此方主之。"《医学举要》分析该方时说道："方用熟地之补肾为君；山药之补脾，山茱萸之补肝为臣；配以枸杞补精，川牛膝补血，菟丝子补肾中之气，鹿角胶、龟板胶补督任之元。虽曰左归，其实三阴并补，水火交济之方也。"鉴于带下过少多兼见其他证候，临证应用时宜随证加减。如虚甚证重，见有阴部萎缩，性交干涩困难者，可加紫河车、何首乌、石斛、玄参、麦冬等，以滋阴填精养任；肝肾阴虚，相火偏旺，阴道干涩灼痛、五心烦热者，可去鹿角胶加黄柏、知母、女贞子、旱莲草等，以滋阴清泄相火，或选用大补阴丸、知柏地黄丸、滋水清肝饮加减；君火偏盛，伴心悸怔忡，虚烦不眠者，可去鹿角胶加黄连、山栀子、炒枣仁、青龙齿等，以清心除烦安神，或选用天王补心丹加减；阴虚肝郁，伴经量减少，甚至闭经，精神抑郁，经前乳房胀痛者，可加柴胡、郁金或配合逍遥散，以滋阴疏肝；带下量少伴阴道瘙痒难忍者，可加蝉蜕、防风、白蒺藜、白藓皮等，以祛风止痒；伴大便干结者，加火麻仁、何首乌、生地黄、玄参等，以润肠通便。阴虚血涸，可致瘀血内停；瘀停血枯，任脉不通，督带失司，胞宫、阴道失其濡润，亦每致带下过少。此时治宜滋阴补血，活血化瘀，可选用小营煎加活血化瘀之品。小营煎："治血少阴虚，此性味平和之方也"。临证见有经行腹痛者，加益母草、桃仁；小腹痛甚者，加五灵脂、延胡索；

下腹有包块者，加三棱、莪术。值得注意的是：在选用活血化瘀之品时，应避免使用作用峻猛者，最宜选择活血通经而又能补血益肝肾者，如丹参、鸡血藤、牛膝、桃仁等。倘若化瘀太峻，用量太重，均有耗伤阴血之患。

带下过少，胞宫阴道失濡，虽主要责之于肝肾精血的亏损，但与脾肾阳气和督脉的温化、转输也密切相关。肾为先天之本，天癸之源，寓元阴元阳；督脉主阳气而通肾命，导精行于精室与胞宫，主性及生殖而维系男女孕育之功能；脾主运化，为后天之本，气血、津液生化之源。脾之健运，化生精微，须借助肾阳的温煦；肾之阴精亦有赖于脾所化生的水谷精微不断充养。因此，脾与肾在生理上相互资生，相互助进；在病理上亦常互相影响，互为因果。倘素体脾肾阳虚，或后天饮食不节，房劳多产，则损伤脾肾阳气。于此，督脉失其温化，水谷不能化为阴津，精血布施于胞宫、阴道，以致带下量少，阴道干涩。

对阳虚阴津不能化生之带少证，治宜温肾健脾，暖督输津，其组方常用补阳温督、健脾益气、补肾填精之品。其中补肾温督药物常用鹿角胶、紫河车、肉苁蓉、巴戟天、菟丝子、补骨脂、杜仲、续断、沙苑蒺藜、仙茅、淫羊藿等；健脾益气药多用党参、黄芪、白术、山药、莲肉等；补肾填精药多选熟地黄、龟板、山茱萸、枸杞、桑葚、怀牛膝、当归、女贞子、黄精等。由于带下过少的病理基础是阴精不足，且其肾阳虚多是在阴虚的基础上发展而来，故在选用温阳之品时，宜使用温润助阳的血肉有情之品，以助阳生阴长。慎用、少用或忌用大辛大热的药物，以免伤津耗液。具体方剂可选右归丸加减，若阴阳俱虚重者，可选二仙汤或龟鹿二仙胶加减。

七、病案举例

例：35岁，2014年6月初诊。

患者经行停闭间作3年，伴烘热汗出半年，曾行雌、孕激素周期治疗后月经可来潮数月，但病情反复。后因行2次人流术，术后月经又停闭不行，用激素方能来潮。近半年时有烘热汗出，心烦，腰酸，无带下，失眠多梦，二便调。舌红，苔薄，脉细弦。

患者初潮15岁，5/30d，量中等，无血块，轻度痛经，末次月经4月30日（补佳乐+黄体酮撤退）。28岁结婚，生育史1-0-2-1。既往身体健康，无特殊病史。2012年12月曾在外院查血FSH：167.19IU/mL。

【西医诊断】闭经、带下过少。

【中医辨证】证属肾阴偏虚，属于经后期。

【治则】从养血滋阴，宁心安神论治。

【方药】丹参10g，赤芍10g，白芍10g，山茱萸9g，钩藤10g（后下），莲子心5g，合欢皮10g，茯苓10g，川续断10g，菟丝子10g，怀牛膝10g，炙龟甲10g，广木香9g，太子参15g。

服药2周后诉烘热出汗已消，但阴道干涩，房事困难，舌偏红，苔腻，脉弦细。重用清心火、安心神之药。故以前方去丹参、赤芍、荆芥、广木香，加黄连3g，山药10g，茯神 10g。服用 2 个月后，诸症明显改善，可见锦丝样带下。

八、古今医家有关带下过少的论述

生理性带下属阴液，其量适中，无腥臭气。其作用主要在于濡润胞宫、阴道，并能防御外邪入侵。《沈氏女科辑要》引王孟英说："带下，女子生而即有，津津常润，本非病也。"

与阴液关系最为密切的脏腑是肾、肝、脾。《素问·逆调论》曰："肾者水脏，主津液。"肾藏精，主生殖，为天癸之源，气血之根，与胞宫相系，开窍于前后二阴。《景岳全书·妇人规》所言"盖白带……精之余也"，即指出生理性带下由肾精所化。肝藏血，主疏泄。血的化生有赖于肾中精气的气化，肾中精气的充盛，亦有赖于血液的滋养，所谓"精血互生""肝肾同源"。脾主运化，行津液，布精微，脾气健运，传输津液各走其道，其渗灌于前阴空窍，与精之余和合而为带下，正如《灵枢·五癃津液别》所言："五谷之津液，和合而为膏者，内渗入骨空，补益脑髓，而下流于阴股。"

《女科证治准绳·调经门》："带下久而枯涸者濡之。凡大补气血，皆所以濡之；如以四物汤为末，炼蜜丸梧子大，空心米饮下三四十丸，以疗年高妇人白带良验，皆润剂也"。

《中医临床妇科学》："带下过少病症，虽有肝肾阴虚、脾胃虚弱、血瘀内阻等，但主要是肝肾阴虚，由于精血亏少，津液不充，故致润泽阴道的液体减少。"因此，主要是纠正阴虚，提高阴精在经后期逐步滋长的水平，可参照"调理月经周期，经后初、中、末三期的施治"。

刘河间云："妇人童幼天癸未行之间皆属少阴，天癸既行皆以厥阴论治，天癸既竭乃属太阴经也。"有鉴于此，治疗带下过少，应该顺应肾气盛衰和天癸的至与竭，以及月经周期中肾阴阳转化、气血盈亏的变化规律来选方择药。如在经间期治疗时，应在滋阴养阴为主的基础上适量加菟丝子、补骨脂、肉苁蓉、淫羊藿等补阳药，以利阴转化为阳，促使正常排卵；在妊娠期治疗时，应重在滋阴补血，养任安胎，而温热动胎以及活血化瘀之品尤当谨慎使用；绝经前后及老年期妇女，肾气衰，天癸竭，真阴亏为自然现象，其带下过少，阴道干涩痒痛的治疗，重在补脾助运，欲使水谷化为精津以濡润胞宫阴道。

第四章 女性生殖系统炎症

女性生殖系统炎症是妇科常见疾病，包括外阴炎、前庭大腺炎、阴道炎、宫颈炎、盆腔炎性疾病等。炎症可以局限于生殖系统一个部位或多个部位同时受累；病情可轻可重，轻者常无症状，重者可引起败血症甚至感染性休克。引起炎症的病原体包括多种微生物如细菌、病毒、真菌及原虫等。女性生殖系统炎症不仅危害患者，还可以危害胎儿、新生儿，因此，对生殖系统炎症应积极防治。

第一节 阴道炎

一、生理病理

阴道炎是指阴道黏膜及黏膜下结缔组织的炎症，可表现为带下量、色、质的改变。临床常见的有滴虫阴道炎、外阴阴道假丝酵母菌病、萎缩性阴道炎及细菌性阴道病。各年龄阶段妇女均可发生阴道炎，为女性生殖器炎症中最常见的疾病。

二、诊断

（一）临床表现

1. 滴虫阴道炎

（1）症状

阴道分泌物增多，外阴瘙痒，或有灼热、疼痛、性交痛等。因滴虫能消耗氧，使阴道成为厌氧环境，而滴虫不具有氧酵解碳水化合物，故可产生腐臭气体，使阴道分泌物呈稀薄脓性、泡沫状、有臭味；若合并其他细菌感染则呈黄绿色。滴虫不仅寄生于阴道，还常侵入尿道或尿道旁腺，甚至膀胱，患者可有尿频、尿痛，甚至血尿。阴道毛滴虫能吞噬精子，并阻碍乳酸形成，影响精子在阴道内存活，可致不孕。

（2）体征

阴道黏膜充血，严重者可有散在出血点，甚至宫颈有出血斑点，形成"草莓样宫颈"。后穹窿有大量灰黄色、黄白色稀薄液体或黄绿色脓性分泌物，多呈泡沫状。

2. 外阴阴道假丝酵母菌病

（1）症状

外阴及阴道瘙痒难忍、疼痛，阴道分泌物增多，呈白色稠厚的凝乳状或豆渣样；外阴肿胀，伴有灼热感、尿痛、排尿困难、性交痛。

（2）体征

外阴红斑、水肿，常伴抓痕；小阴唇内侧及阴道黏膜附有白色块状物，擦除后见黏膜充血红肿。急性期还可见糜烂面及浅表溃疡。表皮剥脱严重者可导致小阴唇肿胀粘连。

3.细菌性阴道病

（1）症状

10% ~ 40% 的患者无临床症状，有症状者表现为阴道分泌物增多，有鱼腥臭味，性交后症状加重，可伴有轻度外阴瘙痒或烧灼感。

（2）体征

检查见阴道黏膜无红肿、充血等炎症反应，分泌物呈灰白色、均匀一致、稀薄、黏度低，容易从阴道壁拭去。

4.萎缩性阴道炎

（1）症状

阴道分泌物增多及外阴瘙痒、灼热感，分泌物稀薄，呈淡黄色，严重者呈脓血性白带，阴道黏膜萎缩，可伴有性交痛。

（2）体征

外阴、阴道黏膜潮红、充血，阴道黏膜萎缩性改变，上皮皱襞消失、萎缩、菲薄，呈老年性改变，阴道黏膜可见散在小出血点或点状出血斑，有时见浅表溃疡。阴道黏膜溃疡后可与对侧形成粘连，造成阴道狭窄，甚至闭锁，炎性分泌物引流不畅，可形成阴道积脓或宫腔积脓。

（二）相关检查

1.BV 检测，阴道分泌物检测

细菌培养检测，取阴道分泌物做涂片检查，可检测出阴道炎致病菌，如霉菌、滴虫菌等，通过检查可以为医生提供准确诊断依据，并对症治疗。

2. 白带常规检查

白带是由宫颈管、子宫内膜腺体分泌物和阴道黏膜渗出物等混合组成的，它的形成与雌激素有关，通过白带常规检查可以检查白带是否有异常情况。

3. 胺试验

如患者患细菌性阴道疾病，白带会有异味，这种鱼腥味是由存在于白带中的胺通过氢氧化钾碱化后挥发出来的，因此通过胺实验可以检测女性是否患有细菌性阴道炎。

4. 非淋菌性阴道炎

取宫颈黏液检测支原体、衣原体，可确诊是否患有由支原体、衣原体感染的非淋菌性阴道炎。如有性生活史，特别是性交痛、小腹坠胀者，持续用药反复发作、宫颈糜烂者，都需要检查。

5. 药物敏感试验

检测病原菌对哪种药物敏感，可以进行针对性用药，提高治疗效果。

6. 阴道镜检查

可清晰地观察阴道、宫颈等部位的有关病变，并准确选择可疑部位做活体检查，以有效预防宫颈癌发生。

（三）诊断标准

有不洁性交史、长期服用避孕药物及抗生素、为妊娠期妇女、有糖尿病病史或各种原因引起的雌激素水平不足的患者，结合临床表现及下列实验室检查，可对本病做出诊断与鉴别诊断。

滴虫阴道炎患者，阴道分泌物中可找到滴虫；外阴阴道假丝酵母菌病患者，阴道分泌物中可找到假丝酵母菌的芽孢或假菌丝，还可见少量白细胞；细菌性阴道病患者，阴道分泌物可找到线索细胞，胺臭味试验阳性无乳杆菌；萎缩性阴道炎患者，阴道分泌物可见大量基底层细胞及白细胞而无滴虫及假丝酵母菌，pH值升高，激素测定显示雌激素水平明显低下。

常见阴道炎的鉴别诊断见表4-1。

表4-1 常见阴道炎鉴别诊断要点

	滴虫阴道炎	外阴阴道假丝酵母菌病	细菌性阴道病	萎缩性阴道炎
症状	分泌物增多，轻度瘙痒	重度瘙痒，烧灼感	分泌物增多，无或轻度瘙痒	分泌物增多，阴痒，烧灼感
分泌物特点	稀薄，脓性，呈泡沫状	白色，豆腐渣样	白色，均质，腥臭味	稀薄，淡黄或脓血性
阴道黏膜	散在出血点	水肿，红斑	正常	充血，小出血点，浅表溃疡
阴道pH值	>5	<4.5	>4.5	增高，近中性
胺试验	可为阳性	阴性	阳性	阴性

三、治疗

阴道炎症可同时侵及尿道、尿道旁腺及前庭大腺，因此，治疗时需全身用药与局部用药相结合。又因其可通过性交传播，故性伴侣也应同时治疗。

（一）滴虫阴道炎

全身治疗 初次治疗可选择甲硝唑 2g，单次口服；或替硝唑 2g，单次口服；或甲硝唑 400mg，每日 2 次，连服 7d，服用后，部分患者可有食欲不振、恶心、呕吐等胃肠道反应，偶见头痛、皮疹、白细胞减少等不良反应，上述症状一旦发现应停药。甲硝唑治疗 24h、替硝唑治疗 72h 内应禁止饮酒；哺乳期患者用药后不宜哺乳。因滴虫阴道炎主要由性行为传播，故性伴侣应同时治疗。

（二）外阴阴道假丝酵母菌病

全身治疗 可选用口服药物氟康唑 150mg，顿服。

局部治疗 阴道用药：选用咪康唑栓剂，每晚 1 粒（200mg），连用 7d；制霉菌素栓剂，每晚 1 粒（10 万单位），连用 10 ~ 14d。

调节阴道酸碱度：用 2% ~ 3% 苏打液（碳酸氢钠）冲洗外阴及阴道，或坐浴，每日 1 次，10 次为一疗程。此法可改变阴道酸碱度，不利于假丝酵母菌生长。

注意去除病因，保持皮肤清洁、外阴干燥；用过的内裤、盆及毛巾均需用开水烫洗；及时停用广谱抗生素或激素；妊娠期患者应以局部治疗为主。

（三）细菌性阴道病

全身治疗 甲硝唑，每次 400mg，每日 2 次，口服，7d 为一疗程，连续应用 3 个疗程；或克林霉素 300mg，每日 2 次，连服 7d。

局部治疗 甲硝唑栓（200mg），每晚 1 次，连用 7d；2%

克林霉素软膏阴道涂抹，每次 5g，每晚 1 次，连用 7d。

妊娠期治疗　本病与不良妊娠结局（绒毛膜羊膜炎、胎膜早破、早产等）有关，且有合并上生殖道感染的可能，故妊娠期应选择口服用药。甲硝唑 200mg，每日 3 次，连用 7d；或克林霉素 300mg，每日 2 次，连用 7d。

（四）萎缩性阴道炎

全身治疗　提高阴道抵抗力、补充雌激素是治疗萎缩性阴道炎的主要方法。给予替勃龙 2.5mg，每日 1 次，也可选用其他雌孕激素制剂连续联合用药。

局部治疗　雌三醇软膏局部涂抹，每日 1 次，连用 14d；或可选用氯那多普罗雌烯阴道片，每日 1 次，连用 7 ~ 10d；抗生素如诺氟沙星 100mg，置于阴道深部，每日 1 次，7 ~ 10d 为一疗程；也可选用中成药保妇康栓阴道给药。对于阴道局部干涩明显者，可应用润滑剂。

四、裴正学教授诊疗经验

裴正学教授认为阴痒病因较复杂，接触性、过敏性、化学制品的刺激及全身慢性疾病等都可能引发本病。中医认为，肝肾阴虚、湿热下注和湿虫滋生是引发本病的常见原因。对于接触性、过敏性引发的阴痒，去除诱因是关键；而全身慢性疾病导致的阴痒，则以治疗原发病为主。中医治疗以止痒为主，实者宜清热利湿，杀虫止痒，虚者宜滋阴养血止痒；除内服药物外，辨证选用或结合阴道分泌物检查，配合相应的外治法，可提高临床疗效。

五、裴正学教授辨证论治

1. 肝经湿热证

证见：带下多，色白或黄，呈泡沫状或黄绿如脓，甚或杂有赤带，有臭味，外阴瘙痒。头晕目胀，心烦口苦，胸胁、少腹胀痛，尿黄便结。舌质红，苔黄，脉弦涩。

治则：清热利湿，杀虫止痒。

方药：龙胆泻肝汤加苦参、百部、蛇床子。

2. 湿虫滋生证

证见：阴部瘙痒，如虫行状，甚则奇痒难忍，灼热疼痛，带下量多，色黄呈泡沫状，或色白如豆渣状，臭秽，心烦少寐，胸闷呃逆，口苦咽干，小便黄赤。舌红，苔黄腻，脉滑数。

治则：清热利湿，解毒杀虫。

方药：萆薢渗湿汤加苦参、防风。

六、裴正学教授用方分析

阴痒是常见病症，发生于妇女者较多见，通常起源于外阴湿疹、外阴白斑、滴虫性阴道炎、霉菌性阴道炎、外阴皮肤瘙痒症、阴虱等；发生于男子者通常源于阴部湿疹及外阴瘙痒症，亦有源于阴虱者，但较女性为少。

裴正学教授治疗此病首在止痒，令其首先达到不痒或减轻瘙痒为主要目的，同时针对病源做些特殊处理。鉴于妇女之阴痒大体以滴虫、霉菌、湿疹三症为主，特别设计了三种外洗剂。①滴虫洗剂：蛇床子 30g，明矾 10g，补骨脂 30g，川楝子 30g，加水 4000ml，煎至 2500ml，坐浴 0.5h。②霉菌洗剂：茵陈 20g，大蒜 30g，明矾 10g，蛇床子 30g，加水 4000ml，煎至 2000ml，坐浴 0.5h。③湿疹洗剂：蛇床子 20g，苦参 30g，土茯苓 20g，地肤子 20g，明矾 20g，蒲黄 20g，共研末，过箩，加 75% 酒精 300ml，浸泡 7d，用上清液涂擦患部。

除了外洗剂外，对所有阴部痒证，无论何种原因引起，亦无论男女老少，均可服用下列方药。阴痒立效汤：土茯苓 30g，地肤子 12g，忍冬藤 15g，车前子 15g，苦参 15g，槟榔 10g，甘草 6g，当归 10g，白芍 10g，苍术 10g，黄柏 10g。水煎服，一日 1 剂。上述方药对阴痒有明显疗效，为了记忆方便，曾作口诀以资记忆，阴痒立消汤口诀：土地冬车苦，甘草四二槟。四者四物汤，二者二妙散。40 余年，用上述方法治阴痒每获良效。外阴白斑、阴虱患者之阴痒用上法仅有一定止痒作用，治疗当需做专科特殊处理。

七、病案举例

例：女，29 岁，1994 年 10 月 18 日初诊。

带下色偏黄且气秽，外阴瘙痒，大便干结，小便短赤，口苦黏腻，纳谷欠馨，舌淡苔薄边尖红，脉细弦数。妇检：左下腹压痛，固定不移，并有条索状增厚感。

【中医辨证】肝经湿热，瘀阻下焦。

【治则】清利湿热，疏肝化瘀。

【方药】蒲公英 30g，牡丹皮 12g，赤芍 12g，白芷 3g，蛇床子 9g，泽泻 9g，柴胡 4.5g，青皮 4.5g，陈皮 4.5g，生草梢

4.5g。7剂。

另：蛇床子30g，明矾10g，补骨脂30g，川楝子30g，加水4000ml，煎至2500ml，坐浴0.5h。二诊：11月1日。服上方后带下黄浊明显减少，外阴瘙痒亦除去大半。证治同上，守法再进。予龙胆泻肝汤治之。

八、古今医家有关阴道炎的论述

阴道炎归属于中医妇科学中"带下病""阴痒"之范畴。"带下"一词，最早见于《素问》，中医古籍有很多关于"带下"一词的记载，《素问·骨空论》曰："任脉为病，男子内结七疝，女子带下瘕聚。"《诸病源候论》："带下者，由劳伤过度损动经血，致令体虚受风冷，风冷入于胞络，搏其血之所成也，冲脉、任脉为经络之海，任之为病，女子则带下。""带下病"的名称在此首次出现，带下一词，有广义、狭义之分。《史记·扁鹊仓公列传》记载："扁鹊……过邯郸，闻贵妇人，即为带下医。"所谓带下医，即指女科医生。尤怡《金匮要略心典》云："带下者，带脉之下，古人列经脉为病，凡三十六种，皆谓之带下病，非今人所谓赤白带下也。"即指广义带下也。狭义带下可分为生理性带下和病理性带下，《沈氏女科辑要笺正·卷上》："带下，女子生而即有，津津常润，本非病也。"即为生理性带下。病理性带下即带下病，分为带下过多和带下过少，本研究所指的带下病为带下过多。阴痒始见于《肘后备急方》，该书"治卒阴肿痛颓卵方"篇云："阴痒汁出，嚼生大豆黄，涂之，亦疗尿灰疮。"

《金匮要略》将妇女杂病总称为"带下"，记载："妇人之病，因虚、积冷、结气，为诸经水断绝，至有历年，血寒积结，胞门寒伤……或有忧惨，悲伤多嗔，此皆带下，非有鬼神。"此条为妇女杂病的总纲，妇女杂病的病因不外乎因虚、积冷、结气三个方面。张景岳认为带下病主要是由肾虚、命门火衰，不能固摄所致，房劳在带下发病中有重要作用。金元四大家之一的李杲认为带下主要是因脾胃虚，邪气损伤脾胃，脾阳不振，运化失职，湿浊停聚，流注下焦，而致带下。其《兰室秘藏·妇人门》中："妇人脾胃虚损……皆由脾胃有亏，下陷于肾，与相火相合，湿热下迫，经漏不止，其色紫黑，如夏月腐肉之臭。"《傅青主女科·上卷》："夫带下俱是湿证。"认为带下病的发病原因离不开湿邪。《校注妇人大全良方·卷一》云："人有带脉，横于腰间，如束带之状，病生于此，故名为带。"本病的主要病因责之于"湿"或"湿热"，但导致"湿"或"湿热"的原因既有外部因素也有内部因素，其中外部因素有外阴不洁、虫蚀感染等，内部因素主要是机体脾虚湿盛或肝经湿热下注等，内外二因共同作用于任带二脉，伤及任带，任脉损伤、带脉失约是带下病的核心机制。其中脾虚运化失职，肾虚气化失常都可导致水湿停聚，下注冲任，损及任带，或感受湿热之邪，流注下焦，使任带约固无力而致带下病。此病缠绵，反复发作，不易速愈。阴痒主要由湿热下注，浸渍阴部，虫蚀阴中而发。综上，本病的主要病因责之于"湿"或"湿热"，亦有外阴不洁、虫蚀感染等外因，或脾虚湿盛、肝经湿热下注、肾虚等内因，内外二因共同作用于任带二脉，使任脉损伤，带脉失约，而致带下病，湿热浸渍于阴部，则阴部瘙痒。此外，阴痒是指妇人外阴及阴道瘙痒，中医妇科学将阴痒归属于前阴病的范畴，由于多条阳经及阴经"过阴器""结于阴器""聚于阴器"，故前阴与脏腑之间有着密切的联系，足厥阴肝之脉"入毛中，过阴器，抵少腹"；足少阳之正，"入毛际，合于厥阴"。《素问·厥论》曰："前阴者，宗筋之所聚。"足厥阴、足少阴之筋，皆"结于阴器"；足太阴、足阳明之筋，皆"聚于阴器"。冲脉与阳明合于宗筋；任脉出于会阴，过阴器，"以上毛际"；督脉"女子入系廷孔"。由此可见，与其有密切联系的脏腑主要有肾、肝、脾、胃等，脏腑的气血虚实都会对前阴病产生影响。所以阴痒的病因病机主要有虚、实两个方面，因肝肾阴虚、精血亏损、外阴失养而致阴痒者，属虚证；因肝经湿热下注，带下浸渍阴部，或湿热生虫，虫蚀阴中以致阴痒者，属实证。常由肝肾阴虚、肝经湿热和湿虫滋生所致。隋代医家巢元方认为阴痒主要是湿虫滋生，因素体脾虚湿盛，积久化热，湿热蕴积生虫，虫蚀阴中，轻微而致阴痒，重则产生疼痛；根据文献记载，张景岳认为阴痒是由湿虫滋生及下焦湿热所致，阴痒产生的必要条件是有湿虫滋生；根据《女科经论·杂证门》中对阴痒的记载，可以总结为阴痒是由肝血不足、精血亏少、冲任血虚、阴部肌肤失于濡养而发。故阴痒的致病因素离不开湿热之邪。《诸病源候论·妇人杂病诸候》："妇人阴痒是虫食所为。三虫、九虫在肠胃之间，因脏虚，虫动作，食于阴，其虫作势，微则痒，重者乃痛。"《女科经纶·杂证门》："妇人有阴痒生虫之证也，厥阴属风木之脏，木朽则蠹生，肝经血少，津液枯竭，致气血不能荣运，则壅郁生湿。湿生热，热生虫，理所必然。"《疡医大全·前阴部》："妇人阴户作痒，乃肝脾风湿流注，亦有肝火郁结而成。"

第二节　子宫颈炎

一、生理病理

子宫颈炎症是常见的女性下生殖道炎症。包括子宫颈阴道部炎症及子宫颈管黏膜炎症，因子宫颈阴道部鳞状上皮与阴道鳞状上皮相延续，故阴道炎症可引起子宫颈阴道部炎症。

（一）病因

1.病原体感染

病原体如淋病奈瑟菌及沙眼衣原体，主要感染子宫颈柱状上皮，可引起急性子宫颈炎。

2.机械性刺激或损伤

约半数以上已婚患者的子宫颈炎和性生活有一定关系；另外，分娩、流产、手术、不洁性交等可致子宫颈损伤并发感染而发病。

3.其他

使用高浓度酸性或碱性溶液冲洗阴道，或放置腐蚀性较强的药片、栓剂，以及邻近器官炎症蔓延至阴道、子宫颈亦可引起本病。

（二）病理

1. 急性子宫颈炎

表现为子宫颈红肿、子宫颈黏膜充血水肿，其脓性分泌物可经子宫颈外口流出。

2. 慢性子宫颈炎

（1）子宫颈息肉

为慢性炎症刺激致子宫颈管腺体和间质所形成的局部增生，向宫颈外口凸出，形成单个或多个带蒂的小肉芽样组织，质软脆，易出血。子宫颈息肉极少恶变，但应与子宫颈的恶性肿瘤相鉴别。光镜下见息肉表面被覆高柱状上皮，并可见间质水肿、丰富的血管及慢性炎性细胞浸润。

（2）子宫颈黏膜炎

病变局限于子宫颈管黏膜及黏膜下组织，可表现为子宫颈口充血、发红，子宫颈管覆盖黏液及脓性分泌物，且反复发作。

（3）子宫颈肥大

慢性炎症的长期刺激可导致腺体和间质增生，子宫颈充血水肿，可表现为子宫颈不同程度肥大、硬度增加，可为正常的 2 ~ 4 倍，表面多光滑或有糜烂。

二、诊断

（一）临床表现

1. 症状

（1）急性子宫颈炎。多无症状。有症状者主要表现为阴道分泌物增多，呈黏液脓性，可伴有外阴瘙痒及灼热感，或见月经间期出血、性交后出血等症状。若合并尿路感染，可出现尿频、尿急、尿痛之症。

（2）慢性子宫颈炎。亦多无症状。少数患者可见阴道分泌物增多，呈乳白色黏液状，有时呈淡黄色脓性，性交后出血，或月经间期出血，可伴腰骶部疼痛、下腹坠痛。

2. 妇科检查

（1）急性子宫颈炎

可见子宫颈充血、水肿、黏膜外翻，黏液脓性分泌物附着，甚至从子宫颈管流出，子宫颈管黏膜质脆，容易诱发出血。若为淋病奈瑟菌感染，则尿道旁腺、前庭大腺易受累，可见尿道口、阴道口黏膜充血、水肿及大量脓性分泌物覆着。

（2）慢性子宫颈炎

可见子宫颈呈糜烂样改变，或有黄色分泌物覆盖子宫颈口或从子宫颈口流出，也可表现为子宫颈肥大或子宫颈息肉。

3. 常见并发症

（1）月经不调

可出现月经先期、经间期出血、月经过多、经期延长。

（2）不孕

因黏稠的脓性白带不利于精子穿透，而炎症改变了阴道内的 pH 值，也不利于精子的存活，因而可造成不孕。

（3）盆腔炎性疾病

子宫颈炎严重时，感染可沿子宫颈管上行，造成子宫内膜炎及输卵管炎，甚者扩散造成盆腔结缔组织炎。

（4）子宫颈癌

子宫颈炎症经久不愈，长期刺激可诱发子宫颈癌。

（二）诊断标准

1.病史

常有分娩、流产、手术感染史，或经期不卫生、不洁性生活史，或子宫颈损伤，或化学物质刺激，或病原体感染及邻近器官炎症等病史。

2.临床表现

可见阴道分泌物增多，呈黏液脓性或乳白色黏液状，甚至有血性白带或性交后出血，或伴有外阴瘙痒或腰酸，下腹坠痛。

3.妇科检查

可见子宫颈充血、水肿、黏膜外翻，白带量多；于子宫颈管棉拭子标本上，肉眼见到脓性或黏液脓性分泌物；用棉拭子擦拭子宫颈管时，容易诱发子宫颈管内出血；子宫颈糜烂、肥大，或见息肉。

4.实验室及其他检查

（1）实验室检查

阴道分泌物检查白细胞增多即可做出子宫颈炎症的初步

诊断。子宫颈炎症诊断后，需进一步做淋病奈瑟菌及衣原体的检测、子宫颈刮片或 TCT 检查。

①细胞学检测：子宫颈管脓性分泌物涂片做革兰染色，本病患者中性粒细胞可 > 30/HP；阴道分泌物涂片白细胞可 > 10/HP。

②病原体检测：应做淋病奈瑟菌及衣原体的培养，以及分泌物检查有无细菌性阴道病、滴虫阴道炎及假丝酵母菌性阴道病。

（2）其他辅助检查

由于子宫颈炎是上生殖道感染征象之一，所以还应注意有无上生殖道感染。B 型超声、彩色超声多普勒、CT、MR 等检查可助详细了解子宫颈及盆腔情况。若 TCT 检查发现异常，则应进一步行阴道镜检查或活组织检查以明确诊断。

三、治疗

急性子宫颈炎主要针对病原体治疗，治疗应及时彻底，以免转为慢性；慢性子宫颈炎以局部治疗为主，根据病理特点采用不同的治疗方法。中医治疗多采用辨证与辨病相结合、整体与局部相结合的方法治疗，对慢性子宫颈炎多是内外同治。慢性子宫颈炎在治疗过程中，需定期行子宫颈细胞学检查。

四、裴正学教授诊疗经验

妇科器官前邻膀胱和尿道，后邻直肠和肛门。膀胱尿道、直肠和肛门都是人体的排泄器官，是污染器官，这样的解剖位置，再加上人类不可避免的性生活，增加了妇科病感染的机会。裴正学教授喻为"常在河边走哪有不湿鞋"，概括起来说一句话，妇科疾患都离不开炎症。

宫颈炎的分期有所不同，有人分为三期，有人分为四期，一期二期都是炎症，三期既有异形细胞的增生，四期就是宫颈癌了。

本病主要由于外感湿热毒邪，伤及任带；或脾肾不足，湿邪内生，伤及任带而引起带下量多。故任脉不固、带脉失约是其主要病机。主要根据带下的量、色、质、气味变化，结合全身证候、舌脉象和体质情况进行辨证。若带下量多、色白或淡黄、质稀如涕、无臭气，为脾虚湿盛；带下量多、色淡、质稀如水者，为肾阳虚损；带下量多、色黄或黄绿如脓、质稠、臭秽难闻者，为热毒蕴结；带下量多、色黄或赤白相兼、质稠、有臭味者，为湿热下注。

1. 热毒蕴结

摄生不慎，或妇科手术消毒不严，或经期、产后胞脉空虚，热毒乘虚直犯阴器、胞宫或因热甚化火成毒，或湿热遏久成毒，热毒损伤任带二脉可发本病。

2. 湿热下注

经行产后，胞脉空虚，如摄生不洁，或感染虫毒，或久居湿地，湿蕴化热，或肝经湿热下注，损伤任带二脉可发为本病。

3. 脾虚湿盛

平素饮食不节，或劳倦过度，思虑郁结伤脾，脾虚运化失职，水湿内停，湿邪下注，伤及任带二脉亦可致本病。

4. 肾阳虚损

素体肾阳不足，或年老肾衰，或久病及肾，或多产伤肾，命门火衰，气化失常，水湿下注，或因肾气不固，封藏失职，致任带失约可发本病。

五、裴正学教授辨证论治

裴正学教授治疗本病以祛湿止带为主。急性子宫颈炎治疗宜清热解毒、利湿止带；慢性子宫颈炎根据病情或健脾除湿，或温肾固涩以止带，内外同治。

1. 辨证论治

（1）热毒蕴结证

证见：带下量多，色黄或黄绿如脓，质稠，或夹血色，小腹胀痛，腰骶酸楚，小便黄赤，或有阴部灼痛、瘙痒。舌红苔黄，脉滑数。

治则：清热解毒，燥湿止带。

方药：止带方合五味消毒饮。

若小腹胀痛甚者，加红藤、败酱草、川楝子等清热解毒；外阴灼热疼痛者，加龙胆、通草清肝经湿热；带下秽臭者，加土茯苓、苦参以燥湿止带；带下夹血者，加生地黄、紫草、大蓟、小蓟、椿根、白皮等清热凉血止血。

（2）湿热下注证

证见：带下量多，色黄或呈脓性，质黏稠，有臭气，或带下色白质黏，呈豆渣样，外阴瘙痒，小腹作痛，口苦口腻，胸闷纳呆，小便短赤。舌红，苔黄腻，脉滑数。

治则：清热利湿，解毒杀虫。

方药：止带方。

肝经湿热明显者，龙胆泻肝汤；湿浊偏盛者，用萆薢渗湿汤。

（3）脾虚证

证见：带下量多，色白或淡黄，质稀薄，或如涕如唾，绵绵不断，无臭，面色㿠白或萎黄，四肢倦怠，胸胁不舒，纳少便溏，或四肢浮肿。舌淡胖苔白或腻，脉细缓。

治则：健脾益气，升阳除湿。

方药：完带汤。

若有腰酸等肾虚症状，加杜仲、续断、菟丝子以补肾；带多日久、滑脱不止者，加金樱子、芡实、海螵蛸、白果固涩止带；湿蕴化热者，用易黄汤健脾祛湿、清热止带。

（4）肾阳虚证

证见：带下量多，绵绵不断，质清稀如水，腰酸如折，畏寒肢冷，小腹冷感，面色晦暗，小便清长，或夜尿多，大便清薄。舌质淡，苔白润，脉沉迟。

治则：温肾培元，固涩止带。

方药：内补丸。

便溏者，去肉苁蓉，加补骨脂、肉豆蔻固肾涩肠；带下如崩者，加鹿角霜、莲子、白芷、金樱子固涩止带。

2. 中成药

裴氏妇炎颗粒口服，每次一包，每日2次。

3.外治法

蛇床子、川椒、明矾、苦参各15g，煎汤趁热先熏后坐浴，每日一次。

六、裴正学教授用方分析

炎症影响内分泌系统，多发生月经不调。治疗上西医以人造月经（APT），以雌性激素和孕激素代替生理激素，作用比较局限。中医采用活血化瘀、调节冲任的方法。古人给我们留下了非常好的方剂，月经提前辨证多属热，多有雌性激素偏高，其病因多为炎症刺激引起雌性激素分泌过多，治疗以丹栀逍遥散为主。月经延后辨证多属虚寒，多有雌性激素分泌不足，治疗以大温经汤为主。中医认为经前属热，经后属寒，月经先后不定期是雌性激素的分泌紊乱，或多或少，治疗上以活血化瘀为主，多选用桃红四物汤。陈修园谓大温经汤实为妇科金丹，"妇人年五十所，病下利数十日不止，暮即发热，少腹里急，腹满，手足烦热，唇口干燥者……当以温经汤主之。"《金匮要略·妇人杂病脉证并治》，其治疗更年期综合征疗效卓著。"妇人宿有癥病，经断未及三月，而得漏下不止，胎动在脐上者，此为癥痼害……所以血不止者，其癥不去故也，当下其癥，桂枝茯苓丸主之"。《金匮要略·妇人妊娠病》，说明桂枝茯苓丸可以统治盆腔积聚、肿块。这就包括了卵巢囊肿、子宫肌瘤、子宫和附件增生，因此桂枝茯苓丸成为治疗盆腔增生性疾病之首选方。

慢性炎症在局部引起了结缔组织的增生，弹力纤维和胶原纤维的增生，这是慢性炎症的必然结果，由此产生了输卵管的不通，产生了宫外孕（原因尚不明，但通常认为与炎症和内分泌相关），同时产生了子宫内膜异位症，反复发作就会形成囊肿，一部分炎症的包裹就形成了输卵管的积水，卵巢周围的积水，一部分就形成了卵巢囊肿，附件囊肿，子宫肌瘤，甚至于滋养层的改变，如葡萄胎、恶性的葡萄胎、子宫内膜癌，都和妇科的炎症有关。在慢性炎症的治疗上中医占了上风，因为西医忽略了一个问题，即所有的炎症基础是充血、水肿，然后才是炎性渗出。妇科病变有一个共同的基础，即盆腔瘀血，西医称为盆腔瘀血综合征，特点是腹痛，腰痛，白带增多，月经不调，加重以后就出现了三疼，坐着疼，走路疼，性生活疼，西医遇到了盆腔瘀血综合征办法不多，它没有瘀血的概念，它的肝素行不行？尿激酶行不行？链激酶行不行？蚓激酶行不行？抑制血小板凝聚的药物、抗凝药物、溶栓药物，不能当做活血化瘀用，中医用活血化瘀能够治疗盆腔瘀血综合征，少腹逐瘀汤、通窍活血汤、桂枝茯苓丸、桃红四物汤、血府逐瘀汤，都是为盆腔瘀血综合征而专设的。妇科炎症转入慢性时以增生为主，那是细菌引起的反应，此时单纯的抗菌治疗效果不显，西医没有活血化瘀的概念，中医的活血化瘀就是专门治疗盆腔瘀血综合征的，我们把妇女产生炎症的基础摧毁了，皮之不存，毛将焉附，不充血了，焉有渗出，这就是中医治疗慢性炎症疗效突出的原因。对于卵巢囊肿和子宫肌瘤西医的手术还是必要的，但是手术以后的后遗症还是需要活血化瘀，例如子宫肌瘤。术后引起的腹水、肠粘连都需要中西医结合的治疗。

七、病案举例

例：28岁。2009年10月1日初诊。药物流产后恶露不尽，小腹疼痛，B超示：宫内残留物，附件炎。在某院妇科刮宫，清除宫内残留胚胎，经抗感染对症治疗后，腹痛减轻，恶露减少。刻诊：腰腿痛，小腹坠胀，阴道流出褐色分泌物。舌质红，苔黄腻，脉细涩。

【西医诊断】急性宫颈炎，不全流产。

【中医辨证】产后恶露不尽。证属流产后感染邪毒，宫胞瘀滞。

【治则】活血化瘀，清热解毒。予血府逐瘀汤、桂枝茯苓丸合五味消毒饮加减。

【方药】桃仁10g，红花6g，当归10g，赤芍药10g，川芎10g，柴胡10g，甘草6g，生薏苡仁30g，桂枝10g，茯苓10g，牡丹皮6g，蒲公英15g，败酱草15g。每日1剂，水煎2次，取汁300ml，分早、晚2次服。服7剂。

2009年10月8日二诊，服药后恶露、腹痛减轻，秽物干净，腰痛，小腹坠胀，疲乏无力，初诊方去蒲公英，加炒杜仲10g、续断10g、党参10g、黄芪10g，服用20余剂，配合服用归脾丸，病情痊愈。

按：不全流产，宫内残留胚胎，恶露不尽，流出秽物，属湿热余邪未净，与血互结，瘀积胞中，致脏腑功能失调，气血不和，冲任受阻。急则治其标，妇科清宫祛瘀后抗感染治疗，辅以中药调理。方中桃仁、红花、当归、赤芍、川芎、生地黄活血化瘀，为君药；茯苓、甘草益气健脾，为臣药；蒲公英、败酱草、生薏苡仁、牡丹皮清热利湿，为佐药；桂枝补肾强腰，为使药。诸药合用，使经脉通畅，湿热得除，诸症治愈。

八、古今医家有关子宫颈炎的论述

中医学中无"宫颈炎"等病名，主要是根据该病的临床症状将其归纳至"带下"的范畴。《神农本草经》中有记载"女子带下赤白"，《金匮要略》中记载"胞络污浊与血相连带下，冷则多白，热则多赤，故名带下"。中医学认为该病的主要发病机制与肝脾肾功能失调有关，湿热蕴结，流注下焦，或由于外邪入侵所致，同时与血虚生风有关。

《万氏妇人科》中记载"白带者，时常流出清冷稠黏，此下元虚损证也"，其认为肾阳虚衰，无力温煦，任带失约，致带下量多。

程国彭在《医学心悟》中指出"脾气虚弱，则五味之实秀，生带而不生气血"，明确提出脾虚则不能运化水谷精微，不仅生化无源，且反聚水为湿，伤及任带而为带下过多。同是《傅青主女科》直言"带下俱是湿证"，并对带下病进行分型论治，供后世治疗提供参考。《景岳全书·妇人规》中有相关记载："妇人阴痒者，必有阴虫……多由湿热所化"。

《傅青主女科》中认为情志失调而湿热之气蕴结于带脉之中也可引起该病。因此临床治疗中主要是采取祛湿止痒的治疗原则。

近现代医家对宫颈炎有新的认识，对其致病的病因病机也有不同的看法。张颖通过临床观察发现，宫颈炎症状是由肝经湿热下注、下焦湿热蕴结所致，部分患者由于虫毒侵蚀致阴痒，湿热搏结气血，血行不畅，瘀阻冲任胞宫，引起下腹疼痛。谭同焕也认为湿邪为主要病机，无论肝经湿热或脾虚内湿蕴于下焦，损伤任带二脉，机体抵抗力低下，虫自内生，毒侵机体而病，且湿热易与气血互结成瘀，若病程日久缠绵，耗气伤血，更易致本虚标实之证。

第三节　盆腔炎

一、生理病理

（一）病因

1.产后、流产后感染

妇女产后或流产后，体质虚弱，如分娩致产道损伤，或流产造成裂伤，流血过多，或有胎盘、胎膜组织残留等，病原体易侵入子宫腔而引起感染。

2.子宫腔内手术操作后感染

如放置宫内节育器、刮宫术、输卵管通液术、子宫输卵管造影、宫腔镜检查等，由于无菌操作不严或术前选择不当，或生殖道原有慢性炎症经手术干扰，可引起感染并扩散。

3. 经期及产褥期卫生不良

经期及产褥期子宫内膜的剥脱面，其扩张的血窦及凝血块为细菌的良好滋生环境，加之抵抗力减弱，如不注意卫生，或经期行性生活等均可使病原体侵入子宫腔而引起炎症。

4. 下生殖道感染

如淋病奈瑟菌性子宫颈炎、衣原体性子宫颈炎及细菌性阴道病等下生殖道感染上行蔓延可引起盆腔炎。

5. 邻近器官炎症直接蔓延

如阑尾炎、腹膜炎、膀胱炎等。

6. 盆腔炎再次急性发作

PID 所致的盆腔广泛粘连、输卵管损伤、输卵管防御能力下降，容易造成再次感染，导致急性发作。

（二）病理

1. 急性子宫内膜炎及子宫肌炎

子宫内膜充血、水肿，有炎性渗出物，严重者内膜坏死、脱落形成溃疡。镜下见大量白细胞浸润，炎症向深部侵入可形成子宫肌炎。

2. 急性输卵管炎、输卵管积脓、输卵管卵巢脓肿

（1）炎症经子宫内膜向上蔓延

病原体首先侵入输卵管，可引起输卵管黏膜肿胀、间质水肿、充血及大量中性粒细胞浸润，导致输卵管炎、输卵管卵巢炎。若输卵管伞端粘连闭锁，则可形成输卵管脓肿；若脓肿与卵巢贯通则发展为输卵管卵巢脓肿，输卵管卵巢脓肿可为一侧或两侧，约半数是在可识别的急性盆腔炎性疾病初

次发病后形成，多位于子宫后方或子宫、阔韧带后叶及肠管间粘连处。淋病奈瑟菌、大肠埃希菌、类杆菌及普雷沃菌，除可直接引起输卵管上皮损伤外，其细胞壁脂多糖等内毒素亦可引起输卵管纤毛大量脱离，导致输卵管运输功能减退、丧失。因衣原体的热休克蛋白与输卵管热休克蛋白有相似性，故感染后引起的交叉免疫反应可损伤输卵管，导致输卵管黏膜结构及功能的严重破坏，并引起盆腔广泛粘连。

（2）病原菌通过子宫颈的淋巴管播散到宫旁结缔组织

首先侵及输卵管浆膜层，发生输卵管周围炎，然后累及肌层，而输卵管黏膜层可不受累或受累较轻。病变以输卵管间质炎为主，其管腔常可因肌壁增厚而受压变窄，但仍能保持通畅。轻者输卵管仅有轻度充血、肿胀、略增粗；重者输卵管明显增粗、弯曲，纤维素性脓性渗出物增多，可与周围组织粘连。

卵巢很少单独发炎，白膜是良好的防御屏障，卵巢常与发炎的输卵管伞端粘连而发生卵巢周围炎，称为输卵管卵巢炎，习称附件炎。

（3）急性盆腔结缔组织炎及盆腔腹膜炎

病原体沿淋巴扩散至子宫旁结缔组织可引起结缔组织充血、水肿及中性粒细胞浸润，则易发生盆腔结缔组织炎，且以宫旁结缔组织炎最常见。若炎症蔓延至盆腔腹膜时，可致急性盆腔腹膜炎或盆腔脓肿，脓肿如穿破排出或破入腹腔，可造成急性弥漫性腹膜炎。

（4）败血症及脓毒血症

当病原体毒性强、数量多、患者抵抗力降低时，可发展为败血症，若身体其他部位发现多处炎症病灶或脓肿者，应考虑有脓毒血症存在，但需经血培养证实。败血症及脓毒血症严重时可导致感染性休克而使患者死亡，多见于严重的产褥感染、感染性流产及播散性淋病者中。

二、诊断

（一）临床表现

1. 症状

下腹部疼痛或坠胀痛，痛连腰骶，常在劳累、性交后及月经前后加重。可伴有低热起伏，易疲劳，劳则复发，带下增多，月经不调，不孕等。

2. 体征

妇科检查：子宫常后倾后屈，压痛，活动受限或粘连固定；宫体一侧或两侧附件增厚，或触及呈条索状增粗的输卵管，或触及囊性肿块，压痛；宫骶韧带增粗、变硬、触痛。

（二）相关检查

1. 实验室检查

白细胞升高，以粒细胞为著；红细胞沉降率升高；血 C-反应蛋白升高。阴道分泌物生理盐水涂片见大量白细胞，后穹窿穿刺可吸出脓液。阴道和子宫颈管分泌物、后穹窿穿刺液，以及血液和盆腔感染部位分泌物培养可检测出病原体。

2.B 超检查

可有一侧或两侧附件液性包块。

3. 子宫输卵管造影检查

输卵管迂曲、阻塞或通而不畅。

4. 腹腔镜检查

盆腔粘连，输卵管积水、伞端闭锁。

（三）诊断标准

由于盆腔炎性疾病的临床表现差异较大，临床诊断准确性不高，故目前尚无既敏感又特异的诊断方法。2010 年美国疾病控制与预防中心推荐的盆腔炎性疾病的诊断标准，包括最低诊断标准、附加标准和特异标准，旨在提高对年轻女性腹痛或有异常阴道分泌物或不规则阴道流血者盆腔炎性疾病的认识，对可疑患者进一步评价，及时治疗，减少盆腔炎性疾病后遗症的发生。

最低诊断标准提示，在性活跃期的年轻女性或具有性传播疾病的高危人群中，若出现下腹疼痛，并排除其他引起下腹疼痛的原因，且妇科检查子宫颈举痛，或子宫体压痛，或附件区压痛，可立即给予经验性抗生素治疗。

附加标准可增加诊断的特异性。若见体温超过 38.3℃，宫颈或阴道有异常黏液脓性分泌物，阴道分泌物涂片可见大量白细胞，红细胞沉降率升高，血 C-反应蛋白升高，实验室证实的子宫颈淋病奈瑟菌或衣原体阳性，可明确诊断本病。但若子宫颈分泌物正常，且阴道分泌物镜下见不到白细胞，则盆腔炎性疾病的诊断需慎重，而应考虑其他引起腹痛的疾病。

特异检查可用于诊断盆腔炎性疾病。但除 B 型超声检查外，其他均为有创检查，且费用较高，故仅适用于一些有选择的病例。如子宫内膜活检组织学检查可用于证实子宫内膜炎；阴道超声或磁共振检查如显示输卵管增粗、输卵管积液、伴或不伴有盆腔积液、输卵管卵巢脓肿，或腹腔镜检查发现盆腔炎性疾病征象者可明确诊断盆腔炎性疾病。

三、治疗

（一）治疗思路

主要为抗生素治疗，必要时手术治疗。抗生素治疗可清除病原体，改善症状及体征，减少后遗症的发生，并配合中药辨证论治。

（二）一般治疗

卧床休息，取半卧位以利炎症及脓液局限于盆腔低位；给予充分营养，纠正水及电解质紊乱；体质虚弱者可多次少量输血；高热时应采用物理降温；避免不必要的妇科检查，以免使炎症扩散。

（三）西医治疗

1. 抗生素治疗原则

本病的抗生素治疗原则为经验性、广谱、及时及个体化选择应用。

2. 抗生素治疗方案

（1）非静脉给药方案

患者一般状况好，症状轻，能耐受口服抗生素，并有随访条件，可给予口服或肌肉注射抗生素治疗。

（2）静脉给药方案　患者一般情况差，病情严重，伴有发热、恶心、呕吐，或有盆腔腹膜炎；或输卵管卵巢脓肿，或门诊治疗无效，或不能耐受口服抗生素，或诊断不清，应住院给予静脉抗生素治疗。

3. 手术治疗

以下情况可考虑手术治疗。

（1）药物治疗无效

凡有输卵管卵巢脓肿或盆腔脓肿形成，经药物治疗48～72h体温持续不降，患者中毒症状加重或肿块增大者。输卵管积脓或输卵管卵巢脓肿持续存在经药物治疗病情有所好转，可继续控制炎症数日。2～3周后行手术切除。手术应及时，以免发生脓肿破裂。

（2）脓肿破裂

患者突然腹痛加剧，高热、寒战、恶心、呕吐、腹胀拒按，或有中毒性休克表现，均应怀疑有脓肿破裂，需立即剖腹探查，并根据患者年龄、病灶范围决定手术方式。

手术可根据情况选择经腹手术或腹腔镜手术。手术范围应根据病变范围、患者年龄、一般状况等全面考虑，原则上以切除病灶为主。

四、裴正学教授诊疗经验

裴正学教授认为盆腔炎性疾病后遗症主要是湿热毒邪残留于冲任、胞宫，与气血搏结，聚结成瘀。故以血瘀为关键，病情缠绵，证候虚实错杂。临证需结合全身症状及舌脉辨别寒热、虚实。一般而言，本病以实证或虚实夹杂证多见，纯虚证少见。盆腔炎症在急性发作的时候，会形成脓毒败血症，病人会出现神志不清、昏迷、高热寒战、血象升高、C-反应蛋白增加、降钙素原增加、血沉加快等症状。如《伤寒论》："太阳病不解，热结膀胱，其人如狂，血自下，下者愈。其外不解者，尚不可攻，当先解其外；外解已，但少腹急结者，乃可攻之，宜桃仁承气汤。"因此，桃仁承气汤釜底抽薪可用于治疗急性盆腔炎。那么，器质性的病变怎么办呢？比如说子宫肌瘤、卵巢囊肿、宫外孕、葡萄胎等，西医弄得很清楚，以手术治疗。中医虽然没有手术，但对这些疾病都有认识，《金匮要略》记载："妇人宿有癥病，经断未及三月，而得漏下不止，胎动在脐上者，为癥痼害。妊娠六月动者，前三月经水利时，胎也。下血者，后断三月，衃也。所以血不止者，其癥不去故也，当下其癥，桂枝茯苓丸主之。"妇人素有癥病是说妇人肚子里平常就有个疙瘩，癥就是癥瘕积聚，漏下不止就是阴道流血不止。子宫肌瘤、卵巢囊肿、子宫内膜的增厚、畸胎瘤、葡萄胎、卵巢癌等均可见此症。中医治疗这些疾病效果虽不及西医外科手术，但是小的子宫肌瘤、卵巢囊肿百分之七八十都能消掉。裴正学教授这几十年在临床上就用桂枝茯苓丸加味来治疗上述疾病，尤其是浆液性囊肿和黏液性囊肿疗效最佳，对于巧克力囊肿，肿块虽小，治疗却很不容易。女性生殖系统受膀胱、直肠、性生活等影响，最容易感染形成炎症，常见的有宫颈炎、附件炎、子宫内膜炎等。西医通过阴道镜、腹腔镜、宫腔镜、B超、CT、PET-CT等判断脏器的病变，通过组织活检、酶标、免疫、血凝、PCR等各种检验手段来判断病变的微观变化。因此，西医能把炎症看得很清楚。附件炎可形成输卵管积水、卵巢积水、卵巢囊肿。炎症向宫旁软组织扩散，可引起宫旁结缔组织炎症；炎症经子宫直肠窝、子宫膀胱窝的腹膜蔓延至宫颈，形成宫颈的水肿、糜烂、肥厚；最后蔓延到宫腔内，这就变成了盆腔炎。盆腔炎是以充血为基础的。因此，几乎所有的盆腔炎都合并有盆腔瘀血综合征。在盆腔瘀血综合征和盆腔炎的共同作用下容易形成输卵管闭塞，最后形成不孕症。盆腔瘀血综合征和盆腔炎还可引起内分泌的改变，形成月经不调、痛经、胎盘前置、胎膜早剥等。此外，子宫内膜异位症、宫外孕、卵巢囊肿等都和盆腔炎和盆腔瘀血症有一定关系，甚至滋养层的病变，如葡萄胎、恶性葡萄胎、绒毛膜上皮癌都与妇科炎症和瘀血相关。所以，妇科临床不能忽视炎症的存在。中医则通过脉象、舌色、问诊来认识此病，月经提前属热，用清热凉血的方法有效，月经推后、变少属寒，用温经散寒、调节冲任的方法有效。裴正学教授认为，月经提前多为炎症，月经推后多为雌性激素不足。提前属热，用丹栀逍遥散、桃红四物汤、桂枝茯苓丸；月经错后为寒，用大温经汤。经来腹痛是瘀血，要活血化瘀，常用金铃子散、失笑散，这些方子都能缓解疼痛，疼痛剧烈是子宫内膜异位症，必须加水蛭、汉三七。

本病多为产后、流产后、宫腔内手术后，或经期卫生保健不当，邪毒乘虚侵袭，稽留于冲任及胞宫脉络，与气血相搏结，邪正交争，而发热疼痛。邪毒炽盛则腐肉酿脓，甚至泛发为急性腹膜炎、感染性休克。

1. 热毒炽盛

经期、产后、流产后，手术损伤，胞脉空虚，气血不足，房事不节，邪毒内侵，客于胞宫，滞于冲任，化热酿毒，则致高热、腹痛不宁。

2. 湿热瘀结

经行产后，余血未净，湿热内侵，与余血相搏，阻滞冲任，瘀结不畅，瘀热互结，滞于少腹，伤及任带，则腹痛、带下日久，缠绵难愈。

治疗以活血化瘀，行气止痛为主，配合清热利湿、疏肝行气、散寒除湿、补肾健脾益气等治疗。

五、裴正学教授辨证论治

裴正学教授认为本病治疗以清热解毒为主，祛湿化瘀为辅。遵循"急则治其标，缓则治其本"的原则，高热阶段属实属热，故以清热解毒为主；热减或热退，则以祛湿化瘀、消癥散结为法；若邪盛正衰，正不胜邪，出现阳衰阴竭之症，则以急救为先，宜中西医结合积极救治。

1. 热毒炽盛证

证见：高热恶寒，甚或寒战，头痛，下腹疼痛拒按，口干口苦，精神不振，恶心纳少，大便秘结，小便黄赤，带下量多，色黄如脓，秽臭。舌质红，苔黄糙或黄腻，脉洪数或滑数。

治则：清热解毒，凉血化瘀。

方药：五味消毒饮（《医宗金鉴》）合大黄牡丹汤（《金匮要略》）。

若病在阳明，身热面赤，恶热汗出，口渴。脉洪数，可选白虎汤（《伤寒论》）加清热解毒之品。若热毒已入营血，高热神昏，烦躁谵语，下腹痛不减，斑疹隐隐。舌红绛，苔黄燥，脉弦细数，宜选清营汤（《温病条辨》）加减。

2. 湿热瘀结证

证见：下腹部疼痛拒按或胀满，热势起伏，寒热往来，带下量多、色黄、质稠、味臭秽，或经量增多、淋漓不止，大便溏或燥结，小便短赤。舌红有瘀点，苔黄厚，脉滑数。

治则：清热利湿，化瘀止痛。

方药：仙方活命饮（《校注妇人良方》）加薏苡仁、冬瓜仁。

若大便秘结者，加大黄、芒硝以通腑泄热；带下量多加黄柏、椿根皮清热利湿止带；腹胀者，加柴胡、枳实疏肝理气。

3. 气滞血瘀证

证见：下腹胀痛或刺痛，情志不畅则腹痛加重，经行量多有瘀块，瘀块排出则痛缓，胸胁、乳房胀痛，或伴带下量多，色黄质稠，或婚久不孕；舌紫暗或有瘀点，苔白或黄，脉弦涩。

治则：疏肝行气，化瘀止痛。

方药：膈下逐瘀汤。

若下腹有包块者，加三棱、莪术活血消癥；若烦躁易怒，口苦者，加栀子、夏枯草疏肝清热；带下量多，黄稠者，加黄柏、薏苡仁、土茯苓利湿止带。

4. 寒湿瘀滞证

证见:下腹冷痛或刺痛,腰骶冷痛,得温则减,带下量多,色白质稀;月经量少或月经错后,经色暗或夹血块,形寒肢冷,大便溏泄,或婚久不孕;舌质淡暗或有瘀点,苔白腻,脉沉迟或沉涩。

治则:祛寒除湿,化瘀止痛。

方药:少腹逐瘀汤(方见痛经)合桂枝茯苓丸。

若下腹冷痛较甚,加乌药、艾叶温经止痛;大便溏薄者,去当归,加炒白术、山药健脾利湿;带下量多、质稀者,加芡实、金樱子以化湿止带。

5. 气虚血瘀证

证见:小腹隐痛或坠痛,缠绵日久,或痛连腰骶,或有下腹癥块,带下量多,色白质稀;经期延长或量多,经血淡暗,伴精神萎靡,体倦乏力,食少纳呆;舌淡暗,或有瘀点,苔白,脉弦细或沉涩。

治则:益气健脾,化瘀止痛。

方药:理冲汤(《医学衷中参西录》)去天花粉、知母合失笑散。

理冲汤主治瘀血成癥瘕,气郁满闷,脾弱不能饮食等。方以生黄芪、党参、白术、生山药健脾益气;三棱、莪术破瘀散结止痛;生鸡内金健脾胃,消瘀结;加失笑散活血化瘀止痛。全方有益气健脾、化瘀止痛之功。

若下腹痛较甚,加延胡索、香附以行气止痛;湿盛者,加薏苡仁、萆薢以利湿;腹泻者,重用白术。

6.肾虚血瘀证

证见：下腹绵绵作痛或刺痛，痛连腰骶，遇劳累则加重，喜温喜按，头晕耳鸣，畏寒肢冷，或伴月经后期或量少，经血暗夹块，夜尿频多，或婚久不孕；舌暗淡，苔白，脉沉涩。

治则：温肾益气，化瘀止痛。

方药：温胞饮合失笑散。

若肾阳虚明显者，可选内补丸加减；腹痛较甚者，加延胡索、苏木活血化瘀止痛；夹湿者，加薏苡仁、苍术健脾燥湿。

六、裴正学教授用方分析

局部炎症以充血、水肿、渗出为主，症状表现为红、热、肿、痛，抗菌素治疗效果明显。在消炎方面中医比不上西医。自从 1929 年英国医生弗拉明发明了抗菌素也就是青霉素以后，氨基糖甙、大环类脂类、头孢类、喹诺酮类相继产生，琳琅满目的抗菌素，使得西医在抗炎方面远远地超过了中医，因此在妇科急性炎症不要忘记西医的抗菌素。此外对于严重的感染，单纯的西医治疗效果不佳。除了原来的耐甲氧西林金黄色葡萄球菌（MRAS）外，近来发现的三种耐药菌，即万古霉素耐药菌（VRE），广谱 B- 内酰胺酶耐药菌（ESB），还有碳青霉烯耐药菌（CRE），这些耐药菌逐渐增加。患者高烧不退，对各种抗菌素敏感性均不佳，中医用调节自主神经系统的方法，用麻黄桂枝合剂加青蒿鳖甲汤和人参白虎汤疗效突出。

炎症对自主神经功能的影响，临床表现为高烧不退，实验室检查示：血象、C- 反应蛋白、白介素 -6 的升高，降钙素原的升高，这时候单纯的抗菌素疗效不佳。炎症影响了妇女的自主神经系统和代谢系统，就产生了全身的症候，由于炎症引起的内分泌功能的紊乱以及全身自主神经功能的紊乱，西医除了激素也没有更好的办法。

炎症对免疫系统的影响，实验室检查表现为血沉的加快，严重的局部炎症会影响全身，产生多脏器功能损害（MOF），其实质是在体内的炎性综合征（SARS）和抗炎性综合征（CARS）互相对抗引起的瀑布效应，从而发生了各脏器功能的衰竭（MODS）和死亡。西医的治疗是"各打五十大板"，抗生素和激素并用。激素把免疫系统压制下去，最后细菌虽然被消灭，但人体的免疫功能也丧失殆尽，由此转入垂危。中医采用了调和的方法，用绥靖的方法，病人的抵抗力渐恢复。此外，手术引起的肠粘连，动力性的肠梗阻，西医用胃肠减压和灌肠的方法效果并不理想，中医采用活血化瘀、软坚散结、清热解毒诸法疗效明显。此时中西医结合疗效更为突出。

裴正学教授依此病机特点，自拟妇炎康方。组成：桂枝、茯苓、丹皮、桃仁、白芍、白鲜皮、生龙牡、乌贼骨、蒲公英、败酱草、马齿苋等，具有清热解毒、活血止痛、调经止带、杀虫止痒之功，既可祛邪，又可扶正。用于急慢性盆腔炎、子宫肌瘤、输卵管粘连、宫颈癌等妇科疾病。加减：痛经加延胡索10g、五灵脂10g、蒲黄10g；盆腔积液加茯苓10g、泽泻10g；不排卵加紫河车10g、鹿角胶10g、水蛭10g；月经提前加丹皮6g、山栀子10g；腰困加杜仲10g、川续断10g；腹胀纳差加枳壳10g、厚朴10g；月经过多，加阿胶10g、焦

艾叶 10g；月经过少加丹参 10g、鸡血藤 20g；怕冷加制附片
6g、鹿角霜 15g。盆腔粘连加三棱、莪术各 10g；不完全性肠
梗阻加枳实 10g、大黄 10g；外阴瘙痒加白藓皮 15g、地肤子
10g；白带多、豆腐渣样加艾叶 10g、茵陈 20g。带下色黄加黄
柏、车前子；若因输卵管阻塞不通畅，原方中加炮山甲 10g，
丹参 15g；子宫发育不良加山萸肉 10g、紫河车 10g；若因男
方精子数量低下或弱精，则进一步治疗男性疾患。

七、病案举例

例 1：26 岁。2012 年 12 月 30 日初诊。

患者右少腹痛伴腰痛 1 年余。曾因人流不全行清宫术，
其后发现"盆腔炎"，经常少腹痛、腰痛，时轻时重，经前
下腹胀，经期腹痛尤甚。末次月经 12 月 15 日，量中，色暗，
质稠，有血块。平时口干，睡眠不宁，带下黄稠，尿短赤、
涩痛，大便秘结。舌暗红，苔厚白，脉细弦。妇科检查：外阴、
阴道正常，宫颈光滑，子宫后倾，正常大小，质中，有压痛，
双侧附件增厚、压痛。

【西医诊断】慢性盆腔炎。

【中医辨证】湿浊蕴结，气滞血瘀。

【治则】以行气活血化湿为主。

【方药】丹参 20g，桃仁、乌药、郁金、山楂各 15g，藿香、
香附各 10g，鸡血藤、桑寄生各 30g，麦芽 45g。每日 1 剂。

二诊：1993 年 1 月 6 日。腹痛减轻，仍有腰痛，带下减
少。舌暗红，苔白，脉细弦。诸症好转，时近经前，仍守上方，

加益母草 25g。

三诊：2月3日。末次月经1月14日，痛经减轻，经后时有下腹痛，便秘。舌淡红，苔微黄，脉弦细。湿热未除，加生薏苡仁、冬瓜仁各 30g，去桑寄生、麦芽，以利湿通便。

例2：45岁，主诉：下腹部疼痛伴发烧2d。患者于1周前因药物流产后宫内残留物，行人工清宫术，术后2d出现左下腹部坠胀疼痛向腰骶部发散，发烧39℃，阴道流暗褐色分泌物，腹胀，服用消炎药和止血药症状减轻。舌质暗红，苔白腻，脉滑数。B超提示：左侧附件增粗，盆腔子宫直肠窝液性暗区，深约 35mm。

【西医诊断】慢性盆腔炎，附件炎。

【中医辨证】药流损伤下元，外感邪毒，瘀血内阻。

【治则】活血化瘀，清热解毒。

【方药】自拟妇炎康方加减。桂枝 10g，茯苓 10g，丹皮 6g，桃仁 10g，白芍 10g，红花 6g，生龙骨 15g，生牡蛎 15g，乌贼骨 15g，延胡索 10g，川楝子 20g，蒲公英 15g，败酱草 15g。水煎服，1剂/d，7剂。

二诊：服药后诸症减轻，乏力纳差，舌红苔白，脉弦滑，去蒲公英、败酱草，加党参 15g、黄芪 12g。经3个月调理治疗诸症痊愈，后随访半年未见异常。

八、古今医家有关盆腔炎的论述

现如今慢性盆腔炎在妇科疾病中较为常见，主要以下腹疼痛，伴有腰骶酸痛，经期及劳累后加重，白带量多为主要临床表现。但尚且在中医古典医籍中没有找到关于此种疾病的专属病名记录，更无专病论述章节。此病的描述多出现于"妇人腹痛""癥瘕病""带下病"等疾病范畴。现在公认的最早记录类似慢性盆腔炎的典籍是《素问》，书中提到肝脾肾为主要病变脏腑，《素问》中记载"脾传于肾，少腹热而痛，出白物……"《医林改错》在中医妇科学中颇为流传，为清代王清任所撰，书中记载"少腹积块疼痛……或少腹胀满……或经血见时……其色或紫、或黑、或块、或崩漏，兼少腹疼痛，或粉红兼白带"，并指出妇人腹痛血瘀型应服用少腹逐瘀汤。巢元方所撰的《诸病源候论》认为腹痛的病因病机是"小腹痛者，此言胞络之间，宿有风冷，搏于血气，停结小腹"，并指出"若经水未尽而合阴阳，即令妇人血脉挛急，小腹重急支满"，即经期性生活可致本病发生，与现代研究相符。《妇人大全良方》中提出本病可致不孕："妇人荣卫经络断绝不通……即令妇人血脉挛急，小腹重急、支满……则不复生子。""久病入络"的学术思想萌芽于《素问》，叶天士为此理论的倡导者。叶老认为"百日久恙，血络必伤""初病在经，久痛入络，以经主气，络主血""络主血，久病血瘀""初为气结在经，久则血伤入络"，世人称其"久病入络"，后成为中医体系中认识疾病发展过程的一个重要理论，承袭叶老的经验，历代医家多将"久病入络"辨证为血瘀证。络脉为气血运行的通道，久病使身体各机能受损，气血运行不畅而瘀阻络脉，久留在体内的瘀血不仅消耗人体的气血津液，且长时间的瘀阻不通则痛，导致了"久、瘀、痛"的病理特点，这与慢性盆腔炎的病情特点几乎吻合，现代学者通过研究"久病入络"患者与瘀血证及血液微循环障碍之间的相关性，得出结论：久病入络患者存在明显的血瘀证及微循环障碍。慢性盆腔炎具有病程长、缠绵难愈且易复发的特点，且患者因病变局部血流循环和微循环异常，慢性盆腔炎患者血液显示出明显的浓、黏、凝、滞的病理状态，明显属于中医血瘀证，也恰恰说明了慢性盆腔炎等络脉受损疾病难以治愈的原因。瘀阻络脉与慢性盆腔炎病程之长二者互为因果，相辅相成，恶性循环，是慢性盆腔炎病程缠绵的关键。因此，我们认为慢性盆腔炎与"久病入络"具有一定的相关性，在中医辨证施治中应选择以理气活血通络的治则治法进行治疗。

《诸病源候论·妇人杂病诸候》：若经血未尽而合阴阳，即令妇人血脉挛急，小腹重急支满，胸胁腰背相引，四肢酸痛，饮食不调，结牢。恶血不除，月水不时，或月前月后因生积聚，如怀胎状……瘕之聚，令人苦，四肢寒热，身重淋露，不欲食……腰背相引痛，月水不利，令人不产，小腹急，下阴中如刀刺，不得小便，时苦寒热，下赤黄汁，病苦如此，令人无子。

《济阴纲目·调经门》戴氏曰：经事来而腹痛者，经事不来而腹亦痛者，皆血之不调故也。欲调其血，先调其气。

第五章　多囊卵巢综合征

多囊卵巢综合征（PCOS）是一种以雄激素过高的临床或生化表现、稀发排卵或无排卵、卵巢多囊改变为特征的病变。好发于青春期及育龄期妇女。

一、病因病理

本病病因不明，可能由于遗传基因与环境因素等多种因素综合影响，使内分泌代谢功能紊乱，出现雄激素及雌酮过多，LH/FSH 比值增大、胰岛素过多的内分泌特征。

二、临床表现

1. 症状

（1）月经失调

多为月经稀发、经量过少、闭经，也可表现为异常子宫出血等。

（2）不孕

由于排卵障碍，生育期女性可致不孕。

（3）肥胖

40% ～ 60% 的多囊卵巢综合征患者出现肥胖，且多为中心型肥胖（腰围／臀围，0.8），体重指数 ≥ 25。

2. 体征

（1）体格检查

①多毛、痤疮：毛发呈现男性型倾向，如唇周、胸、下腹正中等；油脂性皮肤及痤疮常见。②黑棘皮病：在阴唇、颈背部、乳房下、腋下和腹股沟等处的皮肤出现灰褐色色素沉着，呈对称性分布，皮肤增厚，质地柔软。③其他男性化体征：少数患者出现秃发、肌肉发达、皮肤结节等。

（2）妇科检查

阴毛粗，浓黑，呈男性型分布，可扪及增大的卵巢。

三、诊断

1. 实验室及其他检查

①激素测定：血清 FSH 偏低，LH 升高，LH/FSH=2 ～ 3；血清睾酮、雄烯二酮水平增高，少数患者脱氢表雄酮（DHEA）及硫酸脱氢表雄酮（DHEAS）升高。尿 17- 酮类固醇正常或轻度增高，正常时提示雄激素来自卵巢，升高时提示肾上腺功能亢进；血雌二醇（E2）正常或稍增高，恒定于卵泡期水平，雌酮（E1）水平升高，E1/E2>1；部分患者血清催乳素（PRL）轻度升高；空腹胰岛素增高。②基础体温测定：多呈现单相型。③诊断性刮宫：经前数日或月经来潮 6h 内诊刮，子宫内膜呈不同程度的增殖改变，无分泌期变化。④B 型超声检查：

一侧或双侧卵巢体积增大，每侧卵巢内每个切面可见，几个直径为 2 ~ 9mm 小卵泡，呈车轮状排列；连续监测无主导卵泡发育及排卵迹象。⑤腹腔镜检查：卵巢增大，包膜增厚呈珍珠白色，表面光滑，有新生血管，包膜下有多个卵泡散在，无排卵征象；活检病理检查可确诊。

2. 诊断标准

PCOS 的诊断为排除性诊断，目前较多采用 2003 年的鹿特丹标准：①为稀发排卵或无排卵。②具有雄激素水平升高的临床表现和（或）高雄激素血症。③卵巢呈多囊性改变。上述 3 条中符合 2 条，并排除其他致雄激素水平升高的病因，如具有先天性肾上腺皮质增生、库欣综合征、分泌雄激素的肿瘤等，即可诊断为多囊卵巢综合征。

四、西医治疗

1. 药物治疗

（1）调整月经周期

①短效避孕药：首选有抗雄激素作用的避孕药，如复方醋酸环丙孕酮，也可用去氧孕烯炔雌醇片。在月经或撤药性出血的第 5 天开始服用，每日 1 片，连续服用 21d。可重复使用 3 ~ 6 个月。能有效治疗多毛和痤疮。

②孕激素：在月经周期后半周期口服地屈孕酮片 10mg，每日 2 次，共 10 日；或微粒化孕酮每日 200 ~ 300mg，连用 5 ~ 7d；或醋酸甲羟孕酮每日 10mg，连用 10d；或肌注黄体酮每日 20mg，连用 5 日。

（2）多发痤疮及高雄激素治疗

除短效避孕药外，首选复方醋酸环丙孕酮。痤疮治疗需用药3个月，多毛治疗需用药6个月。治疗多毛还可口服螺内酯，每日40～200mg，连用6～9个月；若出现月经不规则，可与短效避孕药合用。若过多的雄激素为肾上腺或肾上腺和卵巢混合来源，可每晚口服地塞米松0.25mg。

（3）胰岛素抵抗的治疗

不是首选药物。对于肥胖或胰岛素抵抗，生活方式调整并未得到改善者，可予以使用。常规用法是：每次口服二甲双胍500mg，每日2～3次，连用3～6个月。二甲双胍的副作用主要是胃肠道反应。肝肾功能异常者不宜应用此药。

（4）促排卵

对有生育要求者，一线促排卵药是氯米芬或其他类似的雌激素调节药物。连用3个周期后，未出现双相BBT者为氯米芬抵抗，可用二线促排卵治疗，如促性腺激素等。使用期间应严密观察，注意预防卵巢过度刺激综合征的发生。

2. 手术治疗

（1）腹腔镜下卵巢打孔术

适用于LH和游离睾酮升高，对促排卵药物治疗无效的患者。一般每侧卵巢打4个孔为宜。此法可提高排卵率及妊娠率。

（2）卵巢楔形切除术

将双侧卵巢楔形切除1/3，以降低雄激素水平，减轻多毛症状，提高妊娠率。

五、裴正学教授诊疗经验

中医把多囊卵巢综合征归为"月经后期""月经过少""闭经""不孕""崩漏"，中医认为此病的发生与肾虚、痰湿、瘀血有关，涉及肝、脾、肾三脏。

裴正学教授结合多年临床经验，对多囊卵巢综合征有较深的认识，根据多囊卵巢综合征患者的临床表现及特征，认为该病的病因病机为脾肾亏虚为本；痰湿、瘀血内阻为标，其发病机制与肝、脾、肾三脏功能失调密切相关，属本虚标实之证。肾、天癸、冲任、胞宫四者密切相连，相互影响，对月经的产生具有重要的影响，其中肾气健旺是保持肾－天癸－冲任－胞宫轴协调平衡的基本条件，若肾气不足，精不化血，冲任失养，血海空虚，可导致月经量少、错后、闭经。因此，肾虚乃是多囊卵巢综合征的首要病因病机。此外，随着社会发展和生活水平提高，人们饮食结构也逐渐发生改变，各种高热量快餐、零食、甜品、油炸食品成为饮食结构中的一部分，过食这些肥甘厚味则易生痰湿，痰湿困脾，日久脾气亏虚，脾失健运，水湿内聚，阻于胞宫脉络，影响月经及排卵受孕。同时，长时间过量摄入必然导致体脂过量囤积，尤其是腰腹部堆积，形成腹型肥胖。肝喜条达而恶抑郁，肝郁易化火，而女子本就善怀而多郁，易为情志所伤，正如朱丹溪曰："主闭藏者肾也，主疏泄者肝也；两脏皆有相火……心易为物所感而妄动。"肝郁化火，虚火易灼伤阴血，炼血成瘀，瘀血内阻，故而导致月经推迟、月经先期、月经淋漓不尽或发为闭经、不孕。由此可见，肝郁气滞，瘀血内阻，亦是多囊卵巢综合征又一重要病因病机。

裴正学教授认为，痰湿的产生多与脾胃功能不足有关，更与肾阳不足相关，肾中之元阴元阳为各脏之阴阳，肾阳充足得以温煦脾阳，脾气健运，水湿得以运化，若肾阴阳失衡，肾阳气不足，无以温煦脾阳，脾失健运，水液痰湿内聚，阻于胞宫胞脉，影响月经及排卵。肝主疏泄，协调脾胃气机升降，脾胃气机畅达，水谷精微充足经血化生有源，肝有血藏，肝所藏之血才能在疏泄作用下下注血海，月经来潮。若情志不畅，肝郁气滞，横逆犯脾，影响脾运，导致痰湿内生，阻于胞宫，影响月经，有碍排卵受孕。另外，肝所藏之血，一部分下注血海，形成月经，肝藏血充足，疏泄得当，冲任血海满盈，经血方可正常来潮。肝肾之阴相互滋养，共同组成月经，若肝肾阴虚，精亏血少，虚热内灼，相火妄动，灼伤阴血，则出现月经先期、月经量少乃至闭经。只有肝肾精血充盈，阴液充盛，相火得制，月经正常来潮。可见肝肾二脏相辅相成，相互影响。

裴正学教授认为多囊卵巢综合征是以脾肾亏虚为本兼有痰湿瘀血，故在治疗上应健脾补肾，燥湿化痰，活血化瘀，标本同治。以滋肾补肾为主，当根据肾虚证、脾虚痰湿证、气滞血瘀证、肝郁化火证的不同证型而分别采取补肾调经、健脾化痰除湿、行气活血、疏肝泻火等法。根据不同证型辨证论治。

六、裴正学教授辨证论治

1. 肾阴虚

证见:月经后期,量少,色淡质稀,渐至闭经,或月经延长,崩漏不止;婚久不孕,形体瘦小,面额痤疮,唇周细须显现,头晕耳鸣,腰膝酸软,手足心热,便秘溲黄;舌质红,少苔或无苔,脉细数。

治则:滋肾填精。

方药:左归丸加减。

熟地黄 12g,山药 10g,枸杞 10g,山茱萸 10g,川牛膝 15g,菟丝子 15g,鹿角胶 10g,麦冬 10g,牡丹皮 6g。

若胁肋胀痛者加柴胡、香附、白芍;若咽干、眩晕者,加玄参、牡蛎、夏枯草;若心烦、失眠者,加酸枣仁、柏子仁、夜交藤、合欢皮。

2. 肾阳虚

证见:月经后期,量少,色淡,质稀,渐至闭经,或月经周期紊乱,经量多或淋漓不尽;婚久不孕,形体较胖,腰痛时作,头晕耳鸣,面额痤疮,性毛浓密,小便清长,大便时溏;舌淡,苔白,脉沉弱。

治则:温肾助阳。

方药:右归丸加减。

肉桂 10g,附子 6g,山药 10g,枸杞 15g,熟地 12g,山萸肉 10g,杜仲 10g,当归 10g,菟丝子 15g,鹿角胶 10g,紫河车 10g。

若月经不至，痰湿重加半夏、陈皮、贝母、香附；兼见少腹刺痛不适，月经有血块加桃仁、红花；腰痛重，加杜仲、牛膝、桑寄生。

3. 脾虚痰湿证

证见：月经后期，量少色淡，或月经稀发，甚则闭经，形体肥胖，多毛；头晕胸闷，喉间多痰，肢倦神疲，脘腹胀闷；带下量多，婚久不孕；舌体胖大，色淡，苔厚腻，脉沉滑。

治则：化痰除湿，通络调经。

方药：苍附导痰丸加减。

苍术 6g，香附 6g，半夏 6g，茯苓 12g，陈皮 10g，甘草 6g，胆南星 10g，生姜 6g，枳壳 10g，神曲 10g，紫河车 10g。

血滞不行者，加川芎、当归；脾虚痰湿不化者，加白术、党参；胸膈满闷者，加郁金、薤白。

4. 气滞血瘀证

证见：月经后期量少或数月不行，经行有块，甚则经闭不孕；精神抑郁，烦躁易怒，胸胁胀满，乳房胀痛；舌质暗红或有瘀点、瘀斑，脉沉弦涩。

治则：疏肝理气，活血化瘀。

方药：桃红四物汤合逍遥散加减。

桃仁 10g，红花 6g，当归 10g，川芎 6g，白芍 10g，柴胡 10g，白术 10g，茯苓 12g，甘草 6g。

若经血不行者，可加牛膝、泽兰；若寒凝血瘀，见小腹凉，四肢不温者，酌加肉桂、巴戟天。

5.肝郁化火证

证见:月经稀少，甚则经闭不行，或月经紊乱，崩漏淋漓；毛发浓密，面部痤疮，经前胸胁、乳房胀痛，肢体肿胀，大便秘结，小便黄，带下量多，外阴时痒；舌红，苔黄厚，脉沉弦或弦数。

治则：疏肝理气，泻火调经。

方药：丹栀逍遥散加减。

柴胡 10g，白术 10g，茯苓 12g，甘草 6g，牡丹皮 6g，栀子 10g，大黄 6g，黄芩 10g。

若胸胁满痛者,加郁金、王不留行；月经不行者,加生山楂、牡丹皮、丹参；若肝经湿热而见月经不行，带下多，阴痒者，可选用龙胆泻肝汤。

七、裴正学教授用方分析

裴正学教授运用左右归丸治疗多囊卵巢综合征肾虚型，左归丸与右归丸均出自于《景岳全书》。张景岳根据《黄帝内经》阴阳互根、阴阳互济的理论，提出了善补阳者必于阴中求阳，则阳得阴助而生化无穷；善补阴者必于阳中求阴，则阴得阳升而泉源不竭。左归丸主治真阴肾水不足证。方中重用熟地黄滋肾填精，大补真阴，为君药；山药补脾益阴，滋肾固精；枸杞补肾益精，养肝明目；女贞子益肝补肾；旱莲草入肾补精；山茱萸养肝滋肾，涩精敛汗；龟、鹿二胶，为血肉有情之品，峻补精髓，龟甲胶偏于补阴，鹿角胶偏于补阳，在补阴之中配伍补阳药，取"阳中求阴"之义；菟丝子益肝肾、强腰膝、健筋骨，俱为佐药。两方合而用之，共奏滋肾益阴、止血调经之功。右归丸主治肾阳不足，命门火衰证。方中以附子、淫羊藿、鹿角胶为君药，温补肾阳，填精补髓；臣以熟地黄、枸杞、山茱萸、山药、补骨脂滋阴益肾，养肝补脾；佐以菟丝子补阳益阴，固精缩尿；杜仲补益肝肾，强筋壮骨；当归养血和血，助鹿角胶以补养精血。诸药配合，共奏温补肾阳、填精止遗之功。对于脾虚痰湿型，裴正学教授采用苍附导痰汤加减，苍附导痰汤出自《叶天士女科全书》："形肥痰盛经闭之女子无子。"其组成为：苍术、香附、半夏、茯苓、陈皮、胆南星、枳壳、甘草、生姜，其中苍术气味芳香，其性辛、苦、温，具有健脾燥湿、祛风散寒之功；香附味苦，疏泄以平肝气之横逆，主入肝经气分，芳香辛行，善散肝气之郁结，散解六郁，兼入血分，统通脉络，又为"血中气药"，前人称其为"女科要药"；陈皮辛苦性温，辛能行、能散，苦能燥、能泄，温能补、能通，理气健脾，燥湿化痰；胆南星"借胆以清胆气，星以豁结气"，其豁痰消脂风猛，半夏味辛性温而燥，辛而能守，为燥湿化痰要药，尤善治脏腑湿痰；茯苓味甘淡，甘能补，淡能渗，药性平和，健脾助运，淡渗利湿；既能祛邪，亦可扶正，茯苓一味乃为治痰主药，痰之本，水也，茯苓可以行水，痰之动，湿也，茯苓又可除湿；枳壳苦酸微寒，理气消胀，开胸宽肠，行痰散结；甘草补脾和中；生姜散寒调中化痰，并可解半夏、胆南星之毒。全方主用芳香泄浊，消痰通络，辅以辛散痰结，防其浊痰瘀滞内生，诸药相配，相得益彰。

八、病案举例

例1：32岁，已婚，2017-03-16初诊，已婚4年，未避孕不孕3年，月经2~3月一行，1年，经量逐渐减少。16岁月经初潮，4~5d/37~40d，平素情绪急躁，易疲倦，口干不苦，纳可眠佳，面部、背部痤疮严重，经前加重，体多毛。舌红，苔白腻，脉滑。检查：月经第三天查血激素示：FSH：7.72mIU/L，LH：21.86mIU/L，糖耐量检查偏高。超声示双侧卵巢增大成多囊样变。诊断为多囊卵巢综合征。

【中医辨证】痰湿互结。

【治则】化痰除湿，通络调经。

【方药】苍术6g，香附6g，半夏6g，茯苓12g，陈皮10g，甘草6g，胆南星10g，枳壳10g，神曲10g，紫河车10g，桃仁10g，红花6g，当归10g，川芎6g，白芍10g。14剂，水煎服，一日1剂。

二诊，服上方月经来潮，现月经周期27d，2017-04-24超声示右侧卵巢见1.6cm×1.2cm卵泡，面油，痤疮严重，睡眠可，舌红，苔黄腻，脉滑尺沉。嘱患者上方继续服用14剂，随诊，月经量逐渐增多，周期基本正常。

例2：28岁，初诊：2018年5月14日，主诉：月经周期延后半年余。现病史：1年来，两月来潮一次，量可，色黑，血块多，无腹痛，经来乳胀。外院检查提示多囊卵巢综合征。结婚2年未孕，其丈夫精液分析正常。平日四肢烦热，胸胁胀满，乳房胀痛；舌质暗红，脉沉涩。

【西医诊断】多囊卵巢综合征。

【中医辨证】气滞血瘀。

【治则】疏肝理气，活血化瘀。

【方药】桃红四物汤合逍遥散加减。

桃仁10g，红花6g，当归10g，川芎6g，白芍10g，柴胡10g，白术10g，茯苓12g，薄荷6g，甘草6g，益母草15g，紫河车10g，女贞子15g，旱莲草15g。

共14剂，水煎服，一日1剂，分2次服用。

二诊：2018年6月1日，服上方后胸胁胀满，乳房胀痛基本消失。四肢烦热，体重无变化。毛孔粗大。舌暗红，苔暗红。上方加牛膝10g，泽兰10g，嘱其继续服用20d。月经来潮，量少，开始色黑，血块不显，无腹痛，无胸胀。

患者连续治疗半年后月经基本规律，并且体重也轻微下降。

九、古今医家有关多囊卵巢综合征的论述

在祖国医学中并无"多囊卵巢综合征"的病名，根据临床表现将其划归为"月经后期""月经过少""闭经""不孕症""癥瘕"等范畴。《傅青主女科》云"经本于肾"，指出女子月经来潮与肾脏关系密切，经水的物质基础源自于肾，肾功能协调，肾精充沛，月事才能如期而至。《圣济总录》中提到，"妇人所以无子，由于冲任不足，肾气虚寒故也"，指出肾为封藏之本，肾所藏先天之精来自于父母，与生俱来，是生命之本源，肾精充沛才可孕子育胎。《妇人规》曰："经候不调，病皆在肾经。"《竹林女科证治》中提到"形肥饮食过多，而过期经行者，此湿痰壅滞，躯脂逼迫也"以及"形肥经少，此痰凝经隧也"。

《妇科切要》中亦言"其肥白妇人，经闭不通者，必是湿痰与脂膜壅塞之故也"。指出痰湿壅塞胞宫，冲任阻滞，而致月经稀发或闭经。朱丹溪首提痰湿不孕的观点，《丹溪心法》中言"若是肥盛妇人，禀受甚厚，恣于酒食之人，经水不调，不能成胎，谓之躯脂满溢，闭塞子宫"。《名室秘录》云："痰气盛者，必肥妇也……难以受精。"《医宗金鉴·妇科心法要诀》言"不孕之故伤任冲，痰饮脂膜病子宫"。均指出痰湿闭阻胞宫，致不能摄精成孕。《傅青主女科·调经》中认为"经水出诸肾"。提出肾阴为月经的重要物质基础。《医学正传》言："月经全借肾水施化，肾水既乏，经血日益干涸。"若肾水不足，冲任失于充养，可致月经后期或闭经。《东垣十书·兰室秘藏》云："肾水阴虚，不能镇守胞络相火，故血走而崩也。"提出肾阴不足，可致阴虚火旺，热盛动血，而致崩漏。《校注妇人良方》云："有肾虚精弱，不能孕育成胎者。"

近年来随着众多医家对研究的不断深入，对其病因病机也有了一定认识。现代中医学者根据各自的临床经验对其发病机制有不同的阐释，但大都认为此病的发生与肾、脾、肝三脏功能失调及痰湿、血瘀密切相关。李光荣认为本病肾虚、痰瘀互结是根本。肾虚既可生痰又可致瘀；另一方面，痰湿又能阻滞气机，导致气血运行不畅，日久成瘀，进而痰湿瘀血互结成积成瘕。肖承棕认为本病虚实夹杂，肾虚脾虚肝郁，冲任失荣，气血失调，经络不畅，日久痰湿积滞，血海蓄溢失常，最终影响肾主生殖的功能失常而致本病。侯丽辉根据诊治本病多年的临床经验提出了"痰瘀胞宫"新理论，认为肾虚脾弱、痰瘀互结是本病排卵障碍的重要病机。柴松岩认为本病的病因病机为肾虚血虚，痰湿瘀阻，为本虚标实。本虚是指肾虚血虚；标实是指痰湿积滞。褚玉霞认为本病的病因病机主要以脾肾阳虚为本，气滞湿阻、痰瘀互结为标。

第六章　不孕症

不孕症（infertility）是指妇女婚后未避孕、有正常性生活、夫妇同居1年而未孕；分为原发性和继发性两类。其中既往从未有过妊娠史，无避孕且从未妊娠者称为原发性不孕；既往有过妊娠史，而后无避孕连续1年未妊娠者称为继发性不孕。不育症可分为女性不育及男性不育两类。前者指女方有过妊娠，但未能生育，均以流产、早产、死胎或死产而结束；后者指由于男方因素造成女方不孕者。不孕症的发病率由于种族、地域及年龄的不同而存在差别，中国不孕症发病率为7%～10%。

一、病因病理

目前认为，不孕症病因有女方因素、男方因素或不明原因等。在不孕症中，女方因素占60%～70%，男方因素占10%～30%，不明原因占10%～20%。在女性不孕中，盆腔因素约占35%，排卵障碍占25%～35%。

二、临床表现

1.症状

因引起不孕的原因不同伴随症状亦有别。如排卵障碍者，常伴有月经紊乱、闭经等。生殖道器质性病变，如输卵管炎引起者，常伴有下腹痛、带下量增多等；子宫内膜异位症引起者，常伴有痛经、经量过多，或经期延长；宫腔粘连引起者常伴有周期性下腹痛，闭经；免疫性不孕症患者可无症状。

2.体征

因致病原因不同而体征各异。如输卵管炎症，妇科检查可见有附件增厚、压痛；子宫肌瘤，可伴有子宫增大；多囊卵巢综合征常伴有多毛、肥胖，或扪及增大卵巢等。

三、诊断

1.诊断要点

（1）病史

现病史包括不孕年限，盆腹腔病变和（或）手术史；近期心理、情绪、体重等改变史；月经史、婚姻及性生活情况、避孕情况、孕产史及有无并发症；既往有无生殖道感染病史、结核等特殊传染病史、自身免疫性疾病史、盆腹腔手术史，以及家族中有无出生缺陷及流产史。

（2）临床表现

原发或继发不孕可伴有与病因相关的症状。

（3）体格检查

检查体格发育及营养状况，身高、体重、BMI 及体脂分布特征，甲状腺及心脏；观察第二性征如毛发分布、乳房发育及乳晕色素是否正常，注意有无雄激素过多体征，如多毛、痤疮及黑棘皮病等。

（4）妇科检查

详细检查外阴发育、阴毛分布，阴道和子宫颈有无异常排液及分泌物；子宫体的位置、大小、形状、质地及活动度；附件有无增厚、压痛；子宫直肠陷凹处有无触痛、结节和包块；盆腔有无包块；盆腔和腹壁有无压痛、反跳痛。

（5）女性不孕特殊检查

基础体温测定：周期性连续的基础体温（BBT）测定可以大致反映排卵和黄体功能，但不能作为独立的诊断依据。

基础激素水平测定：一般在排卵异常和高育龄妇女中进行。包括在月经周期第 2 ～ 4d 测定的 FSH、LH、E2，可反映卵巢的储备功能和基础状态，促甲状腺素（TSH）反映甲状腺功能，催乳激素（PRL）是否存在高催乳素血症，雄激素（T）是否存在高雄激素血症等内分泌紊乱导致的排卵障碍。

B 型超声监测卵泡发育：推荐使用阴道超声，检查子宫大小、形态、肌层回声及内膜的厚度和分型；监测卵巢的体积、双侧卵巢内 2 ～ 10mm 直径的窦卵泡计数、优势卵泡的直径；卵巢内异常回声的大小及特征；是否有输卵管积水及异常盆腔积液征象。

输卵管通畅检查：①子宫输卵管碘油造影。在自然月经周期、短效避孕药使用周期或无排卵周期，阴道流血干净后3～7d进行，观察造影剂注入子宫和输卵管的动态变化以及造影剂的弥散情况。②子宫输卵管超声造影。通过向宫腔注液或注造影剂，观察超声下子宫腔的形态和占位及输卵管的通畅情况。

宫腔镜检查：了解宫腔及输卵管开口的情况，观察是否有宫腔粘连、息肉、黏膜下肌瘤等病变。联合腹腔镜时可分别在输卵管内口插管，注射染料，以判别输卵管的通畅度。

四、西医治疗

1. 全身治疗

掌握性知识，选择于排卵期性生活，可增加受孕机会；消除精神紧张和焦虑，矫正不良生活习惯，戒烟酒，增强体质，保持标准体重，有利于恢复生育能力。

2. 病因治疗

（1）输卵管因素不孕

对男方精液指标正常，女方卵巢功能良好、不孕年限不足3年的年轻夫妇，可试行期待疗法配合中药调理。对输卵管阻塞或粘连，可行腹腔镜下输卵管造口术、整形术、吻合术等。经治疗失败可接受辅助生殖技术助孕。

（2）卵巢肿瘤

有内分泌功能的卵巢肿瘤可影响排卵，应切除；性质不明的卵巢肿瘤应尽量于不孕症治疗前确诊，必要时行手术探查，根据快速病理诊断考虑是否进行保留生育能力的手术。

（3）子宫病变

子宫肌瘤、内膜息肉、宫腔粘连等如果影响宫腔环境，干扰受精卵着床和胚胎发育，可行宫腔镜下切除、分离手术。

（4）子宫内膜异位症

首诊应进行腹腔镜的诊断和治疗，对于复发性内异症、卵巢功能明显减退的患者应慎重手术。对中重度病例，术后可辅以孕激素或 GnRH-a 治疗 3 ～ 6 个周期。重症和复发者可考虑辅助生殖技术。

（5）生殖系统畸形及结核

生殖器官畸形，如宫颈子宫纵隔切开或分离术，子宫纵隔切除成形术，残角子宫切除术，阴道纵隔、斜膈切除成形术等；生殖系统结核活动期应进行抗结核治疗，用药期间应避孕。因盆腔结核多累及输卵管和子宫内膜，多数患者需借助辅助生殖技术妊娠。

（6）免疫性不孕

避免抗原刺激，应用免疫抑制剂。对抗磷脂综合征阳性者采用泼尼松 10mg，每日 3 次，阿司匹林每日 80mg，孕前和孕中期长期口服，以防止反复流产和死胎发生。

3. 诱发排卵

促排卵治疗是女方排卵障碍性不孕最常用的方法，根据不同病情可采取相应的促排卵治疗。

五、裴正学教授诊疗经验

裴正学教授认为男女双方在肾气盛、天癸至、任通冲盛的条件下，女子月事以时下，男子精气溢泻，两性相合，便可成胎。故《素问》云："女子七岁，肾气盛，齿更发长。二七，而天癸至，任脉通，太冲脉盛，月事以时下，故有子。"临床上多见心、肝、脾、肾与生殖功能关系密切。肾在不孕症病机中起到主导作用，肾为先天之本，主藏精气，是人体生长发育及生殖的根本。女子发育到一定时期后，肾气旺盛，肾中真阴——天癸由先天之微少，而逐渐化生、充实，才能促成胞宫有经、孕、产、育的生理功能；同时肾精为化血之源，直接为胞宫的行经、孕胎提供物质基础；卵子是生殖的基础，藏于肾，其发育成熟与肾精充盛密切相关，卵子的正常排出亦有赖于肾阳鼓动，肾气充盛是排卵的先决条件。月事来潮，标示着女性具有受孕的可能。如先天禀赋不足，或房事不节，纵欲过度伤肾，肾虚精亏，胚胎难结，难以成孕；或精亏血少，胞脉失养，不能摄精成孕；或肾阴不足，阴虚内热血枯，不能凝精成孕。亦可因肾阳不足，命门火衰，胞宫失于温煦而致宫寒不孕。肾气衰竭，则天癸竭，月经停闭，形坏而无子。血海的充盈对精卵的发育有着奠基的作用，血海的充盈不仅依靠脾的生化，还有赖于肝的藏摄作用；肾阴的滋长亦有赖于肝阴的滋养，肝阴亏虚，可致血海不充，影响精卵成熟。

裴正学教授认为排卵障碍不孕的病因以"肾虚"为主，同时又伴有肝郁、脾虚、痰湿、血虚、血瘀的不同。故治疗时多以补肾为主，同时配合疏肝、健脾、祛痰、化湿、补血、祛瘀等法。裴正学教授认为输卵管相当于古文献中的"胞络""两歧"，阻塞不通，必有有形之物如瘀血、痰湿等，胞络阻滞，无法摄精成孕。《景岳全书·妇人规》："瘀血留滞作症，惟妇人有之。其证或由经期，或由产后，凡内伤生冷，或外受风寒，或忿怒伤肝，气逆而血留，或忧思伤脾，气虚而血滞，或积劳积弱，气弱而不行，总由血动之时，余血未净，而一有所逆，则留滞日积而渐以成症矣。"可见气滞、寒凝、气虚等，都会影响血液运行，使血行不畅，致瘀血内停。瘀血具有"浓、黏、凝、聚"的特点，如瘀血阻于冲任、胞宫、胞络，则可致冲任气血不畅出现月经失调、经行腹痛等；如瘀血久不得去，稽留日久便可形成癥瘕积聚等。

　　裴正学教授认为在诊治不孕症的过程中，对男子的治疗也不容忽视。《素问》云："丈夫……，二八，肾气盛，天癸至，精气溢泻，阴阳和，故能有子。"是讲肾为先天之根、生育之源，男子二八，就有了生育的能力。若因各种原因导致肾脏虚损，破坏了肾之生理功能，即可招致不孕不育症。临床多见的影响生育的因素有肾精虚亏、精液枯竭、精虫畸形、无精、精冷，或有严重的阳痿、早泄、生殖器官炎症、畸形、抗精子抗体、中毒等疾病。从中医学角度看，造成不育症的病因病机固然尚有肝肾同源，"湿痰同质""肾主水"，水、湿、痰本为一体。所以临床所见，男子不育，十有八九为肾虚。

六、裴正学教授辨证论治

裴正学教授认为不孕症的辨证，主要依据月经的变化、带下病的轻重程度，其次依据全身症状及舌脉，进行综合分析，明确脏腑、气血、寒热、虚实，以指导治疗。治疗不孕症裴正学教授强调首先要重视调经，即所谓"调经种子"。根据月经初潮年龄的早迟、周期、经量、经色、经质辨别虚实。如初潮年龄较晚，潮后即现月经延后量少，多属先天肾气不足；经迟量少、小腹冷痛、畏寒肢冷多属肾虚宫寒；如因胎堕甚密或早婚多产致月经量少者，多属肾虚精亏；如因家庭不和或求子心切，情志不畅，抑郁不乐致月经时前时后，量或多或少，多属肝郁；肥胖痰多，月经延后乃至闭经，经血夹黏液，多属痰湿；少腹一侧胀痛，经少色黑块多，多属血瘀。因此治疗重点应温养肾气，调理气血，使经调病除，则胎孕可成。此外，还须情志舒畅，房事有节，以利于成孕。

裴正学教授认为由于不孕是多种疾病引起的后果，如生殖系统炎症、肿瘤、全身严重疾病、免疫因素等均可导致不孕，注意及时检查，辨病辨证结合治疗，可提高疗效。比如对于抗精子抗体阳性的患者，就应该在辨证用药的基础上注意告诉患者在治疗期间性生活时使用避孕套以免精子抗原对女方的进一步刺激。而对各种原因所致的输卵管不通的不孕症患者，在治疗时应以破瘀为主，考虑破瘀往往会伤及正气，也有导致早期流产的可能，故用破瘀药治疗 1 ~ 2 个月后应加用补益气血之药，同时有破血作用的虫类药如水蛭、地鳖虫等在考虑怀孕时不宜使用。

裴正学教授认为月经不正常是排卵异常的主要表现，故妇女不孕应该首重调经。不孕症必须辨病与辨证相结合，明确具体病因后有针对性治疗。裴正学教授强调中医辨证论治，做到病证结合，提高临床疗效。肾虚、肝郁、痰湿、血瘀及血虚等原因引起的脏腑功能失常，气血失调或冲任督带功能异常，均可使胞宫生理机能受损，造成难以摄精成孕。精神因素可以影响生殖功能，如心情紧张、思虑过度，或情绪忧郁，肝气不舒，均可以导致气血运行不畅而发为不孕，故对不孕患者以毓麟珠作为基本方加减调治外，还兼辅以心理上的开导是非常重要的。

1. 肾虚

证见：婚久不孕，月经不调，经量或多或少，头晕耳鸣，腰酸腿软，精神疲倦，小便清长，舌淡，苔薄，脉沉细。

治则：补肾益气，填精益髓。

方药：毓麟珠合五子衍宗丸加减。

菟丝子 15g，鹿角霜 10g，杜仲 10g，川椒 10g，人参 10g，白术 10g，茯苓 10g，当归 10g，白芍 10g，熟地黄 10g，川芎 10g，枸杞 15g，五味子 10g，覆盆子 15g，车前子 10g，甘草 6g。

2. 肝郁血瘀

证见：多年不孕，月经愆期，量多少不定，经前乳房胀痛，胸胁不舒，小腹胀痛，精神抑郁，或烦躁易怒，舌红，苔薄，脉弦。

治则：疏肝解郁理气。

方药：毓麟珠合逍遥散加减。

菟丝子 15g，鹿角霜 10g，杜仲 10g，川椒 10g，人参 10g，白术 10g，茯苓 10g，当归 10g，白芍 10g，熟地黄 10g，川芎 10g，柴胡 10g，甘草 6g。

配合通草、王不留行行水活血以通肝经之滞；皂刺、牛膝活血通经以行少腹之瘀。若肝气犯脾，肝郁脾虚者，兼见不思饮食，倦怠嗜卧等，治宜疏肝理脾，养血调经，方用开郁种玉汤（当归，白芍，白术，茯苓，天花粉，丹皮，香附）。

3. 痰湿阻滞

证见：婚久不孕，形体肥胖，经行延后，甚或闭经，带下量多，色白、质黏、无臭，头晕心悸，胸闷泛恶，面色㿠白，苔白腻，脉滑。

治则：燥湿化痰，理气调经。

方药：毓麟珠合启宫丸加减。

菟丝子 15g，鹿角霜 10g，杜仲 10g，川椒 10g，人参 10g，白术 10g，茯苓 10g，当归 10g，白芍 10g，熟地黄 10g，川芎 10g，苍术 10g，茯苓 10g，神曲 10g，半夏 10g，陈皮 10g，香附 10g，甘草 6g。

若痰湿内盛，胸闷气短者，酌加瓜蒌、胆南星、石菖蒲宽胸理气以化痰湿；经量过多者，去川芎，酌加黄芪、续断补气益肾以固冲任；心悸者，酌加远志以祛痰宁心；月经后期或闭经者，酌加鹿角胶、淫羊藿、巴戟天；若湿热下注明显，带下量多，色黄有臭味，或带有血丝，阴中瘙痒，口苦咽干，腰酸肢倦，小便黄赤，舌质红，苔薄黄，脉象滑数。常见于盆腔炎、滴虫性阴道炎、霉菌性阴道炎以及宫颈糜烂等所致不孕，治以清热解毒、利湿止带。方用：毓麟珠合止带汤加减。若肝经湿热下注明显者，证见带下量多，色黄或黄绿如脓，质黏稠或呈泡沫状，有臭气，伴阴部痒痛，头晕目眩，口苦咽干，烦躁易怒，便结尿赤，舌红，苔黄腻，脉弦滑而数。治宜泻肝清热除湿，方用龙胆泻肝汤加苦参、黄连。

4.血瘀阻滞

证见：多年不孕，月经后期，量少或多，色紫黑，有血块，经行不畅，甚或漏下不止，少腹疼痛拒按，经前痛剧，舌紫暗，或舌边有瘀点，脉弦涩。

治则：活血化瘀，温经通络。

方药：毓麟珠合少腹逐瘀汤加减。

菟丝子15g，鹿角霜10g，杜仲10g，川椒10g，人参10g，白术10g，茯苓10g，当归10g，赤芍10g，熟地黄10g，川芎10g，小茴香10g，干姜10g，肉桂10g，没药10g，蒲黄10g，五灵脂10g，延胡索10g，甘草6g。

若血瘀日久化热者，证见小腹灼痛，拒按，月经量多，色红，质黏有块，舌红，苔黄，脉滑数。治宜清热解毒，活血化瘀，方用血府逐瘀汤加红藤、败酱草、薏苡仁、金银花等。若兼血虚者，伴头晕眼花，心悸少寐，治宜养血活血，方用调经种玉汤（当归，川芎，熟地黄，香附，白芍，茯苓，陈皮，吴茱萸，丹皮，延胡索）。

七、裴正学教授用方分析

毓麟珠又名调经毓麟丸，由人参、白术、茯苓、白芍、当归、熟地黄、川芎、菟丝子、杜仲、鹿角霜、川椒组成，治妇人血气俱虚，经脉不调，不受孕者，惟毓麟珠随宜加减用之为最妙。方中八珍双补气血，温养冲任；菟丝子、杜仲温养肾气，调补冲任，鹿角霜、川椒温肾助阳。诸药合用，既能温补先天肾气以生精，又能培补后天脾胃以生血，使精血充足，冲任得养，胎孕可成。全方既养先天肾气以生髓，又补后天脾气以化血，并佐以调和血脉之品，使精充血足，冲任得养，胎孕乃成。若肾阳虚明显，证见婚久不孕，月经后期，量少色淡，甚则闭经，平时白带量多，腰痛如折，腹冷肢寒，性欲淡漠，小便频数或失禁，面色晦暗，舌淡，苔白滑，脉沉细而迟或沉迟无力。

治则：温肾助阳，化湿固精。

方药：毓麟珠合金匮肾气丸加减。方中菟丝子、鹿角霜、巴戟天、补骨脂补肾助阳强腰膝而益精髓；杜仲补肾而止腰痛；肉桂、附子温肾助阳以化阴；人参、白术健脾益气而除湿；山药、芡实补肾涩精而止带。全方共奏温肾助阳、填精助孕之效。若寒客胞中致宫寒不孕者，证见月经后期，小腹冷痛，畏寒肢冷，面色青白，脉沉紧，治宜温经散寒，方用艾附暖宫丸（艾叶、香附、当归、续断、吴茱萸、川芎、白芍、黄芪、生地黄、肉桂）。方中肉桂、吴茱萸、艾叶温经散寒而暖宫；香附理气行血，祛胞中之瘀滞；白芍、生地黄、当归、川芎养血和血以调经；黄芪、续断补气固肾而养冲任。全方可收温经散寒、暖宫调经之功，经调则胎孕可成。若肾阴虚明显，证见婚久不孕，月经错后，量少色淡，头晕耳鸣，腰酸腿软，眼花心悸，皮肤不润，面色萎黄，舌淡，苔少，脉沉细。

治则：滋肾养血，调补冲任。

方药：毓麟珠合六味地黄汤加减。方中菟丝子、鹿角霜、杜仲补肾强腰膝而益精髓，人参、白术、茯苓以补气，当归、白芍养血调经，川椒温督脉以扶阳，熟地黄、山萸肉滋肾阴而益精血。全方共奏滋肾养血调经之效，精血充足，冲任得滋，自能受孕。若血虚甚者，酌加鹿角胶、紫河车等血肉之品填精养血，大补奇经。若血虚伤阴，阴虚内热者，证见月经先期，量少，色红，腰酸腿软，手足心热，甚则潮热盗汗，口燥咽干，颧赤唇红，舌红而干，脉细数。治宜养阴清热，方用清血养阴汤。若兼有潮热者，酌加知母、青蒿、龟甲、炙鳖甲等以滋阴而清虚热。

八、病案举例

例1：33岁，职员。近3年未避孕也未受孕。该患者既往月经基本规律，半年来双侧小腹隐痛，坠痛不止，加重，白带量多，色白。平时手脚偏凉，得热痛减，伴有腰部酸痛、劳累及经前畏寒。时有便秘。3年前曾人工流产2次。配偶生殖功能正常。排卵试纸监测：排卵功能正常。当地医院B超查：右侧输卵管积水约4cm×3cm×2cm，左侧输卵管积水约5cm×6cm×5cm，当地医院建议手术，本人拒绝。经朋友介绍遂来裴正学教授处诊治。舌质暗，苔白，脉沉紧。

【中医诊断】继发性不孕症。

【中医辨证】寒凝血瘀。

【治则】温经散寒、活血化瘀。

【方药】温经汤加减。

三棱 15g，莪术 15g，丹皮 10g，肉桂 6g，延胡索 15g，乌药 10g，当归 20g，桃仁 10g，红花 10g，川芎 10g，白芍 15g，菟丝子 10g，鹿角霜 10g，杜仲 10g，川椒 10g，吴茱萸 10g，茯苓 12g。水煎服，一日 1 剂，30 剂。

二诊：（服药一个月后）腰痛、腹痛、手脚偏凉及便秘均较前减轻，B 超检查：右侧输卵管积水已消失，左侧输卵管呈索条状增厚，白带仍偏多。舌质暗，脉沉涩。处方：前方改为吴茱萸 20g，茯苓 20g，改当归为山药 20g，余同前方。

三诊：（又服药一个月后）腰痛，腹痛症状明显减轻，白带较前减少。便秘缓解。复查 B 超：双侧输卵管积水消失。舌淡，苔白，脉沉。处方：延胡索 10g，乌药 10g，丹皮 6g，肉桂 6g，当归 10g，赤芍 15g，刘寄奴 15g，吴茱萸 10g，大黄 3g，茯苓 10g，仙茅 15g，淫羊藿 10g。服药半个月后，输卵管造影检查：双侧输卵管通畅。次年 6 月剖宫产下一女婴。

例 2：31 岁。结婚 5 年未孕初诊。该患者结婚 5 年夫妻同居，未避孕而至今未孕。平素月经先后不定期，经量或多或少，色暗，有血块，无痛经，经前乳房胀痛，情绪烦躁，带下量少。月经周期 22 ~ 38d，经期 3 ~ 4d。曾行输卵管造影提示：输卵管通畅，夫妇抗精子抗体阴性，其丈夫行精液常规检查：

未见明显异常。查舌质淡暗，苔白，脉沉弱。行妇科检查未见明显异常。

【西医诊断】不孕症。

【中医辨证】肝气郁滞。

【治则】疏肝解郁。

【方药】柴胡疏肝散加味。

柴胡 15g，川芎 15g，枳壳 15g，陈皮 6g，香附 10g，白芍 10g，青皮 10g，郁金 15g，瓜蒌 15g，淫羊藿 15g，路路通 15g，王不留行 15g，菟丝子 10g，鹿角霜 10g，杜仲 10g，川椒 10g。水煎服，一日 1 剂，30 剂。

二诊：月经来潮，量中等，色暗红，血块减少，经前乳胀及烦躁症状消失，自觉手心烦热。查舌质淡暗，苔白，脉弦。方药：上方加桃仁 10g，红花 10g，牛膝 15g，女贞子 15g。水煎服，一日 1 剂，30 剂。

三诊：月经来潮后 3d，量增多，色红，无血块，经前无明显不适，现觉手心烦热，腰酸。查舌质红，苔白，脉沉弦。方药：上方加柴胡 15g。水煎服，一日 1 剂，30 剂。

四诊：月经周期基本正常，量中等，色红，经前无明显不适。查舌脉同前。因月经期、量、色、质基本调至正常，经期伴随症状缓解，予以方药：仙茅 15g，续断 10g，延胡索 10g，白芍 15g，香附 10g，砂仁 6g，路路通 15g，通草 15g，淫羊藿 15g，川楝子 20g，巴戟天 10g，菟丝子 10g，鹿角胶 10g，杜仲 10g，川椒 10g。水煎服，一日 1 剂。嘱患者于每次月经干净后服药 3 剂。

五诊：已停经 50d，自觉乳房稍胀。查舌质红，苔白，脉弦稍滑。行尿妊娠试验呈阳性。行超声检查示宫内可见妊娠囊，未见明显异常。诊断为早孕。嘱患者注意休息，禁房事。孕期顺利，次年顺产一男婴。

例 3：29 岁。结婚 3 年，夫妻同居，未避孕而至今未孕。平素月经先后不定期，经量少，色暗有血块，痛经（+），经前乳房、小腹胀痛。情绪抑郁，常有腰骶酸痛。查舌淡暗，苔薄黄，脉弦细尺弱。B 超检查示子宫及双侧附件未见异常。男方性功能及精液检查正常。

【西医诊断】不孕症。

【中医辨证】肾虚肝郁。

【治则】补肾疏肝，调理冲任。

【方药】膈下逐瘀汤加味。

当归 10g，白芍 10g，川芎 10g，桃仁 10g，红花 10g，牛膝 15g，莪术 15g，五灵脂 10g，香附 10g，郁金 10g，青皮 6g，延胡索 10g，仙茅 15g，菟丝子 10g，鹿角胶 10g，杜仲 10g，川椒 10g，柴胡 15g，枳壳 10g，川楝子 20g，鸡血藤 15g，淫羊藿 15g，续断 10g。水煎服，一日 1 剂。

服药 3 个月，月经周期规律，经量较前增多，血块减少，痛经、经前乳胀及腰骶酸痛症状较前有所缓解，情绪平稳。继续予以仙茅 15g，续断 10g，延胡索 10g，白芍 15g，香附 10g，砂仁 6g，路路通 15g，通草 6g，鳖甲 10g，柴胡 10g，淫羊藿 15g，菟丝子 10g，鹿角胶 10g，杜仲 10g，川椒 10g，巴戟天 10g。水煎服，一日 1 剂，30 剂。1 月后测尿 HCG 阳性,示早孕。经积极安胎治疗,于妊娠39+5周自然分娩一男婴,婴儿身体健康。

案例4:27岁,结婚4年未孕。平时月经周期错后,现月经6月未至。经妇科检查:继发性闭经。曾人工流产一次,药物流产2次,以后月经逐渐减少。平时白带少,腰酸乏力,舌质淡,苔薄白,脉沉细。

【西医诊断】闭经;卵巢早衰;继发性不孕症。

【中医辨证】冲任亏虚,气血虚弱。

【治则】补气养血,调补冲任。

【方药】毓麟珠加味。

当归10g,芍药10g,熟地黄10g,川芎10g,党参15g,白术10g,茯苓10g,甘草6g,杜仲10g,菟丝子10g,鹿角胶10g,川椒6g,香附10g,益母草15g,紫河车10g(冲服)。水煎服,一日1剂。

二诊:上方连服30d,月经来临,量偏少,少腹痛,精神稍好,证属宫寒血瘀,冲任不足。上方加桂枝10g,干姜6g,吴茱萸6g,阿胶10g,麦冬10g。水煎服,一日1剂。

三诊:服药30剂后,月经已正常,量适中。嘱其经前服用毓麟珠,经后服用温经汤。连续服用2月,月经正常。半年后怀孕,顺产一男婴,身体健康。

案例5:30岁,结婚3年未孕。初诊。形体消瘦,左小腹阵痛,1月来一日数发,痛则需按压缓解,伴有白带增多,色黄,平素月经量多,色暗有块,经行时腹痛、腰痛,形寒肢冷,舌质淡红,少苔,脉细弦。曾在某医院妇科检查,B

超提示：左侧附件增厚明显。

【西医诊断】原发性不孕症。

【中医辨证】寒凝血瘀。

【治则】温经散寒，活血化瘀。

【方药】少腹逐瘀汤加减。

桃仁 10g，红花 6g，当归 10g，生地黄 12g，白芍 10g，川芎 10g，蒲黄 10g，五灵脂 10g，延胡索 10g，制乳、没药各 10g，小茴香 6g，干姜 6g，香附 10g，益母草 15g，乌药 10g，败酱草 15g，蒲公英 15g，生龙牡各 15g，乌贼骨 15g，甘草 6g。水煎服，一日 1 剂。

服药 7 剂后月经来潮，色暗有块，腹痛，腰痛减轻，继以养血活血为法，处方：当归 10g，白芍 15g，熟地黄 12g，川芎 10g，党参 10g，白术 10g，茯苓 12g，杜仲 10g，菟丝子 10g，川椒 6g，鹿角胶 10g（烊化），桂枝 10g，桃仁 10g，丹皮 6g，甘草 6g。水煎服，一日 1 剂。坚持服用中药 2 月余，月经未潮半月，查 HGB 阳性，提示早孕，后顺产一女婴。

九、古今医家有关不孕症的论述

中医对于不孕的认识已有两千多年的历史，在《素问·骨空论》中正式提出了不孕的病名："督脉者，起于少腹以下骨中央，女子入系廷孔，其孔，溺孔之端也……此生病，从少腹上冲心而痛，不得前后，为冲疝，其女子不孕、癃、痔、遗溺、嗌干。"此文不仅正式提出不孕的病名，而且论述了督脉为病导致不孕的病机。《素问》中亦有"无子"病名，认为肾气衰，天癸竭，地道不通，则形坏而无子。《备急千金要方》中称不孕为"断绪""全不产""不孕绝产"等。历代中医医籍中多设有"求嗣门""种子门""嗣育门"对不孕症单独加以论述。《傅青主女科》载："妇人有下身冰冷，非火不暖……夫寒冰之地，不能长草木，重阴之渊不长鱼龙，今胞宫即寒，何能受孕？……盖胞胎居于心肾之间，上系于心而下系于肾，胞胎之寒凉，乃心肾二火之衰微也。"先天禀赋素弱，或因后天房事不节，性生活过度，耗伤肾中精气，肾精肾气亏虚，肾中阴阳失衡均可导致不孕。《丹溪心法》载："若是肥盛妇人，禀受甚厚，恣于酒食之人，经水不调，不能成胎，谓之躯脂满溢，闭塞子宫。"《诸病源候论》也载："血结于子脏，阴阳之气不能施化，所以无子也。"《张氏医通》载："湿盛则气滞，气滞则精虽至而不能冲透子宫，故尔不能成孕。"湿邪阻络必生气滞，气滞则胞络不通，难以受孕。

各种外邪侵袭必然伤及正气，或阻其气，或乱其血，《丹溪心法》谓："求子之道，莫如调经。"《女科证治准绳·求子论》载："医之上工，因人无子，语男则主于精，语女则主于血，着论立方，男以补肾为要，女以调经为先，而又参之以补气行气之说，察其脉络，究其盈亏，审而治之。"此言不但说女以调经为先，更道出"男精女血"的理论。《类证治裁》中也有"经不准，必不受孕"的记载。以上论述均说明古代医家治疗不孕症时多参考患者月经情况，以调经为先。《素问·上古天真论》云："肾者主水，受五脏六腑之精而藏之，故五脏盛，乃能泻……今五脏皆衰，以至筋骨懈惰，则天癸尽矣，故发白身重，行步倾斜，而无子也。"《诸病源候论》："妇人无子者，其事有三也。一者坟墓不祀，二者夫妇年命相克，三者夫病妇疹，皆使无子。"说明古代医家早就认识到男方问题是导致不孕症的重要因素。

王东梅指出不孕的病机不是单一的，但肾的功能失调是占首位的，且"五脏所伤，穷必及肾"。先天禀赋不足，或后天失于所养，或邪气损伤造成肾的功能失常，致使肾阴阳失衡，天癸的产生与分泌失调，冲任失固失养，种子成孕功能则发生异常。王少玲认为肾藏精，精化气，肾精所化之气为肾气，肾中精气的盛衰主宰着人体的生长、发育和生殖，且肾气在肾-天癸-冲任-胞宫生殖轴中起主导作用，肾气的盛衰决定着天癸的至与竭，从而也决定着月经的潮至与有子无子。肾虚则肾轴功能失调，月经紊乱，排卵障碍而不孕。夏桂成认为排卵障碍性不孕最大原因在于肾阴不足，癸水不充，不能滋养肾精（卵），则精（卵）发育受阻。王琪认为肾阳虚是排卵障碍的根本原因，肾阳虚既不能鼓舞肾阴的生化和滋长，更使排卵缺乏原动力，故表现为不孕。现代医家多认为肝郁是本病的另一大病因。王云铭等认为排卵障碍性不孕虽以肾虚为本，但久不孕育，患者通常心理负担较重，念子心切，久而兼有肝郁脾虚，治疗时不但善用疏肝调气之柴胡、香附等药，而且重视对患者的心理疏导，事半功倍。施凌佳认为肝郁则气机不利，自然影响子宫冲任的气血活动，不仅不能排卵，亦将影响月经周期中的阴阳消长转化，从而使月经失常，甚至闭经。女子以肝为先天，肝藏血，精血互生，肝血足自能充养肾精，而且肝又主疏泄，调畅气机，不但气血运行有赖肝气的条达，生殖之精的施泄有度亦需要肝的调节，肝肾二脏联系甚密，肾为生殖之根，肝为之枢纽，二者共同协调人体生殖功能，使天癸施泄有时。

第七章　子宫肌瘤、卵巢囊肿

子宫肌瘤是女性生殖器官常见的良性肿瘤，由平滑肌及结缔组织组成，常见于 30 ~ 50 岁妇女，20 岁以下少见。30 岁以上妇女约 20% 有子宫肌瘤。因肌瘤多无或很少有症状，临床统计发病率远低于真实发病率。

一、病因病理

1. 病因

确切病因尚不清楚。根据肌瘤好发于生育年龄及青春期少见、绝经后萎缩或消失的特点，提示其发生可能与性激素相关。

（1）雌激素及其受体

研究证实，肌瘤组织中雌二醇转化为雌酮效应与正常肌组织相比明显降低，且雌激素受体数目高于周边肌组织，故认为肌瘤组织局部对雌激素的高敏感性，是肌瘤发生的重要因素之一。

（2）孕激素及其受体肌瘤组织中存在孕激素受体

孕激素有促进肌瘤有丝分裂活动，刺激肌瘤生长的作用。

（3）细胞遗传学

25%～50%子宫肌瘤存在细胞遗传学异常，包括染色体12号和14号易位、7号染色体部分缺失等，导致子宫肌瘤中促生长的细胞因子如TGF-P、EGF及IGF-1，2等增多。

2.西医病理

（1）体检

实质性球形包块，表面光滑，质地较子宫肌硬，压迫周围肌壁纤维形成假包膜；肌瘤与假包膜间有一层疏松网状间隙，极易剥出；切面呈灰白色，可见漩涡状或编织状结构。

（2）镜检

主要由梭形平滑肌细胞和不等量纤维结缔组织构成。肌细胞大小一致，排列成漩涡状或棚状，具有杆状核。

（3）肌瘤变性

指肌瘤失去原有的典型结构。常见变性有：①玻璃样变：又称透明变性，最常见。肌瘤剖面旋涡状结构消失，代之以均匀透明样物质。镜下见病变区肌细胞消失，为均匀透明无结构区。②囊性变：肌瘤玻璃样变后，进一步液化形成囊腔，称囊性变。囊内含清澈无色液体，或为胶冻状。镜下囊腔壁由玻璃样变的肌瘤组织构成，内壁无上皮衬托。③红色样变：多见于妊娠期或产褥期，为一种特殊类型的坏死，肌瘤体积迅速增大，发生血管破裂，出血弥散于组织内；肌瘤剖面呈暗红色，如半熟的烤牛肉，质软，漩涡状结构消失。镜下细胞质为淡红色，细胞核消失，有溶血现象。④肉瘤样变：肌瘤恶变为肉瘤仅0.4%～0.8%；多见于年龄较大的妇女。肌瘤在短期内迅速增大或伴不规则阴道流血，应考虑有肉瘤变可能，绝经后妇女肌瘤增大，应警惕恶变。肿瘤切面为灰黄色，质软，如生鱼肉，无包膜，镜下瘤细胞可呈梭形。⑤钙化：多见于蒂部狭小、血供不足的浆膜下肌瘤及绝经后妇女的肌瘤；常在脂肪变之后分解成甘油三酯，再与钙盐结合成碳酸钙石，形成营养不良性钙化。

二、临床表现

1. 症状

多无症状，仅在体检时偶被发现。症状与肌瘤大小、数目关系不大，而与肌瘤部位、有无变性相关。

（1）月经异常

多表现为经量增多、经期延长，少数表现为不规则阴道流血或血样脓性排液。

（2）下腹包块

子宫体的壁间肌瘤与浆膜下肌瘤，逐渐增大凸向腹腔，当肌瘤增大至1～3个月妊娠大小时，于腹部可触及。巨大的黏膜下肌瘤可脱出于阴道外。

（3）压迫症状

子宫体下段前壁或宫颈肌瘤压迫膀胱可发生尿频、尿急、排尿困难、尿潴留。子宫后壁特别是子宫体下段肌瘤可压迫直肠引起便秘等。

（4）白带增多

肌壁间肌瘤可有白带增多，黏膜下肌瘤更为明显，当其感染坏死时可产生多量脓血性排液，伴有臭味。

（5）其他

下腹坠胀，腰背酸痛，可伴不孕、继发性贫血等。浆膜下肌瘤蒂扭转时可出现急腹痛。肌瘤红色变性时，腹痛剧烈且伴发热。

2. 体征

子宫增大超过3个月妊娠大小或出现较大宫底部浆膜下肌瘤时，可在耻骨联合上方或下腹部正中扪及包块，实性，无压痛；若为多发性子宫肌瘤则肿块外形呈不规则状。妇科检查示子宫增大，表面可扪及不规则单个或多个结节凸起，或触及单个球形肿块与子宫相连（浆膜下肌瘤），质硬；或宫颈口扩张，可见红色、实质、光滑包块位于宫颈管内，或脱出于宫口，位于阴道内（黏膜下肌瘤）；伴感染时可有坏死、出血及脓性分泌物覆着。

三、诊断

1. 诊断要点

（1）病史及临床表现。根据病史及体征，诊断一般无困难。

（2）体格检查。当子宫大于3个月妊娠时可在下腹部扪及实质性不规则肿块。

（3）妇科检查。依据肌瘤的大小、位置、数目及有无变性而做出诊断。

（4）实验室及其他检查

①超声检查。为目前最为常用的辅助诊断方法。它可显

示子宫大小、形状，肌瘤数目、部位及肌瘤内部是否均匀或液化、囊变等。

②宫腔镜检查。在宫腔镜下可直接观察宫腔形态，有助于黏膜下肌瘤的诊断。

③腹腔镜检查。当肌瘤需与卵巢肿瘤或其他盆腔肿块鉴别时，可行腹腔镜检查，直接观察子宫大小、形态、肿瘤生长部位并初步判断其性质。

④磁共振检查。MRI 在肌瘤大小、数目和位置的判断上有明显优势。

四、西医治疗

1. 随访观察

无症状肌瘤可不治疗，尤其是近绝经期患者。每 3 ~ 6 个月随访一次，若出现症状可再进行治疗。

2. 药物治疗

适用于症状轻，近绝经年龄或全身情况不适宜手术者。

（1）月经量多的治疗

①对于仅有月经量多的患者，可在月经量多时口服氨甲环酸，一般每日 1000 ~ 2000mg，分 2 ~ 4 次口服，不能与口服避孕药合用。②左炔诺孕酮宫内节育器能有效降低月经出血量并提供避孕。

（2）压迫症状的治疗

①促性腺激素释放激素激动剂。亮丙瑞林每次 3.75mg，或戈舍瑞林每次 3.6mg。用药超过 6 个月可引起绝经综合征、

骨质疏松症等，故应避免长期用药。②米非司酮每日 12.5mg，口服，可作为术前或提前绝经使用，但不宜长期使用。

3. 手术治疗

（1）适应证

月经过量致继发贫血，药物治疗无效，有蒂肌瘤扭转引起的急性腹痛，子宫肌瘤体积大或引起膀胱、直肠等压迫症状；能确定不孕或反复流产的唯一病因是肌瘤；疑有肉瘤变。

（2）手术方式

手术可经腹、经阴道或宫腔镜及腹腔镜下进行。①肌瘤切除术：适用于希望保留生育功能的患者，可经腹或腹腔镜下切除肌瘤。黏膜下肌瘤可经阴道或宫腔镜下切除。术后有50% 复发，约 1/3 患者需再次手术。②子宫切除术：不需保留生育功能，或疑有恶变者，可行子宫次全切除或子宫全切术。术前应行宫颈细胞学检查，排除宫颈恶性病变。处于围绝经期的子宫肌瘤患者应注意除外子宫内膜癌。

4. 其他治法

（1）子宫动脉栓塞术

通过阻塞子宫动脉及其分支，减少瘤体的血流，从而延缓肌瘤的生长，缓解症状。但该法有可能引起卵巢功能减退并增加潜在的妊娠并发症的风险，故有生育要求的妇女不建议应用。

（2）宫腔镜子宫内膜切除术

适用于月经量多、没有生育要求，但希望保留子宫或不能接受子宫切除术的患者。

五、裴正学教授诊治经验

裴正学教授认为子宫肌瘤根据其临床症状和体征属于中医"癥瘕"的范畴。癥与瘕，按其病变性质有所不同。癥指腹内结块坚硬，固定不移，推揉不散，痛有定处，病属血分，多为脏病，形成的时间较长，病情一般较重；瘕是指腹内结块痞满无形，聚散无常，推揉转动，痛无定处，病在气分，多为腑病，病史较短，病情一般较轻。但就其临床所见，每有先因气聚，日久则血瘀成瘕，因此不能把它们截然分开，故前人每以癥瘕并称。《金匮要略·妇人妊娠病脉证并治》："妇人宿有癥病，经断未及三月，而得漏下不止，胎动在脐上者，此为癥痼害……所以血不止者，其癥不去故也，当下其癥，桂枝茯苓丸主之。"

裴正学教授认为子宫肌瘤是女性生殖系统中最常见的一种良性肿瘤，又称子宫平滑肌瘤，因为其主要由平滑肌细胞增生而成。西医学大量临床和实验研究表明：子宫肌瘤的发生发展可能是多因素共同作用的结果。当肌瘤表面发生坏死、感染时，会导致阴道持续性或不规则出血。长期的出血会导致严重的贫血。还有腹部肿块、腹痛、白带增多等。而当肌瘤较大压迫邻近器官时，会出现一系列压迫症状，如压迫膀胱可引起尿频、排尿不畅等。子宫肌瘤患者中继发不孕占 25% ~ 40%，妊娠后流产发生率较正常妊娠高 2 ~ 3 倍。裴正学教授认为子宫肌瘤的形成与冲任二脉的损伤密切相关。冲脉起于胞中，上行于头，下行至足，统受十二正经之气血，乃"十二经脉之海""血海"。冲脉"渗三阴",与太阴相会以得后天之精濡养,与少阴交会以得先天之精温煦,与厥阴相络得肝木之疏泄,并且与任脉相资。因此当经络脏腑气血有余时,冲脉能加以涵蓄和贮存,当经络脏腑气血不足时,冲脉给予灌注和补充。任脉起于胞中,是阴脉之海,总调人身之阴血,"女子得之以妊养也",为人体妊养之本而主胞胎,与妇女妊娠密切相关。因此冲任损伤是子宫肌瘤的病机关键。妇科疾病的病机区别于其他科病症的不同之处在于病变直接或间接损伤冲任,才能发生经、带、胎、产、乳、杂病。正如《妇人良方》云:"故妇人病有三十六种,皆由冲任劳损而致。"说明冲任损伤是妇科疾病的主要发病机理。

裴正学教授认为卵巢囊肿多与盆腔感染有关,临床多伴宫颈炎、附件炎、盆腔炎、月经紊乱等一系列症状,感染会引起上皮炎性增生、渗出、包裹等一系列病理变化,从而形成卵巢囊肿。该病在临床上多表现有小腹疼痛、小腹不适、白带增多、色黄、有异味,并且可伴有月经失调,常见小腹一侧或双侧可触及球形肿块,囊性或实性,表面光滑,可伴有性交痛。若囊肿逐渐增大至占满盆、腹腔可出现压迫症状,如尿频、便秘、气急等,当囊肿影响激素分泌时,可能出现诸如阴道不规则出血等症状,严重者则引起不孕。由于机体正气不足,风寒湿热诸多之外邪趁势入侵,或亦可因七情、房事、饮食内伤、脏腑失调、气机阻滞而致瘀血、痰饮、湿浊等有形之邪凝聚不散,停结于小腹,渐积而成。因病程较久,机体正气虚弱,气、血、痰、湿互相影响,使气机失调。西医治疗主要采用抗生素、手术或 B 超下定位穿刺抽取囊液硬化治疗，但多有复发和后遗症，并且对卵巢有不可逆的损伤，可造成卵巢储备功能的下降甚至卵巢早衰。鉴于以上多种弊端，愈来愈多的患者开始寻求和依赖中医中药治疗本病。

裴正学教授认为癥瘕多因正气虚弱，脏腑不和，气滞血瘀，夹痰夹湿所致。本病的发病因素虽有多种，但最终都导致肝脾郁结，脾气不足，肾阴亏损，肝郁失疏，气滞血瘀。若内蕴日久，往往导致气滞血瘀，痰凝湿热积聚，证属虚实夹杂、正虚邪实。癥瘕的治疗，应遵循"坚者软之、坚者削之、留者攻之、结者散之"的大法。子宫肌瘤和卵巢囊肿虽是实质性肿块，但亦往往兼有月经的改变，在中医中药辨证治疗中尤要重视调经。西医在治疗子宫肌瘤时，只能采取手术切除的方法，而手术对人体而言毕竟是创伤，治标不治本，容易复发。中药治疗子宫肌瘤则无上述缺点，患者坚持连续服药，标本兼治，疗效可靠。治愈后的病人不再复发，仍能正常生育。因此，裴正学教授结合 50 余年的临证经验认为，早期应用中药治疗子宫肌瘤，疗效较好，可显著改善子宫肌瘤患者的体征和症状，进而达到治愈的目的。

六、裴正学教授辨证论治

1. 肝郁气滞

证见：小腹有包块，积块不坚，推之可移，时聚时散，或上或下，时感疼痛，痛无定处，小腹胀满，胸闷不舒，精神抑郁，月经不调，舌红，苔薄，脉沉弦。

治则：疏肝解郁，行气散结。

方药：柴胡疏肝散合桃红四物汤加减。

柴胡 10g，陈皮 6g，香附 6g，枳实 10g，川芎 10g，白芍 15g，桃仁 10g，红花 10g，当归 10g，生地黄 10g，甘草 6g，水蛭 6g。

若小腹胀痛甚者，加木香、乌药、益母草以理气行滞。若月经过多者，经时加牡蛎、阿胶、茜草、炒地榆以固冲止血。

2. 血瘀阻滞

证见：小腹有包块，积块坚硬，固定不移，疼痛拒按，肌肤少泽，口干不欲饮，月经延后或淋漓不断，面色晦暗，舌紫暗，苔厚而干，脉沉涩有力。

治则：活血破瘀，散结消癥。

方药：桂枝茯苓丸合少腹逐瘀汤加减。

桂枝 10g，茯苓 10g，桃仁 10g，丹皮 6g，当归 10g，生地黄 12g，赤芍 15g，川芎 10g，蒲黄 10g，五灵脂 10g，延胡索 10g，没药 10g，水蛭 6g。

小腹冷痛者，加小茴香、干姜、肉桂温经散寒；积块坚牢者，加鳖甲、穿山甲、山慈菇、黄药子以软坚散结，化瘀消癥；疼痛剧烈者，加延胡索、川楝子、丹参、香附、益母草、乳香、没药、三棱、莪术以行气活血止痛；小腹冷痛者，酌加小茴香、炮姜以温经散寒；月经过多、崩漏不止者，加三七粉、水蛭、炒蒲黄、血余炭等化瘀止血；脾胃气虚，加黄芪、党参、白术、丹参、木香、草豆蔻以健脾和胃，扶助正气；血瘀甚者，兼肌肤甲错，两目暗黑，但体质尚壮者，常以大黄䗪虫丸治之。

3. 痰瘀阻滞

证见：小腹有包块，按之不坚，或时作痛，带下量多，色白质黏稠，胸脘痞闷，时欲呕恶，经行延期，甚或闭而不行，舌淡胖，苔白腻，脉弦滑。

治则：除湿化痰，散结消癥。

方药：桂枝茯苓丸合苍附导痰汤加减。

桂枝 10g，茯苓 10g，桃仁 10g，丹皮 6g，赤芍 15g，苍术 10g，半夏 10g，滑石 10g，香附 10g，桃仁 10g，川芎 10g。

若脾胃虚弱，正气不足，纳差神疲者，加党参、白术、黄芪健脾益气；肾虚腰痛加桑寄生、续断、杜仲、牛膝；兼痰瘀阻滞者，加海藻、昆布、路路通、穿山甲、皂刺、三棱、莪术以软坚散结化痰，使瘀去而痰化。

4. 毒热互结

证见：小腹有包块拒按，小腹及腰骶疼痛，带下量多，色黄或五色杂下，可伴经期提前或延长，经血量多，经前腹痛加重，烦躁易怒，发热口渴，便秘溲黄，舌红，苔黄腻，脉弦滑数。

治则：解毒除湿，破瘀消癥。

方药：桃仁承气汤合大黄牡丹皮汤加减。

桃仁 10g，丹皮 10g，冬瓜子 10g，大黄 10g，桂枝 10g，芒硝 10g，甘草 10g，水蛭 6g。

下焦湿热明显，加黄柏清热坚阴，苍术清热燥湿。气滞血瘀加丹参、三棱、莪术、海藻、昆布、皂角刺行气破瘀，消癥散结。小腹包块疼痛，兼带下量多，色黄稠如脓，或五色带杂下，臭秽难闻，加蒲公英、败酱草、半枝莲、白花蛇舌草、龙葵，以清热解毒消癥。

5.气虚血瘀证

证见：小腹包块，小腹空坠，月经量多，经期延长，色淡质稀有块，面色无华，神疲乏力，气短懒言，纳少便溏。舌淡暗，边尖有瘀点或瘀斑，脉细涩。

治则：益气养血，消癥散结。

方药：理冲汤加减。

生黄芪 15g，党参 12g，生白术 12g，山药 15g，三棱 10g，莪术 10g，知母 12g，天花粉 12g，鸡内金 10g。

若经血夹块者，加花蕊石、炒蒲黄活血化瘀；出血量多者，加田三七化瘀止血；出血量多伴头晕目眩者，加何首乌、熟地黄、阿胶补益精血。

裴正学教授对《金匮要略·妇人妊娠病脉证并治》"妇人宿有癥病，经断未及三月，而得漏下不止，胎动在脐上者，此为癥痼害……所以血不止者，其癥不去故也，当下其癥，桂枝茯苓丸主之。"非常重视，认为是治疗本病之圭臬。故他辨证论治卵巢囊肿，每型都不离桂枝茯苓丸。

肝郁气滞型：小腹有包块，积块不坚，推之可移，时聚时散，或上或下，时感疼痛，痛无定处，小腹胀满，胸闷不舒，精神抑郁，月经不调，舌红，苔薄，脉沉弦。治疗法则：疏肝解郁，行气散结。方药：桂枝茯苓丸合逍遥散加味。

血瘀阻滞型：小腹有包块，积块坚硬，固定不移，疼痛拒按，肌肤少泽，口干不欲饮，月经延后或淋漓不断，面色晦暗，舌紫黯，苔厚而干，脉沉涩有力。治疗法则：活血破瘀，散结消癥。方药：桂枝茯苓丸合少腹逐瘀汤加减。

毒热互结型：小腹有包块，拒按，下腹及腰骶疼痛，带下量多，色黄或五色杂下，可伴经期提前或延长，经血量多，经前腹痛加重，烦躁易怒，发热口渴，便秘溲黄，舌红，苔黄腻，脉弦滑数。治疗法则；解毒除湿，破瘀消癥。方药：桂枝茯苓丸合桃仁承气汤加减。

七、裴正学教授用方分析

裴正学教授认为本病的治疗大法以活血化瘀、软坚散结为主，佐以行气化痰，兼调寒热。但又必须根据患者体质强弱，病之久暂，酌用攻补，或先攻后补，或先补后攻，或攻补兼施等法，随证施治，并需遵循"衰其大半而止"的原则，不可一味地猛攻峻伐，以免损伤元气。常用方有桂枝茯苓丸、苍附导痰汤、桃仁承气汤、大黄牡丹皮汤、鳖甲煎丸、大黄䗪虫丸等。

裴正学教授认为《金匮要略》中的桂枝茯苓丸是治疗癥瘕最为经典有效的方剂，《金匮要略·妇人妊娠病脉证并治》："妇人宿有癥病，经断未及三月，而得漏下不止，胎动在脐上者，为癥痼害。妊娠六月动者，前三月经水利时，胎也。下血者，后断三月衃也。所以血不止者，其癥不去故也。当下其癥，桂枝茯苓丸主之。"本方原治妇人素有癥块，致妊娠胎动不安或漏下不止之证。桂枝茯苓丸具有活血化瘀、消癥散结、调和气血的作用。方中桂枝性温辛甘，归膀胱、心、肺经。功用主治温经通脉，发汗解肌。治经闭癥瘕，以之通血脉、消瘀血，助气化而行津液；桃仁性平味甘，活血化瘀药，性平味苦甘，归心、肝经。功能是活血行瘀，润燥滑肠。临床应用上为祛瘀常用药，主要用做活血调经，主治经闭癥瘕，蓄血，腹痛，消瘕而不伤正；茯苓是利水渗湿要药，为方中臣药，性平味甘淡，具有利水渗湿，健脾安神的功效，下通膀胱以利水而不伤气，利腰脐间血，配桃仁，活血祛瘀，利水渗湿，助君药祛瘀血化痰湿。赤芍是清热药，主要用做清热凉血。性微寒味酸苦，归肝经。功能是清泄肝火，散瘀活血，止痛。主治月经不调，瘀滞腹痛，经闭癥瘕。凡因瘀血而引起的疼痛或烦热，都可临床应用赤芍。丹皮性微寒味辛苦，善化凝血而破瘀，并能生血，凉血，二药与君臣药物配伍，不但活血养血凉血，辅以改善新血不生及瘀久化热，为佐药。苍附导痰汤中苍术、半夏、茯苓燥湿化痰；滑石渗利水湿；桃仁、川芎、香附行气活血，桂枝温通血脉，芍药行血中之滞以开郁结，茯苓淡渗以利行血，与桂枝同用能入阴通阳，丹皮、桃仁破瘀散结消瘕，甘草调和诸药。全方共奏除湿化痰，消结散瘕之效。大黄牡丹皮汤中丹皮、冬瓜子清热解毒，利湿排脓；桃仁破瘀血内闭；大黄下瘀血积聚，荡涤热邪；桂枝通血脉，散下焦蓄热；芒硝软坚散结；甘草解毒，并缓和诸药之峻猛。鳖甲煎丸具有扶正消积化癥、除痰散结之作用；大黄䗪虫丸则有扶正不留瘀、祛瘀不伤正，能够缓消瘀血癥积，为治疗妇人癥瘕的良方。《妇人规·下卷》："瘕由于聚，聚在阳分而犹乌合，故散之非难。……散气之法，止在行气，盖气行则散也。但行气之法，大有权宜，如气实则壅滞，宜破而行之；气闭则留蓄，宜利而行之；气热则干涸，宜寒而行之；气寒则凝结，宜温而行之。此散气治痕之大法也。"指出对气实痕聚者应行而散之，宜排气饮、木香顺气散、木香调气散、四磨汤之类，并根据兼次证加减用药。《医学入门·妇人门》："善治癥痕者，调其气而破其血，消其食而豁其痰，衰其大半而止，不可猛攻峻施，以伤元气，宁扶脾胃正气，待其自化。"

理冲汤出自清代名医张锡纯先生之《医学衷中参西录》，是以"扶正祛邪"为治则，以扶正祛瘀之法治疗子宫肌瘤的代表方，用之治"妇女闭经或产后恶露不尽，血室空虚，邪毒入侵，结为癥痕，亦治室女月闭血枯。并治一切脏腑癥痕、积聚、满闷、痞胀、不能饮食"。为消补兼施的良方。原方记载："生黄芪三钱、党参二钱、白术二钱、生山药五钱、天花粉四钱、知母四钱、三棱三钱、莪术三钱、生鸡内金黄者，三钱。用水三盅，煎至将成，加好醋少许，滚数沸服。"方中莪术、三棱破血消癥，消积止痛，张锡纯认为前者味淡，化血的功效强于后者，后者味苦，理气的功效强于前者，二者配伍，既能调气，又可理血，为化瘀血之要药。若论二者消散癥积之力，"十倍香附亦不及"，是全方活血化瘀的精髓，配伍少许生鸡内金既能增强化瘀之力而又不伤及气分，且能消食健脾，鼓舞胃气。又认为癥痕之病一旦形成则伤人正气，加入黄芪、党参等补气药既能增强破血消癥之力，又防莪术、三棱药性过于峻猛，党参还具有一定补血生津的作用，合白术、山药亦能增强益气健脾之力，知母、天花粉性寒质润，不仅可以佐制参芪之热，调和阴阳，又能除食气之壮火而使气自得其益，对病程较久，内生虚热者两药的加入亦能起到增强效力的作用，为佐使药。纵观全方，破血药与补气药物合用使诸药补而不滞，共奏益气健脾，活血消癥之效。

裴正学教授在上述方中常加三棱、莪术、海藻、昆布、夏枯草、牡蛎、汉三七、水蛭等药。莪术、三棱同是活血化瘀药，主要用做破血消癥。莪术性温味辛苦。归肝、脾经。功能主治是破血行气，消积止痛。用于癥瘕痞块，瘀血经闭，食积胀痛。三棱性平味苦。归肝、脾经。功能主治是破血行气，消积止痛。用于腹部肿块，胸腹胀痛，闭经，产后瘀阻腹痛。莪术常多配合三棱同治癥瘕积聚。海藻、鳖甲、昆布、夏枯草、牡蛎具软坚散结消癥的功效。海藻性寒味咸。归肝、肾经。功能是软坚散结，消疲，利水。主治瘤、瘰疬、睾丸肿痛、痰饮水肿。鳖甲性微寒味。归肝、肾经。功能是软坚散结，滋阴潜阳，退热除蒸。主治经闭、癥瘕、阴虚发热、劳热骨蒸、虚风内动、久疟不愈。昆布性寒味咸，归肝、胃、肾经。功能是软坚散结，消痰，利水。主治瘿瘤、瘰疬、睾丸肿痛、痰饮水肿。夏枯草性寒味苦辛。归肝、胆经。功能是散结、消肿、清火、明目。主治肿痛、目赤肿痛、目珠夜痛、头痛眩晕、瘰疬、瘿瘤，甲状腺肿大、淋巴结结核、乳腺增生、高血压。牡蛎性微寒味咸。归肝、胆、肾经。功能是软坚散结，平肝潜阳，收敛固涩。主治癥瘕痞块、惊悸失眠、眩晕耳鸣、瘰疬痰核。水蛭是活血化瘀药，性平味咸苦，归肝经，有小毒。功能是破血、逐瘀、通经。用于癥瘕痞块，血瘀经闭，跌扑损伤。生水蛭破瘀血不伤新血，是破瘀第一要药。近年来通过实验研究，发现水蛭具有强大之抗纤维化作用和抗血凝作用。中医谓水蛭为化瘀去癥之神品，生用之则功专力宏，凡有瘀血之证者皆可放胆用之。

八、病案举例

例1：40岁。因小腹间断胀痛伴间断性月经延长2年。2年来患者间断性月经延长10～15d，量多，色红，伴有小腹胀痛，痛无定处，腰痛，舌紫暗，苔厚而干，脉沉涩有力。妇科彩超报告：子宫肌瘤，大小为30mm×65mm×45mm。肌瘤有逐渐增大之趋势。患者不愿行手术治疗，故求治于裴正学教授用中医治疗。

【西医诊断】子宫肌瘤。

【中医辨证】气滞血瘀。

【治则】活血化瘀。

【方药】桃红四物汤、桂枝茯苓丸、丹栀逍遥散加减。

丹皮6g，栀子10g，当归10g，白芍10g，柴胡10g，白术10g，茯苓10g，甘草6g，桃仁10g，红花6g，川芎6g，桂枝10g，生龙牡各15g，乌贼骨15g，香附10g，益母草20g，蒲公英15g，败酱草15g，延胡索10g，川楝子20g，制乳、没药各6g，三棱10g，莪术10g，海藻10g，昆布10g。水煎服，一日1剂，14剂。

二诊：服用上药后，经血正常，腹痛减轻。上方去蒲公英、败酱草、延胡索、川楝子，加三七6g、水蛭10g、山慈菇 10g，水煎服，一日 1 剂，30 剂。

三诊：腹痛、腰痛明显减轻，月经正常。复查彩超：子宫肌瘤大小 10mm×35mm×20mm。肌瘤已经缩小，继续服用治疗。

例 2：36 岁，月经过多 3 月余。患者月经过多 3 月余，伴月经周期缩期，约 20～23 日一行，经血色暗有块，腰部酸困不适，舌质暗红，苔淡白，脉细弦。妇科彩超示：左侧卵巢囊肿，大小 4.2cm×3.0cm。刻诊：气短乏力，面色淡白，舌质暗，有瘀斑，苔少，脉沉细涩。患者不愿行手术治疗，故求治于中医治疗。

【西医诊断】卵巢囊肿。

【中医辨证】瘀血内阻胞宫。

【治则】活血化瘀，软坚散结。

【方药】桃红四物汤加减。

桃仁 10g，红花 6g，当归 10g，生地黄 12g，白芍 10g，川芎 6g，桂枝 10g，茯苓 10g，丹皮 6g，三棱 10g，莪术 10g，海藻 10g，昆布 10g，三七 3g（研末冲服），水蛭 10g（研末冲服），土鳖虫 10g，山慈菇 10g，黄药子 10g，续断 10g，川牛膝 10g，桑寄生 10g，杜仲 10g。水煎服，一日 1 剂。

服用 28 剂后，月经基本恢复正常。复查 B 超示：卵巢囊肿消失，未见异常。

例 3：42 岁，少腹疼痛 1 月初诊。1 月来少腹疼痛明显，腰疼，白带量多色黄，现行经 7 日，月经量多色暗，经前腹痛加重，夹有大量血块，烦躁易怒，发热口渴，头痛明显，全身不适，便秘溲黄，如感冒证候，舌红，苔黄腻，脉弦滑数。妇科彩超检查提示：右侧卵巢见 3.2cm×4.6cm×5.7cm 囊性占位。因患者坚决不愿接受手术治疗，为求中西医结合治疗前来裴正学教授处就诊。诊其舌脉：舌质暗红，苔薄白，脉沉涩。

【西医诊断】卵巢囊肿。

【中医辨证】血瘀兼热。

【治则】活血化瘀，清热解毒。

【方药】桃红四物汤、桂枝茯苓丸、大黄牡丹皮汤加减。

桃仁 10g，红花 6g，当归 10g，生地黄 12g，川芎 6g，桂枝 10g，茯苓 12g，大黄 6g，丹皮 10g，白芍 10g，三棱 15g，莪术 15g，海藻 15g，昆布 15g，山慈菇 15g，黄药子 10g，三七 3g（分冲），水蛭 10g（分冲），金银花 15g，连翘 15g，水煎服，一日 1 剂，14 剂。

半月后患者复诊，颜面微红，拿出一彩超检查单示：右侧卵巢 0.8cm×0.6cm×1.2cm 囊性占位，自述全身无特殊不适，精神较前明显好转。查见患者舌红，苔黄，脉细数，故在原方基础上去水蛭、山慈菇、黄药子，加黄连 6g、黄芩 10g、栀子 10g、蒲公英 15g、败酱草 15g、生龙牡各 15g、乌贼骨 15g，以巩固疗效。

例 4：25 岁，已婚。月经量多、腹痛 3 月初诊。患者结婚 3 年未生育，2 年前流产 1 次。3 月来月经量多、腹痛，在当地卫生院治疗未果，经同村患者介绍来裴正学教授处就诊。妇科彩超检查：左侧卵巢 1.8cm×3.6cm×2.2cm 囊性占位。患者拒绝手术，要求中医保守治疗。现患者月经量多，淋漓不尽，小腹坠胀疼痛，血色紫黑，舌苔白，脉沉涩。

【西医诊断】卵巢囊肿。

【中医辨证】气滞血瘀。

【治则】活血化瘀，理气软坚。

【方药】桂枝茯苓丸合桃红四物汤加减治疗。

桂枝 10g，茯苓 10g，牡丹皮 6g，桃仁 10g，赤芍 10g，夏枯草 15g，山慈菇 15g，三棱 15g，莪术 15g，海藻 15g，昆布 15g，青皮 6g，枳壳 10g，鳖甲 15g，皂刺 15g，甘草 10g。水煎服，一日 1 剂，14 剂。

二诊：服药后，小腹坠胀疼痛减轻，阴道下血量仍多，饮食增加，精神好转。又继续服上方一周，流出一块扁圆形血块，淡红色，并继续下黑紫色血，其量减少，腹痛消失，脉沉缓。继续按上方服药半月，下血停止，小腹坠胀疼痛消失。复查超声显示：左侧卵巢肿块消散吸收。遂改服逍遥丸调理数月，月经恢复正常。1 年后患者带亲戚来看病，告知其经上次治疗已痊愈，现已怀孕 6 月。

例 5：42 岁，2018 年 3 月 6 日就诊。主诉：近 1 月少腹疼痛明显，腰疼，白带量多色黄，现行经 7 日，月经量多色暗，夹有大量血块，少腹疼痛加重，疲乏，头痛明显，全身不适，如感冒证候，B 超检查提示：右侧卵巢 3.2cm×4.6cm×5.7cm 囊性占位。因患者坚决不愿接受手术治疗，为求中西医结合治疗前来就诊，诊其舌脉见：舌质暗红，脉沉涩。

【方药】桂枝茯苓丸加减。

桃仁 10g，红花 6g，当归 10g，生地 12g，川芎 6g，桂

枝 10g，茯苓 12g，丹皮 10g，桃仁 10g，白芍 10g，三棱 10g，莪术 10g，海藻 10g，昆布 10g，山慈菇 15g，黄药子 10g，汉三七 3g（分冲），水蛭 10g（分冲），金银花 15g，连翘 15g。水煎服，一日 1 剂。

半月后患者复诊，颜面微红，B 超检查单示：右侧卵巢 0.8cm×0.6cm×1.2cm 囊性占位，自述全身无特殊不适，精神较前明显好转。查见患者舌红，苔黄，脉细数，故在原方基础上去水蛭、山慈菇、黄药子，加黄连 6g、黄芩 10g、山栀子 10g、蒲公英 15g、败酱草 15g、生龙牡各 15g、乌贼骨 15g，以巩固疗效。

九、古今医家有关子宫肌瘤的论述

子宫肌瘤是一种实质包块性肿瘤，中医学中无此病名，但其临床表现与癥瘕相似。所谓"癥瘕"，是癥、瘕、积、聚的统称，泛指一切腹内结块。"癥，腹病也"（《广韵》）"瘕，女病也"（《说文》）。癥与积相类，瘕与聚相似。虽症状有别，但病因相同，病机相关，互有联系，难以截然分开。一般认为，瘕、聚多气病，见于疾病初始，癥、积则是瘕、聚日久，疾病发展，由气及血的结果。"癥积不动有定处，瘕聚推移无定处"（《医宗金鉴·妇科心法要诀》）。子宫肌瘤因有形可寻，有块可掬，推之不动，按之不移，块有定处，应更似癥积。《灵枢·水胀篇》指出寒凝胞中形成石瘕，所述症状与子宫肌瘤颇为相似。"石瘕生于胞中，寒气客于子门，子门闭塞，气血不通，恶血当泻不泻，衃以留止，日以益大，状如怀子，月事不以时下，皆生于女子，可导而下"。张仲景《金匮要略·妇人杂病脉证并治》认为是血与水互结形成瘤积，"妇人少腹满如敦状，小便微难而不渴，生后者，此为血与水俱结在血室也"。巢元方《诸病源候论·癥瘕候》指出"癥瘕者，皆由寒温不调，饮食不化，与脏气相搏结所生也"。指出外感风寒，内伤饮食，脏腑功能失调形成癥瘕，并认为其生成有一个渐进的过程，"诸脏受邪，初未能成积聚，留滞不去，乃成积聚"。《景岳全书·积聚》又云"凡脾肾不足，及虚弱失调之人，多有积聚之病"，指出癥积形成的体质因素，只有正虚邪恋，正邪斗争而正不胜邪时，邪气才会踞之，久则为癥。清代《妇科玉尺》云"积聚癥瘕者，本男女皆有之病。而妇人患此，大约皆由胞胎生产，月水往来，血脉精气不调，及饮食不节，脾胃亏损，邪正相侵，积于腹中之所生"。《医林改错》云"结块者，必有形之血也"。

现代医家论述子宫肌瘤的成因，多参考古人对癥积的认识，从瘀血立论，结合各自临证经验，又各有侧重。张崇智提出顽症从肝论治，认为子宫肌瘤是"肝失疏泄，气机不调，血行不畅，经遂不利，脉络瘀阻，结块积于小腹"的结果。梁剑波认为子宫肌瘤初起，多因经期、产后血室正开，风寒乘虚侵入下焦，凝滞气血而致。班秀文认为子宫肌瘤的病因以寒为主，病机从癖着眼，外寒为寒邪侵袭经脉，内寒为阳虚不振，皆可导致经脉气血运行不利，成为子宫肌瘤的致病原因。肖承棕认为子宫肌瘤患者病程长、出血多，气随血耗导致气虚，或忧思劳倦伤脾，致正气不足，气虚无力运血，停蓄胞中，日久成癥；久病必虚，以气虚血瘀者为多。赖义初等也认为，子宫肌瘤患者以虚为本，主要是气血虚弱，肝肾阴虚，脾肾阳虚。此外，龚子夫提出"脏腑气机失常，血室失养"的观点，认为脾肾阳虚是根本。沈仲理认为"瘀血内结，久必化热，消灼真阴"，气滞血瘀、阴虚内热是子宫肌瘤的主要病机，强调活血化癥不忘清热存阴。

第八章 浆细胞性乳腺炎

浆细胞性乳腺炎（plasmacellmastis.PCM）也称管周性乳腺炎、乳腺导管症，简称浆乳，是一种由于乳管阻塞、扩张，导管壁炎症、纤维化，管壁周围脂肪内浆细胞浸润而引起的非细菌性炎症，可以引起乳房肿物，亦可出现皮肤粘连、乳头回缩、局部水肿以及腋窝淋巴结肿大等征象的一组非哺乳期化学炎症病变。好发于 30 ~ 40 岁非哺乳期妇女，其发病率仅占乳房良性疾病的 4% ~ 5%，而临床误诊率高达 60% ~ 90%，常与乳腺癌相混淆，导致不必要的乳房根治术。

祖国医学中虽无"浆乳"的病名，但根据其临床特征，可归属于中医"乳痈"范畴；又因其化脓溃破后脓中夹有粉渣样物质排出，故亦可归属于中医"粉刺性乳痈"范畴。随着现代医学诊断技术的不断发展、检测手段的日臻完善，以及中医和医学工作者的不断探索，对该病的认识不断深入，治疗方法日益成熟，从单纯的内治、外治发展到多种方法综合治疗，使临床疗效进一步提高。

一、病因病理

现代医学对于本病具体病因未有明确定论，其发生可能为乳头有异常、上皮过度角化或化纤内衣纤维造成乳管阻塞和分泌物滞留，导管扩张、乳管炎和慢性肉芽肿性乳腺炎，乃至继发脓肿和瘘是本病不同程度的病变过程。乳头发有不良、先天乳头畸形、哺乳障碍、乳房外伤、炎症、内分泌失调及乳腺退行性变等导致局部导管排泄不畅、分泌物瘀滞及阻塞而致局部导管扩张，管腔内中性脂肪刺激管壁使纤维组织增生，进而破坏管壁进入间质引起无菌性炎症反应。本病后期可继发细菌感染尤其是厌氧菌感染，Bundred 已从乳头溢液和乳晕下脓肿中分离出厌氧菌。

本病符合自身免疫性疾病的特点，临床常呈慢性发作，多发于女性，激素治疗有效，与化学炎症反应有关，病情难愈易复发。国内外也均有报道：认为浆细胞性乳腺炎实质是一种自身免疫性疾病。其他如吸烟、卵巢功能减退等因素也都被证实为引起本病发生或复发的重要原因。

二、临床表现

（一）症状表现

浆细胞性乳腺炎是一种乳腺非细菌性炎症。其临床表现多种多样，常以乳腺肿块、乳头溢液、乳头内陷、乳痛、乳腺脓肿、乳瘘等为主要表现，具体如下。

（1）多发于 30～40 岁的非哺乳期女性。

（2）急性期可有红、肿、热、痛，但白细胞计数多不高，分类正常。

（3）乳房肿块常为首发症状，多位于乳晕深部、急性期肿块较大，亚急性期及慢性期会逐渐缩小，形成硬结。

（4）部分以乳头溢液为首发症状，甚至为唯一症状，乳头溢液为淡黄色、浆液性或脓性，血性者较少。

（5）同侧腋淋巴结肿大，在早期即可出现，质地较软，压痛明显，随病程缓解可逐渐缩小或消退。

（6）由于乳腺导管纤维增生和炎症反应，导管缩短而致乳头回缩，有的局部皮肤呈"橘皮样"变。

（7）病程后期肿块软化而成脓肿，破溃后流出的脓液常伴有粉渣样物或类脂质物，久治不愈者可形成瘘管。

（二）疾病分期

根据浆液性乳腺炎不同时期的临床表现，一般分为3个阶段，具体如下：

1. 溢液期

为本病早期表现，在某些病例中为唯一体征。多为间歇性、自发性，性状多样，数量有多有少，输乳孔多有白色脂质样分泌物，多带有臭味，通常不能引起患者重视。

2. 肿块期

往往起病急，进展快，患者常因乳房局部疼痛不适，发现肿块而就医。肿块多位于乳晕部，或向某一象限延伸。急性期肿块较大，形状不规则，质地硬韧，表面呈结节样，边界欠清，常与皮肤粘连，但无胸壁固定，可出现红肿热痛，范围扩大，乳房部皮肤可水肿。早期患侧腋窝淋巴结肿大、压痛，随病程进展可渐退，一般无畏寒、发热等。亚急性期主要为局部肿块或硬结，红肿消退。慢性期肿块可持续缩小成硬结，但不消退。肿块期往往易被误诊为乳腺癌而行乳房根治术。

3. 瘘管期

疾病后期肿块软化而成脓肿，破溃后流出脓液常伴有粉刺样或脂质样物质，久治不愈可形成通向输乳孔的瘘管，以致创口久不收敛或反复溃破，逐渐形成局部疤痕，乳头更加凹陷，反复红肿溃破，常形成复杂性瘘管。

三、诊断与鉴别诊断

（一）诊断

1. 诊断标准

参照雷秋模主编的《实用乳腺病学）（第一版）乳腺导管扩张症（也称浆细胞性乳腺炎）诊断标准。

（1）非哺乳期，乳腺有肿块或硬结者，伴或不伴溃疡，伴或不伴发热。

（2）发病以一侧乳晕部较为多见，常伴有乳头内缩史，在凹陷的乳头内可有带臭味的流样物质分泌，少数患者伴有乳头溢液。

（3）乳晕旁有肿块疼痛，皮色微红，溃后脓液带有臭味，久不收口，形成乳瘘、化脓时有发热疼痛。

（4）反复发作，可致疤痕形成，在乳晕部出现僵硬肿块，且与皮肤粘连。

（5）超声影像示：实性包块型（实性病灶边缘不规则，无包膜）；脓肿形成型（脓肿病灶壁厚，透声差，病灶多位于乳晕区及乳头深面，内部血流信号不丰富）；导管扩张型（乳腺导管局限性扩张，导管周围腺体呈偏低回声）。

（6）穿刺组织或手术活切组织病理示：中性粒细胞、淋巴细胞、浆细胞浸润，可见坏死物、类上皮细胞、巨噬细胞等组成的假结核样肉芽肿（异物肉芽肿）。

2. 分期

根据乳腺导管内窥镜下乳腺导管病变特点将浆液性乳腺炎分为 4 型，具体如下：

Ⅰ型：乳腺导管扩张，毛细血管丰富，管腔内有白色絮状物，并可见纤维网状结构。

Ⅱ型：乳腺导管扩张，毛细血管丰富，管腔内有白色絮状物，病变组织位于乳窦角部。

Ⅲ型：乳腺导管管壁粗糙，弹性稍差，病变组织主要位于乳窦角部。

Ⅳ型：乳腺导管管壁粗糙，弹性差，可见出血点，病变组织主要位于末梢乳腺导管。

3. 实验室检查及其他检查

（1）红外线

该项检查仅可显示乳晕区有不规则中、深灰色阴影、多呈磨玻璃样密集增粗，边缘模糊。虽有报道，红外线扫描有助于本病的诊断，但在具体诊断上意义不大。

（2）乳腺彩超

浆液性乳腺炎在超声表现为病灶位于乳晕后或乳晕周围，肿块内部呈不规则、无包膜、或囊性病灶壁厚、透声差等特征。导管呈囊状，尤其是串珠样扩张。

（3）乳腺钼靶摄片

病灶常位于乳腺中央区及乳晕附近，乳晕皮肤可增厚，其肿块密度增高影内夹杂条状透亮影，严重者可呈蜂窝状、囊状透亮影，边缘光滑，考虑为扩张的导管腔内含有脂肪物质所致，有时可见"跟、尖"一样粗的周围假"毛刺症"，以及粗颗粒圆形钙化。

（4）纤维乳管内视镜

在乳管镜下表现为乳窦角部大导管明显扩张，周边易出血，管壁粗糙，弹性差或纤维化，管腔内大量炎症细胞降解产物表现为白色絮状或纤维网状结构，显微镜下可见浆细胞浸润。

（5）断层螺旋CT检查

早期炎性肿块表现为乳晕区皮肤增厚，主乳管区软组织影增宽，后期病变周围有类圆形小结节，且结节间有桥样连接，此为浆细胞性乳腺炎的特有征象。

（6）乳房穿刺细胞学检查

细胞学检查较为方便、快速，可见坏死物和较多的浆细胞、淋巴细胞及细胞残核。常用来排除乳腺癌。

（7）病理检查

术前CNB及术中快速冰冻病理检查是诊断此病、鉴别乳腺癌的可靠依据。本病早期病理表现为导管上皮不规则增生、导管扩张，管腔扩大，管腔内有大量上皮细胞碎屑及含脂质的分泌物积聚，导管周围组织纤维化，并伴有淋巴细胞浸润。后期病变可见导管壁增厚、纤维化，导管周围出现小灶性脂肪坏死，周围可有大量组织细胞、中性粒细胞、淋巴细胞及浆细胞浸润，尤以浆细胞显著。

（8）泌乳素检测

泌乳素不仅可以通过内分泌机制影响免疫系统的功能，而且还作为一种由免疫系统所产生、释放的细胞因子，以旁分泌和自分泌方式调节淋巴细胞的反应。本病病理镜下可见扩张导管周围大量浆细胞和淋巴细胞浸润，而浆细胞与淋巴细胞作为炎细胞主要的作用是参与免疫。许多免疫细胞亦可以产生泌乳素样物质，并且作为一种调节性的前炎性因子，通过与免疫细胞表面的泌乳素受体结合，实现对机体免疫应答的调节。

（二）鉴别诊断

1. 肉芽肿性乳腺炎

肉芽肿性乳腺炎与浆细胞性乳腺炎具有相似临床症状，且细菌学检查结果常呈阴性，较难鉴别，术前误诊率可高达89%，故临床诊断仍依靠病理学检查结果。浆细胞性乳腺炎主要病因为乳头畸形，导管阻塞，发病机制类似皮脂腺囊肿，可发生于各个年龄段，炎症反应主要以乳晕为中心，与乳晕后大导管关系密切，可形成窦道或瘘管，其病理学表现以较大导管周围炎伴浆细胞浸润为特征。而肉芽肿性乳腺炎被认为是乳汁超敏反应,好发于有乳汁瘀积病史的经产妇,该病患者乳头及导管常正常,其病理学特征为病变部位与乳腺周围导管及小叶有关,以小叶为主,呈多灶性分布,小叶末梢导管或腺泡大部分消失,小叶内可见嗜中性粒细胞、淋巴细胞、上皮样巨噬细胞及巨细胞等多种炎性细胞浸润,常可见微脓肿。

2.浸润性乳腺癌

由于浆细胞性乳腺炎冰冻病理学切片示病灶内单核细胞、浆细胞成片出现,排列紧密,且被纤维条索分隔,呈索状排列,与乳腺癌病理学表现相似,故易混淆。

3.乳腺结核

浆细胞性乳腺炎可出现多核巨细胞和上皮样细胞,形成结核性肉芽肿,但无干酪样坏死形成,亦未查见抗酸杆菌。

4.乳腺纤维囊肿病

乳腺纤维囊肿病属于乳腺增生症,浆细胞性乳腺炎病变虽可累及小叶间导管,但常无上皮增生、大汗腺化生及小叶增生等病理学改变。

四、西医治疗

浆细胞性乳腺炎的治疗应根据不同的临床表现和临床分期选择最佳的治疗方法。

(一)非手术治疗

1.乳管镜冲洗

主要用于表现为乳头溢液的乳腺导管扩张症,部分浆细胞性乳腺炎镜下仅表现为乳管炎，经乳管镜冲洗部分可治愈。乳管镜冲洗的操作方法如下：患侧乳头碘伏消毒后给予酒精脱碘，然后清洁乳头表面分泌物，利多卡因棉球湿敷乳头；用 5 ~ 6 号扩张器扩张乳管，注入 0.5ml 的 1.0% 利多卡因局部浸润麻醉，再用 7 ~ 9 号扩张器继续扩张乳管，缓慢插入乳管镜，注入 0.5% 甲硝唑溶液及稀释的地塞米松溶液。或庆大霉素及生理盐水溶液扩张并冲洗乳管，轻揉、挤压出部分冲洗液，若冲洗液呈油脂状则反复冲洗至冲洗液清亮，乳头处涂红霉素软膏，禁浴 24h。根据病情制订冲洗治疗的间隔时间，平均每周 1 次，平均治疗次数为 6 ~ 8 次。

2. 药物治疗

浆细胞性乳腺炎急性炎症期多认为混合有细菌感染，给予广谱抗生素及甲硝唑控制炎症。陈晶等给予口服地塞米松 1.5mg/ 次，3 次 /d，甲硝唑 0.4mg/ 次，2 次 /d，1 周后停用甲硝唑，地塞米松逐渐减量，可以控制炎症，缩小肿块。于海静等基于非结核分枝杆菌可致窦道迁延不愈，对 27 例病理确诊的窦道型导管周围乳腺炎患者选择异烟肼 0.3g/d、利福平 0.45g/d 和乙胺丁醇 0.75g/d 或吡嗪酰胺 0.75g/d 行三联抗分枝杆菌药物治疗，治疗 9 ~ 12 个月；27 例患者在治疗 1 ~ 3 个月后窦道闭合，16 例单纯药物治疗完全治愈，11 例经药物治疗，病灶缩小后行手术治疗，随访 3 ~ 24 个月无复发。三联抗分枝杆菌药物治疗长期不愈的窦道型导管周围乳腺炎治疗效果好。汪红才基于自身免疫疾病学说对 11 例窦道形成、分泌物较多及脓肿形成的浆细胞性乳腺炎患者给予他莫西芬10mg，口服，2次/d，经1个月治疗，6例治愈，5例渗出物明显减少后联合手术治疗。他莫西芬可阻断雌激素对乳腺组织的刺激作用，减少渗出。

（二）手术治疗

对于浆细胞性乳腺炎最为彻底有效的方法仍以手术切除治疗为主，能够起到根治的目的，临床上根据不同的表现选择合适的手术方法，手术治疗的原则是完整地切除病灶及其周围的病变组织，特别是清除乳晕下大乳管内的病灶，否则引起疾病的复发。浆细胞性乳腺炎的手术时机和手术方式需根据患者临床表现、肿块大小、位置、是否有急性炎症表现、是否有窦道形成等进行选择。

单纯表现为乳头溢液，无明显包块形成，经乳管镜冲洗无效者可经乳管开口注入亚甲蓝定位，楔形切除乳腺组织及蓝染乳管。若为多个乳管溢液，可行乳晕下乳管切除术。

以乳房肿块为主要表现者，手术治疗为主，根据肿块的位置，选择手术方式。若肿块位于乳晕区，可选择环乳晕切口，切除病变区域及扩张导管。合并乳头内陷者可联合乳头畸形矫正，乳头内面基底部做荷包缝合，使乳头向上凸起，表面覆盖纱布结扎悬吊乳头。若肿块距乳晕远，可行肿物或乳腺区段切除术。

脓肿型浆细胞性乳腺炎，炎症较重者可先行抗感染等非手术方法控制炎症，炎症局限后，可切除肿块和周围的炎症组织，一期缝合。有脓肿形成者，应先用注射器反复抽吸脓液，再用甲硝唑注射液冲洗，待炎症控制、肿块缩小后再二期手术切除病变的乳管和乳腺组织。不建议行脓肿切开引流，切开可能形成迁延不愈的窦道。

瘘管型浆细胞性乳腺炎，即形成慢性瘘管或窦道者，应通过抗感染及激素治疗使瘘管外口愈合或使炎症得到控制后再行瘘管或窦道及其周围炎性组织完整切除。常选择以窦道为中心的月牙形切口，手术区域应消灭死腔，减少感染。

对于病变范围大或皮肤受累严重的患者，手术时可使用皮瓣转移技术。皮肤完整者可行乳腺皮下腺体切除术。病变较大、多发窦道、乳房严重变形或年龄较大者可考虑行单纯乳房切除术。

五、裴正学教授诊疗经验

浆细胞乳腺炎属于古代"乳痈"范畴，20世纪80年代，顾伯华、陆德铭等首次将本病收录在顾伯华主编《实用中医外科学》，命名为"粉刺性乳痈"。中医古籍中亦有对于"乳痈"病因病机的多种描述。《素问》云："女子乳头属肝，乳房属胃。"因此乳腺病与肝胃二经关系密切，而本病主要发生在乳头乳晕部位，与足厥阴肝经关系及其密切。《胎产心法·卷之下·乳汁自出论》有云："肝经怒火上冲，故乳胀而自溢。"《外科正宗·乳痈乳岩论》："夫乳病者……忧郁伤肝，肝气滞而结肿……又忧郁伤肝……致经络痞涩，聚结成核。"女子以肝为先天，肝主疏泄，调畅气机，主宰一身之气血津液的升降出入，故肝之气机失常，则气血津液输布异常。《吴鞠通医案》曰"肝气久郁，痰瘀阻络"。肝郁气滞，无力推动血液运行，血不行或血行迟缓则形成血瘀、瘀血，瘀血内生，阻滞于人体各处，滞于乳房，郁而化热，热蒸肉腐，而成痈疡。粉刺性乳痈患者发病前期，常会出现胸胁疼痛、面红目赤、口苦口干、焦虑不安、脾气暴躁等肝火旺盛症状，此乃肝气郁滞，日久郁而化热。由此可见肝郁气滞，郁而化热乃粉刺性乳痈发病内在根本。

裴正学教授认为本病先天素有乳头凹陷畸形，又妇女易肝郁气滞，营血不从，气血瘀滞，结而成块；郁而化热，热蒸肉腐而形成脓肿，脓肿溃后成瘘。本病当属本虚标实证，先天之肾精不足，致使乳头凹陷等发育不良，乳络不畅，易致气血瘀结成块，而乳管形成于先天，五谷所养，充盈成熟于后天，故先天不足，或后天失养使本病发生，辨证分型及用药，中医认为："女子乳头属肝，乳房属胃。男子乳头属肝，乳房属肾。"肝主疏泄，与情志活动密切相关，肝失疏泄，气机不调，就可引起情志异常变化。肝主疏泄，不仅可以调畅气机，协助脾胃之气升降，还可以调节乳汁分泌，肝郁失疏，乳络失畅，肝郁脾虚，脾失健运，湿浊内蕴，阻于乳络，久聚成块。因此本病与肝胃二经关系密切，情志不畅，肝失条达，致使脾胃的运化功能失调，常致肝脾不和或肝胃不和，水湿内停，酿湿成痰，肝郁气滞，营血不从，气滞血瘀，凝结成块，郁久化热，痰热互结，热盛肉腐，肉腐成脓，脓水外溃不绝而成漏。亦有气郁化火，迫血妄行，而成乳衄。所有这些是本病标实的一面。病久必虚，气弱血虚，无力托毒外出，脓水淋漓，病程缠绵，迁延反复，此为虚实夹杂的一面。综上，本病为本虚标实。

裴正学教授治疗此病宜用以下四法：①疏肝清热，活血消肿：以柴山合剂为主，用于肝经郁热、气血瘀滞之肿块疼痛明显的患者。②清热解毒，消肿散结：仙方活命饮为主，用于乳房肿块红肿、疼痛严重者。③托里透脓：以托里透脓散为主，用于脓肿溃破不愈，或切开后久不收口者。④温阳散结法：以阳和汤为主，用于肿块皮色不变、漫肿无头者。通常以上四法随证进退，疗效显著。

六、裴正学教授辨证分型及用药

1. 肿块初起

浆细胞性乳腺炎常常以乳头溢液为初期表现，常有乳头凹陷或乳头皲裂，哺乳时感觉乳头刺痛，伴有乳汁郁积不畅或结块，有时可有两条甚至多条乳管阻塞不通，继而乳房局部肿胀疼痛，结块或有或无，伴压痛，皮色不变或微红，皮肤不热或微热。也有以乳晕部肿块为始发症状者，肿块常向某一象限伸展，质硬，形状不规则，边界欠清，可持续静止在肿块期数月或数年，全身症状不明显或伴有全身感觉不舒，恶寒发热，胸闷头痛，烦躁易怒，食欲不振，大便干结。

辨证分型：肝郁气滞证。

证见：乳头溢液，似水样，或粉刺样，或脓血样，多数病人可见乳头凹陷畸形，乳房皮色不变或微红，乳晕部可触及小结块，质软，攻窜胀痛，症状随喜怒消长，伴平素情志抑郁，性格急躁，嗳气，胸脘痞闷，善太息，胁肋胀痛，月经不调，经前乳房、少腹作胀，舌淡，苔薄，脉弦。

治则：疏肝清热，活血消肿。

方药：柴山合剂加减。

柴胡 10g，穿山甲 10g（现已禁用），郁金 6g，木通 6g，路路通 6g，当归 10g，三棱 10g，莪术 10g，海藻 10g，昆布 10g，肉苁蓉 10g，浙贝母 10g，制乳没各 6g，夏枯草 15g。

若气滞较重，胸胁胀痛甚者，加栝楼、延胡索、川楝子理气止痛；若脘腹胀满甚者，加陈皮、香附、厚朴、山楂理气导滞消胀；若少腹作胀者，加小茴香、乌药疏肝理气；若肝郁化热，横逆犯胃，出现心烦易怒，胃脘胀痛，嘈杂吞酸，口干口苦，舌红苔黄，脉弦数者，乃肝胃郁热证，可配合丹栀逍遥散加减以疏肝清热，理气和胃；若心烦口渴者，加黄芩、竹茹、芦根泄热生津止渴；若郁热损伤乳络，迫血妄行，溢液夹血水者，加茜草、丹皮、赤芍凉血止血；若妇女月经不调，经前乳胀加重，少腹刺痛，舌有瘀斑，加丹参、益母草、王不留行、桃仁、红花活血调经；若病情反复久延，脾气亦伤，胃痛而胀，饮食不佳，神疲乏力者，加党参、茯苓、白术、山药、香附、砂仁疏肝健脾，理气和胃。

2. 肿块期

辨证分型：寒痰凝滞。

证见：乳晕部结块较硬，范围局限，界限欠清，活动度较差，乳房皮色正常，皮温不高，略有压痛，自觉疼痛不甚，遇冷加重，得温痛减，伴形寒，手足不温，周身倦怠，面色青晦，口中不渴或渴喜热饮，胸闷不舒，大便稀薄，小便清长，舌质淡，苔白腻，脉沉滑。

治则：温阳散结。

方药：阳和汤合托里透脓散加减。

熟地 10g，麻黄 10g，白芥子 10g，炮姜 6g，肉桂 6g，鹿角胶 10g（烊化），甘草 6g，穿山甲 10g（现已禁用），乳香 6g，没药 6g，黄芪 30g，当归 10g，川芎 10g，陈皮 6g。

加减：若胸胁胀痛者，加栝楼、延胡索、川楝子理气止痛；若脘腹胀满，加枳壳、厚朴行气消积；若神疲乏力，纳差者，加黄芪、党参、茯苓、白术健脾益胃，若少腹冷痛者，加乌药、小茴香温经散寒，若寒象明显，手足不温者，加附子、干姜温阳散寒；若关节疼痛重者，加羌活、独活祛风散寒。

3. 脓肿期

辨证分型：热毒炽盛。

证见：乳房肿势弥漫高突，肿块按之中软应指，有波动感，皮肤燃红灼热，疼痛剧烈，伴有患侧腋下淋巴结肿大、压痛，面红耳赤，壮热头痛，心烦口苦，咽干唇燥，胸闷，胁肋灼痛，大便干结，小便短赤，舌质红绛，苔黄或黄腻，脉洪数或弦数。

治则：清热解毒，消肿散结。

方药：仙方活命饮合托里透脓散加减。

蒲公英 15g，金银花 15g，天花粉 10g，赤芍 10g，桔梗 12g，当归 10g，炙黄芪 30g，皂角刺 30g，穿山甲 10g（现已禁用），生薏苡仁 30g，乳香 6g，没药 6g，黄芪 30g，当归 10g，川芎 10g，陈皮 6g。

若热壅络瘀，胸痛甚者，加郁金、赤芍化瘀通络；若热毒较重，加连翘、半边莲清热解毒；若壮热、口渴者，加生石膏、知母、天花粉清热生津；若气津两伤者，加北沙参、麦冬益气生津；若咽痛者，加牛蒡子、射干、山豆根清热利咽；若热毒炽盛，循经上下流窜，出现下肢红斑结节，四肢关节疼痛，加茜草、赤芍、丹皮凉血散瘀；若大便秘结，腑气不通者加大黄、芒硝泄热通腑；若小便赤涩，口舌生疮者，加黄芩、黄连、车前子、竹叶、木通清热利尿。

4. 溃脓期

辨证分型：正虚毒恋。

证见：乳房脓肿溃开后，创面久不收口，反复溃脓，形成乳瘘，局部红肿热痛退，瘘口渗流稀薄脓水，无异味，创面肉芽色淡，周围残留结节或僵块，皮肤增厚粘连，伴见面色少华或淡白，神疲乏力，食少纳差，或头晕，心悸，失眠，或低热汗出，腰膝酸软，口干不渴，或肢冷，倦怠嗜卧，舌质淡白，脉细弱，或舌红，少苔，脉细数。

治则：益气养阴，和营托毒。

方药：托里透脓散加减。

生黄芪 30g，党参 12g，川芎 9g，白术 12g，茯苓 15g，当归 9g，穿山甲 10g（先煎，现已禁用），皂角刺 30g，蒲公英 15g，白芷 9g，甘草 6g。每日 1 剂，水煎服。

若汗出多者，加浮小麦、生龙骨、生牡蛎敛汗固涩；若气阴两伤，口干乏力者，加太子参、山药、麦冬、玉竹益气养阴；若头晕心悸，虚烦不寐者，加酸枣仁、夜交藤养血安神；若阴虚潮热者，加青蒿、地骨皮清虚热；若肝肾阴虚，头晕目眩、腰膝酸软者，加黄精、女贞子、墨旱莲、山萸肉滋补肝肾；若汗出肢冷，畏寒神怯者，加肉桂、干姜、桂枝温阳通脉；若余毒偏盛、发热恶寒、头痛者，加金银花、连翘、板蓝根、大青叶清热解毒。

七、裴正学教授用方分析

裴正学教授从 50 多年的临床经验出发，总结出一套完整的治疗浆乳的方药体系，以疏肝解郁、软坚散结为主，主方为自拟方柴山合剂，是由柴胡疏肝散、海藻玉壶汤、三棱汤加减变化而来。药物组成：柴胡、穿山甲（现已禁用，常用鳖甲、皂角刺代替）、郁金、木通、路路通、当归、三棱、莪术、海藻、昆布、肉苁蓉、浙贝母、制乳没、夏枯草。组方分析：柴胡、郁金均归肝经，味辛、苦、微寒，均可行气疏肝解郁；穿山甲，性咸，微温，归肝、胃经，能活血消痈，消肿排脓，可使脓未成者消散，已成脓者速溃，为治疗疮疡肿痛之要药。有《本草经疏》记载："性走，能行瘀血，通经络，故又有消痈毒，排脓血，下乳，和伤，发痘等用。"又《医学中衷参西录》："穿山甲，味淡性平，气腥而窜，其走窜之性，无微不至，故能宣通脏腑，贯彻经络，透达关窍，凡血凝血聚为病，皆能开之。"有实验研究证明，穿山甲对以血浆蛋白渗出、肿胀度为指标的急性炎症模型及以肉芽组织增生为特征的慢性炎症模型有明显的抗炎作用。另有实验显示穿山甲还能使肠痈大鼠的肠痈脓肿缩小、局限，而具有抗炎或促使炎症修复作用。因穿山甲现已禁用，裴正学教授在临床中多用鳖甲、皂角刺替代。鳖甲归肝、肾经，有软坚散结之功能，《本经》指出鳖甲"主心腹癥瘕坚积，寒热，去痞，息肉，阴蚀，痔核，恶肉"。皂角刺归肝、肺经，有消毒排脓之效，《医学入门》认为"皂刺，凡痈疽未破者，能开窍，已破者能引药达疮所，乃诸恶疮癣及疬风要药也"。《本草纲目》认为"治痈肿，妒乳，风疬恶疮，胞衣不下，杀虫"。鳖甲配皂角刺，乃方中之要对，共奏软坚散结、托里透脓之功；木通、路路通，其共同点是通经；三棱配莪术有行气消积止痛之功效；海藻配昆布共同软坚散结；乳香配没药行气散结，消肿生肌；夏枯草清热解毒，散结消肿。本方之亮点在于药对，这些药对恰到好处，丝丝入扣，毫无杂乱与违和之感，这便是裴正学教授组方遣药的独道之处。现代研究发现：将柴胡、夏枯草、三棱、莪术、海藻、昆布等合用，可调节人体雌性激素的紊乱，恢复其分泌水平，从而可消散软化乳腺肿块。肉苁蓉具有调节内分泌，促进代谢之功效，全方之方药加减运用合理、严谨、配伍恰当，故临床疗效显著。

仙方活命饮组成：金银花、陈皮各 9g，白芷、贝母、防风、赤芍、当归尾、甘草节、皂角刺、炒穿山甲（现已禁用）、炙天花粉、乳香、没药各 6g，功能：清热解毒，消肿溃坚，活血止痛。主治：痈疡肿毒初起。《医宗金鉴》曾谓"此为疮疡之圣药，外科之首方"；《滑寿医学全书》称之"治一切痈疽肿毒，初起未消者。"现代被广泛运用于各科疾病，如妇科慢性盆腔炎，男性病科急慢性附睾炎、慢性前列腺炎、精子不液化症等，各种炎症疾病、痤疮、带状疱疹及其后遗神经痛，甚至运用于小儿久咳、周围血管病变等疾病中。方中银花重用为君，清热活血解毒；当归、赤芍、乳香、没药，主活血散结止痛；防风、白芷辛散走表，引初入之邪外出；陈皮、贝母化痰散结；皂角刺、穿山甲善能走散，破初聚之邪最好；天花粉排脓消肿、清热生津，散结的同时还可制热毒伤阴；甘草节调和诸药并助行散之力，诸药合用，无不迫邪外出，使肿块无处可遁。现代药理研究亦显示金银花、当归、赤芍、白芷、防风、天花粉、皂角刺、乳香、没药、甘草等均有不同程度的抗炎和免疫作用，其中部分还可抑制炎症后期肉芽组织的增生。运用此方治疗本病阳证肿块期患者，属"对症下药"。

阳和汤源于清代外科名家王惟德《外科全生集》，古方创始之初，功效温补和阳，散寒通滞，主治外科一切阴疽，如贴骨疽、脱疽、鹤膝风、流注、痰核、瘰疬、寒性脓疡等属于阴寒之证，浆细胞性乳腺炎病程较长，好发于中青年妇女，肿块大多皮色不变，初期多表现为乳晕部肿块，不红不肿不痛，输乳管有白色脂质样、豆腐渣样分泌物，发病缓慢，病位较深，难溃破，溃口久不收敛，形成复杂性瘘道，虽在急性炎症期多表现为局部红肿热痛、化脓，或伴全身恶寒发热等一派阳热之象，然此过程历时短暂，脓肿切开引流后或自溃后很快消退，而创面却久不愈合，反复溃破，形成瘘管，经久难愈，实属阴证。故裴正学教授认为浆细胞性乳腺炎治疗宜温补和阳，散寒通滞，方用阳和汤加减，而应慎用清热解毒之要药或抗生素类。从现代医学来看，这类药物大多具有改善微循环、增加毛细血管的通透性、缓解微循环障碍的作用；同时又可改变血液流变学的性质，促进病灶周围的炎症吸收，还可促进药物有效成分的吸收并发挥作用。另有实验证明：阳和汤具有抗炎抗肿胀作用。且浆细胞性乳腺炎为无菌性化脓性炎症，故治以阳和汤加减方中熟地、鹿角胶生精补血，肉桂、炮姜温散寒邪而通利经脉，麻黄开腠理而见阳光，白芥子祛顽痰助姜桂以散寒。

托里透脓散出自《医宗金鉴》，由《外科正宗》透脓散化裁而成，全方有人参、白术、穿山甲（现已禁用）、白芷、升麻、甘草、当归、黄芪、皂角刺、青皮 10 味药组成，方中重用黄芪，黄芪有补气养血健脾之功，托毒排脓、敛疮生肌之效。人参大补元气，补脾益肺，白术健脾益气，燥湿利水；当归补血活血，通达经脉与黄芪相用，补益气血，滋养肌肤；以穿山甲（现已禁用）、皂角刺活血通络，散结消肿，逐瘀溃脓；白芷除湿通窍，消肿排脓；升麻发表透疹，解毒，升阳举陷；青皮疏肝破气，散结消痰，甘草补脾益气，清热解毒，缓急止痛，调和诸药。诸药相互为用，祛邪之中兼以扶正，补气又补血，通络之中以溃坚，托毒之中以排脓。共奏益气活血，扶正祛邪、托里透脓之效。对于脓成不溃，或溃而不愈，均有良好的治疗作用。

裴正学教授认为：肝郁气结，结聚成块，郁久化热，肉腐成脓，溃则为瘘；日久则痰凝血瘀。故常用仙方活命饮、柴山合剂、阳和汤为主方辅以托毒外出、托里透脓，在托里透脓的同时，扶正固本，祛邪和扶正同时进行。这是一个非常完善的方药体系，根据患者的症状加减用药，灵活变通，疗效显著。

八、病案举例

例1：35岁，教师，2009年1月15日就诊。患者于2月前突然出现右侧乳房红肿热痛，有硬结，且伴有恶寒发热。就诊于甘肃省人民医院，完善检查后诊断为：浆细胞性乳腺炎，给予抗炎治疗后未见疗效。后出现局部热痛，化脓破溃，伤口流出脓样物质，疼痛异常，稍有活动后疼痛加重。因患者惧怕手术，故求诊于裴正学教授。

【证见】右侧乳房广泛肿胀，色暗红，皮肤绷紧，疼痛拒按，右乳头上方破溃流脓，大便尚可，舌苔薄黄，脉细数。

【西医诊断】浆细胞性乳腺炎。

【中医诊断】粉刺性乳痈。

【治则】清热解毒、消肿散结。

【方药】仙方活命饮合阳和汤加减。

蒲公英15g，金银花15g，天花粉10g，赤芍10g，桔梗12g，当归10g，炙黄芪30g，皂角刺30g，穿山甲10g（现已禁用），生薏苡仁30g，乳香6g，没药6g，陈皮6g，熟地10g，麻黄10g，白芥子10g，炮姜6g，肉桂6g，鹿角胶10g（烊化），甘草6g。服10剂后破溃流脓明显好转，肿胀疼痛较前减轻。再诊在原方基础上加三棱10g、莪术10g、海藻10g、昆布10g，服用20余剂后痊愈。

例2：33岁，职员，2009年5月10日就诊。患者3月前出现左乳晕下包块、肿胀、疼痛，曾就诊于兰州大学第一附属医院行切开引流术，并大量使用头孢类抗生素治疗 1 月无效。为求中西结合治疗，随就诊于裴正学教授。

【证见】左乳晕下 40mm×20mm×15mm 包块，左乳头凹陷，乳晕内侧见两处瘘口，伤口潮湿，挤压后有牙膏样分泌物溢出，局部皮肤微红。患者素体虚弱，易感冒，舌淡苔白腻，舌边有齿痕，脉弦细。

【西医诊断】浆细胞性乳腺炎。

【中医诊断】粉刺性乳痈。

【中医辨证】属肝经郁热，气血瘀滞。

【方药】托里透脓散合柴山合剂加减。

党参 10g，白术 10g，黄芪 30g，当归 10g，皂角刺 30g，穿山甲 15g（现已禁用），乳香 6g，没药 9g，柴胡 10g，山栀 10g，木通 6g，路路通 6g，郁金 6g，花粉 10g，三棱 10g，莪术 10g，海藻 10g，昆布 10g，夏枯草 10g。服 10 剂后肿块缩小，分泌物明显减少，瘘口变浅。再诊：上方加肉苁蓉 10g，连服 30 剂后，乳瘘管干燥愈合，临床症状痊愈。随访 3 月无复发。

例 3：35 岁，2017 年 9 月 20 日初诊。患者自诉平素情绪较为平和，无易怒烦躁，双侧肋间偶有胀痛不舒，经前较为加重，经来则舒，平素月经周期、经期正常，经量较少，经色深，有血块。于 4 个月前在无明显诱因下左乳乳晕部出现多个大小不等的肿块，触摸、近衣物时疼痛更甚，遂于 2017 年 9 月 18 日在景泰县新黄河医院查乳腺彩超示：左侧乳腺 3 点位可探及范围 2.4cm×1.2cm 低回声结节，边界欠清，内部回声不均匀，右方回声增强。彩超诊断结论：左侧乳腺低回声结节（建议进一步确诊）。故于 2017 年 9 月 20 日在甘肃省肿瘤医院行左乳肿物穿刺活检：镜下可见纤维性间质中散在大量淋巴细胞及浆细胞浸润，未见乳腺组织及明显恶性肿瘤组织。初诊查体：右乳形态正常，左侧乳房触痛明显，在乳晕周围可触及数个约大豆大小的囊性肿块，质硬，表面欠光滑，边界欠清，与胸壁无粘连，左乳头凹陷，无溢液，穿刺部位有脓液溢出，色黄黏稠，无臭味。舌质较红，苔薄腻，脉弦滑。

【中医诊断】粉刺性乳痈。

【西医诊断】浆细胞性乳腺炎。

【证型】肝郁气滞，痰瘀互结。

【治则】疏肝解郁，软坚散结，托里透脓。

【方药】柴山合剂合托里透脓散加减。

柴胡 10g，鳖甲 15g，皂刺 15g，当归 10g，木通 6g，路路通 6g，郁金 6g，天花粉 10g，三棱 10g，莪术 10g，海藻 10g，昆布 10g，制乳没各 6g，肉苁蓉 20g，浙贝母 10g，夏枯草 15g，黄芪 20g，川芎 6g，陈皮 6g，白花蛇舌草 15g，半枝莲 15g，龙葵 15g，蒲公英 15g，败酱草 15g。共 10 剂，3 日 2 剂，水煎，早、晚温服。

二诊：患者自诉左乳疼痛较前减轻，穿刺部位流脓有所减少，颜色变淡，无臭味；余无其他症状。查体：左乳多个肿块减少，质变软，表面光滑，压痛减轻，舌质红，苔薄黄，脉滑。裴正学教授予上方减去白花蛇舌草、半枝莲、龙葵、蒲公英、败酱草，汉三七 3g（冲）、水蛭 10g（冲）、王不留行 10g、八月札 10g、漏芦 10g 共 10 剂，3 日 2 剂，水煎，早、晚温服。

三诊：患者自诉胃部不适，无食欲，左乳疼痛明显减轻，基本无脓液流出，余下穿刺部位针眼未愈合。查体：左乳多个肿块明显减少，小的已未触摸，深触只余左乳乳晕9点位一个约黄豆大小的肿块，触摸已无疼痛。为固护胃气、巩固疗效，裴正学教授予上方减去汉三七、水蛭、王不留行、八月札、漏芦，加黄芩20g、土茯苓10g、土贝母10g、生薏仁30g、龙葵15g、鸡内金10g，20剂，3日2剂，水煎，早、晚温服。后随访，患者连续服用该方1月余，左乳肿块基本消失，穿刺部位针眼已愈合。

九、古今医家有关浆细胞乳腺炎的论述

近代随着浆细胞性乳腺炎患者的增多，对本病的认识逐渐深入。1958年著名老中医顾伯华在国内首先对本病形成瘘管时命名为"慢性复发性伴有乳头内缩的乳晕部瘘管"。现代中医学者结合本病临床表现及中医基础理论将其归属"乳痈"范畴，因常有乳头粉刺样物溢出，又称之为"粉刺性乳痈"，并对病因病机做了不同程度的探讨。

著名老中医顾伯华认为由于先天乳头凹陷畸形，肝郁气滞，气血瘀滞成块，郁而化热，热盛肉腐而形成脓肿，溃后余邪结块或成瘘；或肝郁脾虚，脾虚不运，湿浊生痰，痰瘀互结成块，久而化热，蒸肉成脓，溃后毒邪留恋，则反复发作不愈。

李佩琴、韩双平认为本病因情志不畅，肝气郁滞，经脉阻塞，营血不从，以致气滞血瘀，凝聚成块。郁久化热，蒸酿肉腐而成。其中以气机不畅为病理基础，肿疡期多气滞血瘀、热毒蕴蒸；瘘管期则为营血肉败，脓毒外泄。

卞卫和认为浆细胞性乳腺炎的发生，与禀赋不足关系密切，这是本病本虚的一面。本病的形成，尚与七情内伤、冲任失调、外感邪实等因素相关，肝郁气滞，营血不从，或冲任失调，气血运行失畅，气血瘀滞，凝聚成块，郁久化热，蒸酿肉腐而为脓肿，这是其标实的一面。对照本病的临床症状，浆细胞性乳腺炎，以属阴者为多。肝主疏泄，不仅可以调畅气机，协助脾胃之气升降，还可以调节乳汁分泌，肝郁失疏，乳络失畅，肝郁脾虚，脾失健运，湿浊内蕴，阻于乳络，久聚成块。乳房属胃，胃为"水谷之海"，主受纳，腐熟水谷，胃失和降，传化失司，郁滞胃中，久蕴生浊，循经上犯，乳络受之，引发乳病。因此浆细胞性乳腺炎病位在乳房，与肝胃二经关系密切。

方秀兰、许娟等认为乳头为足厥阴肝经所属，乳房为足阳明胃经所循，故乳头凹陷畸形者，肝经血气不易正常疏泄，乳腺正常分泌物较难正常排出，加之素体阳盛胃气壅实，复因情志不畅，肝失条达，肝气郁滞，而致管内分泌物滞而不出，久致乳络扩张，乳络郁滞，营气不从，气滞血瘀，聚而成块，郁久化热，胃热壅盛，热盛肉腐成脓、破溃成漏。故木郁土壅，肝郁胃热是该病主要的发病机制，而乳头凹陷，肝络失于通畅是其发病的基本条件。

治疗方面，江苏名中医倪毓生经验，外治先予箍围消散，溃后、瘘管期则运用祛腐生新大法，尤其善于运用升降二丹。自行研制海升散，白降丹，芙黄膏，祛腐生新膏运用在不同阶段、不同创面，取得了较好效果。林毅教授提出了"阴性管道不可收口，半阴半阳管道亦不可收口"的观点，必须祛腐换药至"阳性管道"后方可收口。

楼丽华教授认为女子以血为用，炎症日久则气血耗伤，辨证总属阴证。治疗上主张治病求本，主以温通之法，"温"能散寒，寒去则血脉、乳络自通；"通"者以消滞块也。忌用清热解毒等"清凉之品"，易致气血凝滞，乳络收引，肿块欲消不消，欲脓不脓，形成僵块，影响疾病的治疗。楼丽华根据本病病程较长，肿块大多皮色不变、漫肿、疼痛等寒凝证候采用温阳散结法，用阳和汤加减治疗，方药组成为熟地黄12g，白芥子12g，鹿角片12g（先煎），肉桂3g，炮姜炭12g，炙麻黄6g，炙山甲片12g（先煎，现已禁用），皂角刺15g，姜半夏9g，陈皮9g，生甘草3g。临床疗效满意。

丁丽仙教授提出该病未破溃应以清热解毒，逐瘀排脓，散结消肿为治疗大法；成脓破溃期应该消肿排脓，托毒生肌，培补本元，促其早敛为治疗大法。若毒盛使用托法，当注意解毒，防止余毒留恋。蔡燕将本病分为肝经郁热型、余毒未清型及痰瘀凝滞型进行治疗，并强调内治与外治相结合，未溃偏重内治，已溃偏重外治，要根据疾病不同阶段、不同类型选择不同的手术方式，注意避免盲目手术、扩大手术给患者带来的身心伤害。

林毅教授认为本病炎症局限于乳腺小叶，乳房包含多个微小脓腔的炎性肿块，易引流不畅致病情反复，腐肉不去，新肉不生，故重点治以"祛腐排脓"。肿块成脓期治以透脓托毒，方用透脓散加减溃坚破结，通络透脓，理气散结，使邪有出路，后期患者气血亏虚，则以补托为要，中药宜补气血，清余毒，强调勿妄投苦寒之品，反伤中阳，气血更亏，阴阳两虚，疮口难收。常予以参苓白术散加减健脾益气，扶正祛邪，助长新肉，则顺利生肌收口。

宋爱莉等认为病变初期，肿块质硬无痛，皮色不红，证属肝郁痰凝，治宜解郁化痰，消肿散结；中期肉腐成脓，肿块变软，乳房肿痛，宜切开排脓，提脓去腐，同时内服解毒、托里透脓之剂；晚期溃后疮口脓水淋漓，久不收口，宜益气和营，去腐生肌；待肿块缩小、炎症局限后，再行手术治疗。

陈红风在急性期重在疏肝清热，常用疏肝理气、清热解毒药为主。多选用柴胡、黄芩、夏枯草、蒲公英、金银花、白花蛇舌草；乳头内或脓液中有较多脂质样分泌物者，加生山楂、麦芽；当出现泛发性下肢结节性红斑时可加入赤芍、川牛膝、土茯苓、白芽根等凉血活血、清热散瘀、消肿止痛。在疾病缓解期，乳房肿块经久难消，治疗重在活血散结。缓解期少用寒凉药，多用偏于温热的活血化瘀药，如鹿角片、当归、川芎、桃仁，甚至破血逐瘀的三棱、莪术等。若局部脓肿形成，往往脓液稀薄量少，溃后疮周肿势难消、肉芽虚浮，此为气血不足之表现。又因瘀血不去、新血不生，故常伍以黄芪、当归、皂角刺、穿山甲等，既能益气养血，又能活血散瘀、托里透脓。同时重用生山楂，因其不但具有活血消肿的功效，还可减少脂质类物质分泌以减轻其对周围组织的刺激，阻断脂肪的坏死，促使肿块消散。

徐沁甜予以中医内外合治综合治疗浆细胞乳腺炎，辨证为肝经郁热、瘀血内结，治以疏肝清热、活血散结，方用消痛方，外治予以肿块期金黄膏、冲和膏外敷，脓肿期予以切开引流术，瘘管期切开瘘管、切除坏死组织，术后用九一丹引流。治疗 32 例浆细胞乳腺炎，总有效率93.75%。

尹真真等总结马宏博导师经验，将浆细胞乳腺炎辨证为肝郁热毒内结证，治以疏肝散结、解毒消痈，方用瓜蒌牛蒡汤加减，脓成后于脓肿最低位行脓腔切开引流术，术后金榆软膏及九华膏外敷，紫草油纱填塞引流，2 月后患者伤口愈合，乳房未见明显变形。

刘雄飞等将浆细胞乳腺炎辨证为肝经郁热证，采用化瘀解毒法与中医外治法结合治疗。观察组 45 例患者均治以化瘀解毒法，中药自拟方内服，未成脓时外敷芙蓉膏，脓成则穿刺抽脓或切开引流，结果观察组总有效率 84.44%。

第九章　乳腺增生

　　乳腺增生是发生在乳腺组织的既非炎症，也非肿瘤的良性增生性疾病。本病是临床上最常见的乳房疾病，好发于25～45岁的中青年女性，发病率占全部乳房疾病的75%。因现代女性生活压力增大及环境等因素的影响，乳腺增生的发病率逐年上升，严重影响女性身心健康。其中乳腺非典型增生病属于癌前病变的范畴，癌变率10%。本病的临床特点是单侧或双侧乳房疼痛并出现肿块，疼痛和肿块与月经周期及情志变化密切相关。此病属于中医的"乳癖"范畴，在乳癖的治疗上相比西医治疗而言有较大的优势，临床效果显著，且副作用低。

一、生理病理

　　成年女性的乳房一般位于胸前第2～6肋骨，内侧为胸骨缘，外侧可达腋前线，后面则为胸大肌。但具体乳房的大小，还要依据成年女性的身材胖瘦、个人发育程度等因人而异。95%的乳腺外上部分有一狭长部分向腋窝方向突出，并靠近胸肌淋巴结，称为Spence腋尾部。在女性的乳腺中，所有腺叶、腺小叶和脂肪组织之间都有纤维组织包围，使乳腺处于浅筋膜的浅深筋膜之间，上连皮肤与浅筋膜浅层，下连浅筋膜深层。在乳腺小叶间垂直走行并相互连成网状的纤维组织束，称为乳腺悬韧带，起到固定乳腺于皮肤上的作用，使乳房既有一定活动度又不至于下垂。对于乳腺增生症的患者来说，有时会在活动中感受到乳腺组织随着运动带来的疼痛感，这是因为乳腺位于皮下浅筋膜的浅层与深层之间，在乳腺的后面及浅筋膜的深层和胸大肌筋膜之间，组织输送呈现空隙状，称为乳房后间隙。它使乳腺有一定的活动度。而当乳腺增生出现结节或者囊肿时，异常的物质结构占据原本的乳腺内空间，对其临近组织进行不同程度的挤压，造成其活动空间的变化。所以，患者在上肢活动的时候，随着胸大肌的动作，带动乳房后间隙的变化，患者多会感觉到增生部位附近的疼痛，且随着运动或拉伸动作的不同，疼痛程度也不一样。

胸大肌及胸周围肌肉筋膜，乳腺的深层组织包括胸部肌肉、筋膜、肋骨及走行其中的神经、血管等，整个乳腺除去大部分是覆盖在胸大肌前面的深筋膜外，还有 1/3 的乳腺组织是覆盖在前锯肌的表面，而支配乳房上部皮肤感觉的神经分布于胸大肌的锁骨部和胸肋部的上半部分以及腹侧部，因此胸大肌在乳腺增生症的发病机制中有着重要意义。胸大肌是前胸部最大的肌肉组织，在深层像一张大网托住乳房，而支配乳房组织的血管神经均从中穿行。当由于各种原因导致胸大肌紧张痉挛时，则必然会导致相应的血管及神经受到压迫，所以会出现乳腺的疼痛或相应感觉异常。当胸大肌长期处于某种紧张状态时，通常在症状出现前是感受不到肌肉的紧张，因为这一现象并不受我们大脑和意志的控制，因肌肉长期紧张痉挛产生的代谢产物或炎症反应造成局部的循环障碍，便会引起局部组织的炎症。其他各种原因导致的乳腺增生的最终结果也是乳腺、胸大肌及其周围组织的慢性炎症之间的关系。例如长期抱小孩或者劳累过度或被无意挤伤乳房的女性其患乳腺增生症的概率也会相对较大。紧张痉挛的胸大肌就好像被污染的天气，而长期在这种污染环境下生长的乳腺组织，自然会出现问题。而如果使胸大肌变得松软有弹性，肌肉组织不再产生代谢产物等，减少了对神经血管的压迫，乳腺内部循环环境得到好转，异常的分泌物得以排泄，那么内部乳腺的疾病也就随之好转了。

乳腺增生症不仅有胸大肌的问题，同时还必须顾及胸周围肌肉筋膜的作用。胸深筋膜依据其位置主要分为浅层（胸大肌筋膜）和深层（肋骨喙突筋膜），其中浅层筋膜在胸廓上口外胸大肌三角处向深面伸入，与深层会合，向后可越过腋窝底部，在背阔肌下缘移行于背部筋膜并在腋窝处形成腋筋膜。而深层可形成肌鞘包绕胸小肌，并附着于肩胛骨喙突。除此之外，网下肌与小圆肌对肩关节的运动也都起到重要作用，二者一起可使肱骨头向后就位于关节窝内，并可防止对肩胛骨喙突的撞击。乳腺的腋尾部止于腋窝部，而肩部周围的很多肌肉的起止点都在肱骨头及肱骨颈附近，当这些肩关节附近肌肉出现紧张挛缩时，出现肩关节的活动不利，时间一久便会通过腋尾部影响到乳腺，出现乳腺的疼痛，因此在临床中，当肩关节周围肌肉出现疼痛时，也要及时医治。

（一）雌激素、孕激素分泌失调

女性生殖具有周期性，作为多种内分泌激素靶器官的乳腺，其形态和组织学结构也随激素变化而出现周期性变化，月经来潮前，卵巢在促卵泡激素的影响下，卵泡逐渐成熟，随着雌激素水平逐渐升高，乳腺出现乳管增生和管腔的变大，组织间血流增多，排卵后孕激素水平升高，在催乳素共同作用下，乳腺小叶内出现上皮细胞的肥大及分泌，而当月经来潮及之后，由于卵巢相关各分泌激素水平的逐渐下降，乳腺原来扩大的导管及管腔开始萎缩，乳腺小叶内肥大的上皮细胞也出现复原，所以当内分泌出现失调，雌孕激素分泌异常时，乳腺组织增生与复旧过程便会存在异常改变，进而出现乳腺导管上皮的异常增生。

（二）催乳素分泌过多

垂体前叶分泌的 PRL 与乳腺关系极为密切。乳腺组织中是存在催乳素受体的，所以 PRL 可以影响乳腺细胞的生长分化，同时也是女子泌乳所必须的激素，因此，当它分泌过多时，影响乳腺细胞的生长分化，进而形成乳腺结节，尤其对于哺乳期前后的女性来说。在妊娠期间，PRL、人绒毛膜生长激素、及雌、孕激素使乳腺组织进一步发育，使乳腺具有泌乳功能，但只是做好了准备工作，实际并无泌乳，这是因为乳腺组织中激素受体数量有限，而当女人妊娠期间，其雌激素和孕激素含量过高，会与激素受体进行结合，从而降低催乳素与受体结合能力，但当分娩完成后，血中雌激素与孕激素浓度大幅度降低，这时候，PRL便会开始发挥其作用，加上婴儿的吮吸动作产生的射乳反射一起使乳汁流出，由于催乳素是受下丘脑的双重控制，故其调节机制相对灵活，然而，现在已有研究表明：PRL在人类乳腺癌中对癌细胞的增殖和活力都受到了明显的刺激。

（三）E2的异常增加

雌激素包括雌二醇（E2）、雌三醇（E3）、雌酮（E1）三种，其中E2是在卵巢自然合成并且分泌的雌激素中活性最强的一种，在乳腺中雌二醇可以与雌激素受体结合以发挥雌激素作用，病理情况下，当E2含量异常增多，与ERa结合增多，ERa在增生的导管和腺泡上皮细胞胞质、间质成纤维细胞核则表达为阳性。

（四）甲状腺素减少

甲状腺对乳腺组织起到间接调节的作用，甲状腺及乳腺同属于激素应答性器官，两类疾病具有明确的相关性，甲状腺疾病可导致乳腺疾病发病风险增加，垂体前叶生成的TSH减少时，甲状腺激素分泌减少，基础代谢率低下，因而影响乳腺发育。但目前甲状腺激素与乳腺问题研究较少，尚缺乏可靠的实验证据。

（五）其他

乳腺增生与肾上腺皮质、破骨细胞分化因子也有关联，且月经紊乱、流产次数、不规律饮食、长期服用避孕药、痛经、初产年龄、怀孕次数也是中国女性乳腺增生发病的主要危险因素。

二、诊断

（一）临床表现

1. 乳房胀痛

常见为单侧或双侧乳房胀痛或触痛，病程为 2 个月至数年不等，大多数患者具有周期性疼痛的特点，月经前期发生或加重，月经后减轻或消失。必须注意的是，乳痛的周期性虽是本病的典型表现，但缺乏此特征者并不能否定病变的存在。

2. 乳房肿块

常为多发性，单侧或双侧，以外上象限多见，且大小、质地亦常随月经呈周期性变化，月经前期肿块增大、质地较硬，月经后肿块缩小、质韧而不硬；查体时，可触及肿块呈结节，大小不一；与周围组织界限不清，多有触痛，与皮肤和深部组织无粘连，可被推动，腋窝淋巴结无肿大。

（二）分期

根据临床和病理表现，可分为 4 个不同阶段：

1. 乳痛症

主要见于青春发育期或青年女性，在经期前有明显的乳房肿胀疼痛。有时疼痛可延及肩背部，局部常有疼痛及震动式疼痛，经后乳房疼痛及肿胀逐渐自行缓解，并有松弛感，这类患者常伴有痛经，月经失调及经期紧张症；缓解期仅有乳房增厚感，未能扣及结节，本症属生理变化范围。

2. 小叶增生

是乳腺增生中最常见的临床阶段，多见于 20～30 岁的青年女性，主要表现为经前期乳房胀痛不适，疼痛加剧时，可延及肩背与腋下乳房，局部常可扣及大小不等的结节或片状组织增厚，经后结节缩小，组织柔软，但结节很难完全消退，病变较多分布于乳房的外上象限或呈弥散性分布，此期在病理中已出现明显的腺上皮增生表现。

3. 纤维腺瘤病或乳头状瘤病

由小叶增生进一步发展而来，临床表现为整个乳腺常同步均匀增厚，个别区域可扣及边界清晰的小结节或纤维腺瘤，可呈多发性细小的病变，有一定活动度，但无压痛，月经过后并不消失，此期从病理上看，若以腺上皮及纤维组织增生为主，则可由此衍化为纤维腺瘤；若为导管上皮呈乳头状增生，则可发展为乳头状瘤。多发于腺体边缘，呈多发性者，成为乳头状瘤病，有较高的癌变率。

4. 纤维囊性增生病或硬化性乳腺病

为弥漫性乳腺慢性增生与囊性变的结果，多发生于 30 岁以上女性，整个乳房坚实，增厚或呈扁平块状，表面光滑或呈结节状，无压痛，经前、经后无症状与体征的改变，囊肿形成后，则表现为乳房内散在、多发、大小不等的结节。患者常由于乳房扣及结节而就医；部分患者可以出现浆液性或浆液血性的乳头溢液；少数患者可同时有腋窝淋巴结肿大，甚至可发生癌变。

（三）排除标准

排除初潮前小儿乳房发育症、男性乳房发育症以及乳房良、恶性肿瘤。

（四）辅助检查

1. 乳腺超声

乳腺内腺体组织回声紊乱或回声增强、欠均匀，可见不规则回声减暗区，形态欠规则，边界欠清晰，典型者呈"豹纹症"样改变。

2. 乳房钼靶片

乳腺呈较均匀密度增高影，可在一个或多个象限出现。

3. 病理学检查

乳腺组织的上皮增生性良性病变，同时排除乳腺癌、乳腺纤维瘤等其他乳腺病。

4. 其他

近年来，一些分子生物学指标已用于临床，如肿瘤标志物 C-erbB-2、P53 基因蛋白、细胞角蛋白 5/6 表型的表达等皆有助于乳腺原位癌和非典型增生的鉴别诊断，特别对良性和非典型增生病变的鉴别诊断有一定价值。

凡具有上述"症状与体征"中的 1 项 + 排除标准者。根据临床条件应结合辅助检查进行诊断。

（五）鉴别诊断

乳腺增生症患者若临床表现不典型，或没有明显的经前乳房胀痛，仅表现为乳房肿块者，特别是单侧单个质硬的肿块，应与乳腺纤维腺瘤及乳腺癌相鉴别。

1. 乳腺纤维腺瘤

乳房肿块大多为单侧单发；肿块多为圆形或卵圆形、边界清楚、活动度大，质地一般韧实，亦有多发者，但一般无乳房胀痛或仅有轻度经期乳房不适感、无触痛，乳房肿块的大小性状不因月经周期而发生变化，患者年龄多在 30 岁以下，以 20 ～ 25 岁多见。此外，在乳房的钼靶 X 线片上，乳腺纤维腺瘤常表现为圆形或卵圆形密度均匀的阴影及其特有的环形透明晕，亦可作为鉴别诊断的一个重要依据。

2. 乳腺癌

乳房肿块质地一般较硬，有的坚硬如石；肿块大多为单侧单发；肿块可呈圆形、卵圆形或不规则形，可长到很大，活动度差，易与皮肤及周围组织发生粘连；肿块与月经周期及情绪变化无关，可在短时间内迅速增大，好发于中老年女性。

3. 片状乳腺增生与浸润型乳癌

浸润型乳癌亦可呈片状、不规则形，中心密度高，向外周逐渐变淡，密度不均匀，单侧多见，其边缘有放射状毛刺影及向乳头方向的浸润影，病变处乳腺结构紊乱，伴皮肤增厚及局部血管增粗、迂曲。而乳腺增生密度较均匀，呈正常腺体密度，双侧多见，其边缘未见毛刺等浸润征象，乳腺结构及局部血管正常，不伴皮肤的改变。

4. 肿块样增生与肿块型乳癌

肿块型乳癌为单发块影，类圆形，分叶状或不规则形，密度较良性肿块高，肿块边缘多数（80% 以上）可见轻微或明显的毛刺或浸润，伴皮肤和乳头的牵拉和内陷等改变；且肿块周围的毛刺以细小、密集、僵硬为其特点，在局部放大摄影中显示的更清楚；而乳腺增生为双侧或单侧多发肿块，质软，随体位和压力改变有变化，边缘较清楚，光滑。

5. 结节状增生与乳腺早期癌肿

乳癌一般为单侧孤立病灶，无规律排列，结节边缘或部分边缘模糊，有长短不一的毛刺，密度略高于周围腺体，周边结构紊乱呈星芒状排列，可伴皮肤增厚和（或）局部凹陷。乳头内陷和漏斗症、血运增加、导管症、伪足症及彗星尾症等间接征象，且结节质地较硬，不同压力和体位不发生形态变化；而结节状乳腺增生一般为双侧或单侧多发，有规律排列，边缘较清晰，无周边结构紊乱，呈星芒状排列，不伴恶性间接征象，质地较软，随不同压力和体位可发生形态变化。

6. 钙化

从数量看，乳腺增生的钙化数较少，而乳癌钙化数较多，64% 在 10 枚以上，25% 以上超过 30 枚；从大小看，乳腺增生的钙化较粗大或混合少许微小钙化，乳癌一般为均匀一致的微小钙化，当钙化小于 1mm 时良恶性钙化无明显差别，当其大于 1mm 时多为良性病变，且 91.11% 的良性钙化颗粒大小不一致；从形态看，乳腺增生的钙化为圆形、环形、条弧形、杆状、树枝状等，而恶性钙化为棒状、线样、分支状、不规则状及数量较多的细砂状；从密度看，恶性钙化密度明显偏高；从分布看，多数学者认为乳腺钼靶片上 $1cm^2$ 范围内有 5 枚小钙化点就可以定义为成簇，乳腺增生的钙化分布较稀疏，一般不成簇，而恶性钙化分布较密集，多呈簇状分布，$1cm^2$ 范围内有超过 20 枚小钙化点，诊断乳癌最有价值，且微小钙化密集度越高，恶性可能性越大。

三、治疗

（一）非手术治疗

绝大部分乳腺增生症可以用非手术治疗，用乳罩托起乳房、维持愉快心情等方法可缓解疼痛，治疗乳腺增生症常用的西药有激素类、碘制剂及其他对症治疗药物。

1. 激素类制剂

（1）传统的激素类制剂

主要是用雄性激素来对抗雌激素，其副作用包括男性化表现，如多毛、嗓音变粗、痤疮等；另外还可能会有不同程度的肝脏损害、头晕、恶心等。

（2）采用黄体酮治疗

以纠正雌、孕激素分泌的失衡。

（3）月经间期口服小剂量雌激素

服用雌激素可出现恶心、呕吐、头痛等副作用，有些患者病情反可加重。

（4）激素受体拮抗剂

如雌激素受体拮抗剂三苯氧胺，其副作用包括闭经、潮热、恶心等。目前在对乳腺增生症的西医治疗中大多采用内分泌治疗，其代表药物是三苯氧胺。三苯氧胺是一种非甾体抗雌激素类制剂，它有双重作用，即抗雌激素和类雌激素作用。三苯氧胺是一种雌激素的拮抗剂，能竞争性地与雌激素受体结合，阻断过高的雌激素作用于乳腺组织，从而达到治疗目的。另外，在美国国家乳腺及大肠肿瘤外科辅助治疗项目中也把三苯氧胺作为预防乳腺癌的手段在临床上加以应用，其结果是在健康妇女人群中使雌激素受体阳性的乳腺癌发病率降低了45%。但在对三苯氧胺的研究中得到一个似乎矛盾的结论：它既是一个抗乳腺癌的药物，又是一个诱发子宫内膜癌的物质，同时对女性生殖道也产生正反两方面的作用。

（5）溴隐停

可抑制催乳素的分泌，从而达到治疗作用。其副作用有恶心、呕吐、眩晕、直立性低血压等。

（6）丹那唑

可抑制促性腺激素及卵巢激素的分泌。副作用可见闭经、月经淋漓、体重增加、粉刺等。

2. 碘制剂

小剂量的碘剂可刺激垂体前叶分泌黄体生成素，从而抑制雌激素的分泌，纠正黄体期激素比率的失衡，以达治疗乳腺增生症的目的。碘制剂常用复方碘溶液或10%的碘化钾溶液5ml，3次/d，口服。于经前症状最明显时使用，效果最佳。

3. 利尿药与镇静剂

在经前紧张症合并严重的乳房症状者中，常可发现其体内雌二醇水平过高，以致体内水钠潴留。若服用小剂量的利尿剂与镇静剂，促进水钠排出，可使症状和体征改善。

4. 维生素类药物

其作用机理尚不十分明显，但确有许多病例在接受大剂量维生素 A、维生素 B_6 和维生素 E 后，主观和客观症状都有改善。用药后常可发现乳房疼痛减轻、结节缩小、乳房松弛。

5. 生活调理

合理改善饮食结构，减少脂肪类的摄入；戒烟及不食含有黄嘌呤的食物与药物；选用合体的胸罩及合适的节育方法；培养乐观豁达的性格以及和谐的性生活等均有利于调节全身及乳房的健康状态，预防或减少本病的发生。

（二）手术治疗

乳腺增生症是乳腺的良性增生性病变，一般主张保守治疗。但 2% ~ 4% 的患者会发生恶变，与乳腺癌关系密切。所以当乳腺增生症有以下情况时，建议患者接受手术治疗：

乳腺增生症病变局限在单侧乳房的某一象限，特别是在乳房的外上象限；肿块体积较大、质地较硬，经保守治疗效果不明显者。

年龄 >35 岁，具有母系乳癌家族史，且乳房肿块呈结节状，经各种治疗未见明显缩小者。

原有的增生性乳房肿块在短时间内迅速增大者。

原有的乳腺增生症在观察、治疗过程中，近期症状及体征有所加重，钼靶 X 线摄片等影像学检查及针吸细胞学检查结果与前次检查相比，病变有进展，提示有恶变可能者。

绝经后的老年妇女新近出现的乳腺增生：如乳房疼痛、腺体增厚等。

乳腺增生症患者经针吸细胞学检查或活检证实乳腺上皮细胞增生活跃，甚至开始有异型性改变者，应做增生肿块切除术或乳腺单纯切除术。必要时,进行术中冰冻切片病理检查。

四、裴正学教授诊疗经验

中医学理论认为,乳腺增生症多属于"乳癖"的范畴。《疡科心得集》云:"有乳中结核,形如丸卵,不疼痛,不发寒热,皮色不变,其核随喜怒而消长,此名乳癖。"该病标在乳房,而其本在肝、脾、肾等脏。《灵枢·经脉》云:"肝足厥阴之脉,属肝,络胆,上贯膈,布胁肋,循喉咙之上……肾足少阴之脉……其支者:从肺出,络心,注胸中。胃足阳明之脉……其支者:从缺盆下乳内廉,下夹脐,如气衔中。"历代医家对该病的认识亦各不相同。

裴正学教授从传统中医理论出发,认为女子以肝为先天,肝属木,主疏泄,其性条达,而恶抑郁,如情志不畅,肝失条达,郁久则导致气滞血瘀,痰瘀内生,阻滞乳络而成"核";肾为封藏之本,"精之处也",为冲任之本,冲任上连乳房,下起胞宫。若肾气不足,冲任二脉空虚,又肝肾同源,疏泄失畅,气血聚于冲任,乳络受阻,久而发为乳癖。饮食失节或忧思过度,伤及脾胃,运化无权,久之痰湿、瘀血等聚于乳络,日久成块。裴正学教授指出,乳癖涉及多个脏腑,病理因素众多,但肝郁气滞、痰瘀互结对该病的发病影响至重。故肝气郁结、痰瘀凝结、乳络受阻为该病的基本病机。治疗当以疏肝解郁、活血化瘀、软坚散结为基本治则,并贯穿于治疗过程的始终。

五、裴正学教授辨证论治

裴正学教授从医 50 余载，临床上每遇此病，始终以"西医诊断、中医辨证、中药为主、西药为辅"为准绳，处方遣药，辨证论治，遵守病因病机，治病求本，虚实兼顾，灵活运用自拟方柴山合剂加减治疗，临床效果满意。此外，裴正学教授还重视"病不只是在于形体而且在心神"，尤其注重药物、心理干预联合治疗，加强对患者的心理疏导，根据患者个体情况，告诫患者树立正确认识，拥有良好的心态和积极的态度，调节饮食和生活习惯，调理月经，适量运动等，可为乳腺增生症提供效果确切的诊治方案及临床思路。

裴正学教授从临床实际出发，结合自己多年的亲身临床实践，主要从以下几个方面进行辨证施治：

1.肝郁气滞型

证见：乳房或胸胁走窜胀痛，情志抑郁，善太息，情志因素与乳腺的疼痛及肿块紧密相关，舌质淡红，苔薄白或薄黄，脉弦。

治则：疏肝理气，软坚散结。

方药：自拟方柴山合剂加味。加减：局部有红肿热痛者，加裴氏五味消毒饮（蒲公英、败酱草、白花蛇舌草、半枝莲、龙葵）以清热解毒。

2.痰瘀互结型

证见：乳房疼痛多呈刺痛，常夜间为甚，胸脘痞闷，呕恶，纳呆，或多样性紫暗乳房肿块，边界不清，舌暗红或青紫，舌下络脉迂曲，苔腻，脉涩、弦或滑。

治则：活血化瘀，理气散结。

方药：瓜蒌薤白半夏汤或裴氏冠二方（瓜蒌、赤芍、川芎、红花、降香、丹参）加汉三七、水蛭等。加减：疼痛剧烈者，加青皮、延胡索、鸡血藤、川楝子等行气止痛。

3. 冲任失调型

证见：月经周期紊乱，经期天数减少，月经量少，色淡，质稀，或闭经，气短懒言，乳房疼痛不甚。舌质淡，苔薄白，脉细或缓弱。

治则：调补冲任，软坚消肿。

方药：逍遥丸合二至丸。加减：动则汗出者，加桂枝、浮小麦以益气敛汗；气短乏力甚者，加黄芪益气。

中成药：裴氏乳腺灵颗粒口服，每次一包，每日2次。

六、裴正学教授用方分析

裴正学教授指出，肝、脾、肾为该病相干之脏，重责于肝。肝气郁滞、痰瘀互结为基本病机，故治疗各阶段尤为重视疏肝解郁、化瘀散结，以自拟方柴山合剂为代表方，重在疏肝理气、软坚散结，同时配合健脾益气、调理冲任等治法，标本兼顾，虚实并调，效果满意。

病案举例：

例1：32岁，2015年4月3日，初诊。患者自诉平素情绪低落，易生气，时感胸闷气短，双侧肋间疼痛，嗳气则舒，月经前尤为加重，口干口苦，月经量少，时有血块，色暗。查体：

双乳外形正常，乳头无内陷，无溢乳，双侧乳房触痛（＋），左侧压痛较右侧明显，舌质稍红，苔薄腻，脉弦滑。查乳腺彩超示：边界光滑完整，两侧乳房增大，乳房内可见大小不等的液性暗区，后壁回声增强。

【西医诊断】双侧乳腺增生症。

【中医诊断】乳癖，证属肝郁气滞、痰凝气结。

【治则】疏肝解郁，软坚散结。

【方药】柴山合剂加减，药物组成为：柴胡10g，穿山甲15g（现已禁用，常用鳖甲15g、皂角刺15g代替），三棱10g，莪术10g，制乳香6g，制没药6g，木通6g，路路通10g，海藻10g，昆布10g，郁金6g，天花粉10g，浙贝10g，夏枯草15g，肉苁蓉20g，香附6g，水蛭10g（分冲），益母草20g，鸡内金10g。水煎服，共15剂，每天1剂。

二诊：患者诉其两侧乳房胀痛较前好转，月经量少，伴有血块，痛经，口干，易怒。舌质红，苔微黄，脉滑数。裴正学教授予上方加丹栀逍遥散加二至丸，水煎服，共10剂，3日2剂。

三诊：患者诉乳房胀痛较前明显好转，痛经、血块等症状也明显缓解，嘱患者效不更方，继续服用该方。后随访，患者连续服用该方1月余，后乳房疼痛症状消失，月经也恢复正常，未再复发。

按：本案属典型的肝郁气滞型乳腺增生症，临床上最为常见。裴正学教授从临床实际出发，结合丰富的临床经验，总结出自拟方柴山合剂方，其疏肝解郁、软坚散结之功效显著，可有效改善患者临床症状，减少复发率，改善预后。柴山合剂主要以柴胡疏肝散、海藻玉壶汤、昆布丸、三棱汤等加减化裁而成，药物组成有柴胡、鳖甲、皂角刺、木通、路路通、郁金、天花粉、三棱、莪术、海藻、昆布、制乳香、制没药、肉苁蓉、浙贝母、夏枯草等。方中柴胡、郁金均归肝胆二经，活血止痛、行气解郁；木通配鳖甲"主心腹癥瘕坚积"；三棱、莪术同归肝、脾两经，破血行气、消积止痛；乳香、没药性皆辛、苦，均入肝经、心经、脾经，为宣通脏腑、流通经络之要药；海藻、昆布皆咸、寒之品，入肝、肾经，有消痰软坚之功效；夏枯草、浙贝母皆苦寒之品，相配散结消痈。现代研究表明：柴胡、夏枯草、三棱、莪术、海藻、昆布等诸药合用，可调节人体雌激素的紊乱，影响其分泌水平，从而可消散软化乳腺增生组织。现代药理研究表明：肉苁蓉具有调节内分泌、促进代谢之功效，全方结构严谨，配伍合理。

七、古今医家有关乳腺增生的论述

中医大部分学者都将乳腺增生症列入"乳癖"的范畴。乳癖之名最早见于华佗《中藏经》，它亦属于中医文献"癖"的广义范畴，"癖"同义于"痞"，《素问》及《伤寒论》中均有"痞"的记载。《素问·五常政大论》："备化之纪……其病痞。"又云："卑监之纪……其病留满痞塞。"痞者癖也，痞是形容气机不畅，在人体任何部位出现的胀满疼痛，症情时轻时剧，疼痛时隐时现，这和乳癖的临床表现相似。后世医家在明、清外科专著中详尽地记载了有关乳癖的具体证候及病因病机等。如明《外科正宗》："乳癖乃乳中结核，形如丸卵，或坠垂作痛、或不痛，皮色不变，其核随喜怒消长，多由思虑伤脾，恼怒伤肝，郁结而成。"《疡科心得集·辨乳癖、乳痰、乳癌论》中说："有乳中结核，形如丸卵，不疼痛，不发寒热，皮色不变，其核随喜怒为消长，从名乳癖。"从这两部专著中的记述可以看出，对肿块之描述，甚为细致，形如丸卵者，言肿块之大小，边界清楚，表面光滑，其肿块也能随着情绪变化增大或缩小，有的疼痛，有的不痛。窦汉卿《疮疡经验全书》"乳癖此疾，因女子十五六岁，经脉将行或一月二次或过月不行致成此疾，多生寡薄气，体虚弱。"窦氏已认识到本病和月经不调的相关性，冲任失调是本病发生的重要因素，这与现代医学认为本病是由内分泌失调，性激素代谢紊乱相一致。《马培之医案："乳头为肝肾二经之冲。"《外科医案汇编》："乳中结核，虽云肝病，其病在肾。"二者重视先天之本——肾，在本病发病学上的重要地位，为本病以温补肾阳作为调摄冲任的治法依据。《外科真诠》："乳癖，年少气盛，患一二载者……可消散。若老年气衰，患经数载者不治，宜节饮食，息恼怒，庶免乳岩之变。"它阐明了乳癖存在癌变的可能性，这与囊性乳腺病属癌前期病变的观点是相吻合的。

乳腺增生症在中医文献中最早的记载见于《中藏经》，以后历代医家对乳癖都有描述和认识，对于其病因病机，早在宋代的《圣济总录》就认为此病的发生与"冲任不和"有关。明代陈实功则认为本病多由思虑伤脾，恼怒伤肝，郁结而成。近代中医大多从肝气郁结论治，如清代余听鸿等，临床多采用疏肝解郁的治疗方法。至20世纪50年代，顾伯华教授根据多年临床经验，提出冲任失调与肝气瘀滞是共同致病的观点，得到广泛的认可。现代医家认为乳腺增生症的发生总由肝郁气滞，或肝肾虚损，冲任失调，或痰凝血癖而成。目前提出的学说较多，主要有以下观点：

肝郁气滞说：主张以肝郁气滞为病因的学者较多。肝主疏泄，体阴而用阳，宣发而疏散。若情怀不畅，肝气郁结，肝失条达，气血周流失度，循经留注乳房，凝滞结块而成。木郁不达，乳房结癖，其核随喜怒而消长，即是佐证。韩玉洁等根据本病乳房胀痛、结块、胸闷嗳气等症，归于情绪不佳、月经来潮时加重则认为，病机侧重于肝，故治癖以疏肝解郁为主。

冲任失调说：黄霖根据《圣济总录》："妇人以冲任为本。"《外科医案汇编》："乳中核结，虽云肝病，其本在肾。"的理论，认为冲任失调是乳癖发生的根本。肾为五脏之本，元气之根。天癸源于先天藏于肾，肾气化生天癸，天癸激发冲任之脉，使之通盛，冲任脉下系胞宫，上连乳房，冲任失调，气机郁结，痰浊阻滞，癖血内停，循经上逆，客于乳房发为乳癖。

肝郁脾虚说：正如《外科正宗》："忧郁伤肝，思虑伤脾，积想在心，所愿不得志者，致经络痞涩，聚结成核"。以及《医宗金鉴》："乳中结核梅李形……症由肝脾郁结成。"宋爱莉、王常勇等认为乳癖发病与肝脾有关，脾胃为气血生化之源，脾伤则营气不畅，营血失化，脾虚失运则易造成气滞痰凝；怒则肝阴易伤，筋脉失养，肝络拘则胁痛乳胀，肝络不遂则气结于乳，肝郁脾虚，无形之气与有形之痰相互蕴结而发病。阴毒内结为患。姜兆俊等根据《疮疡经验全书》："此疾症不成脓、结毒，莫用凉剂敷贴。"以及《外科真诠·乳癖》中"乳癖乳房结核坚硬，始如钱大，如卵，皮色如常，遇寒作痛，总由形寒饮冷，加以气郁痰饮，流入胃络，积聚不散所致。"并根据临床观察提出阴毒内结为乳癖肿块发病关键。治疗上守"阳和通腠，温补气血"之则，用阳和汤加减治疗，取得较好疗效。

第十章 急性乳腺炎

急性乳腺炎是指乳腺的急性化脓性感染，是产褥期的常见病，最常见于哺乳妇女，尤其是初产妇。哺乳期的任何时间均可发生，而哺乳的开始最为常见。

一、病理生理

1. 乳汁瘀积

由于乳汁分泌过多，婴儿吸吮奶量少，使乳汁不能完全排空；乳头发育不良（过小或内陷等），婴儿吸吮困难；乳腺、乳管发育不良，乳管不通，乳汁流出受阻；产后精神刺激，神经紊乱，调节功能障碍，使乳腺导管痉挛、水肿等原因，致使乳汁瘀积于导管内，乳房结块疼痛。

2. 细菌侵入

初产妇乳头皮肤娇嫩，婴儿用力吸吮和咬嚼乳头，致使乳头破裂，细菌由破损处侵入；婴儿口含乳头而睡或婴儿患有口腔炎，致病菌可直接经乳头进入导管；长期哺乳，母亲个人卫生差；其他部位的感染，细菌由血行进入乳房形成感染。病菌多为金黄色葡萄球菌，其次为链球菌、白色葡萄球菌及大肠杆菌。

二、临床表现

1. 初起阶段

常有乳头破裂，哺乳时感觉乳头刺痛，伴有乳汁瘀积不畅或结块，有时可有 1～2 个乳管阻塞不通。继而乳房局部肿胀疼痛，结块或有或无，伴有压痛，皮色不红或微红，皮肤不热或微热。全身症状不明显，或伴有恶寒、发热、胸闷、头痛、烦躁、容易发脾气、食欲不振。

2. 成脓阶段

患乳肿块不消或逐渐增大，局部疼痛加重，或有搏动性疼痛，甚至持续性剧烈疼痛，伴有明显的触痛，皮色红，皮肤灼热，并有壮热不退，口渴思饮，恶心厌食，同侧腋窝淋巴结肿大压痛至乳房红肿热痛，10 天左右，乳房肿块中央渐渐变软，按之应指有波动感，局部水肿发热，压痛明显，穿刺抽吸有脓液，有时脓液可从乳窍中流出，全身症状加剧。

3. 溃后阶段

当急性脓肿成熟时，可自行破溃出脓，或手术切开排脓。若脓出通畅，则局部肿消痛减，发热、怕冷症状消失，疮口逐渐愈合。若溃后脓出不畅，肿势不消，疼痛不减，身热不退，可能形成袋脓，或脓液波及其他乳络形成传囊乳痈。亦有溃后乳汁从疮口溢出，久治不愈，形成乳漏。

急性乳腺炎主要临床表现的乳房红肿热痛：常为胀痛、局部红肿伴皮温高，出现边界不清的硬结。同时患者可出现寒战、高热等。化验血常规，白细胞计数升高，严重时可合并败血症。如果炎症进一步加重，局部组织发生坏死、液化、大小不等的感染灶，相互融合形成脓肿，表现为体表有波动感。脓肿可为单房性或多房性。浅表的脓肿易被发现，而较深的脓肿波动感不明显，不易发现，可行彩超进一步判断。

三、诊断与鉴别诊断

（一）诊断

1. 诊断标准

参照人民卫生出版社出版的第 8 版西医《外科学》关于急性乳腺的诊断标准。

（1）乳期妇女，尤其多见于产后未满月的初产妇。

（2）排乳不畅或没有排乳，疼痛部位多见于乳房外下象限。

（3）初起时患侧乳房肿大，触痛或胀痛，翻身或吮乳时疼痛加剧。

（4）初起时患侧压痛，可摸及结块，皮肤微红或不红，患侧腋下可扪及肿大淋巴结，伴有触痛。

（5）可伴有恶寒发热或恶心、呕吐、骨节酸痛、胸闷、脉搏增快等。

（6）外周血白细胞总数以及中性粒细胞数、C 反应蛋白可增高。

（7）乳腺超声检查可见腺体局部增厚，呈不规则团片状回声增强区，边界欠清，血流信号增多等，无低回声改变即脓肿尚未形成。

2. 分型

（1）乳汁瘀积型乳腺炎

白细胞计数 $<10^6$/ml 且细菌数 $<10^3$/ml。

（2）非感染型乳腺炎

白细胞计数 $>10^6$/ml 且细菌数 $<10^3$/ml。

（3）感染型乳腺炎

白细胞计数 $>10^6$/ml 且细菌数 $>10^3$/ml。

3. 实验室及辅助检查

（1）血常规检查

初期白细胞计数一般正常，成脓期白细胞总数及中性粒细胞数增加。若并发脓毒败血症，白细胞总数常在 16×10^9/L 以上，中性粒细胞常达 0.85 以上。

（2）乳腺超声表现

①在炎性肿块上探查时，肿块边缘局部增厚，边界不十分清楚，但回声增强，加压探头时局部有压痛。②内部回声增强，但分布不均。③形成脓肿时，内部呈不均质的无回声区，但边界增厚而不光滑。④慢性炎症或脓肿液化不全时，内部可呈现不均质的光点或光团。

（3）乳腺高频钼靶 X 线摄片

乳腺组织由于炎性水肿，X 线上表现为边界模糊的片状密度增高阴影，乳腺小梁结构模糊不清，皮肤增厚，皮下脂肪组织模糊，血管影增多增粗。各种异常变化在使用抗生素治疗后得到显著改善。

（4）B型超声检查

炎症区乳房组织增厚，内部回声较正常低，分布欠均匀。

（5）局部诊断性穿刺

对于急性乳腺炎是否已形成脓肿，尤其是深部脓肿，可行穿刺抽脓术，有助于确诊并判断脓肿位置。

（6）脓培养及药敏定量实验

脓液细菌培养及药敏试验有助于确定致病菌种类，从而有针对性地选择抗生素。

（7）组织学检查

①大体标本：乳腺肿大，红肿结块，切开后有时可见脓腔形成；②镜下标本：有明显乳管炎或间质性变化，有大量白细胞、淋巴细胞、浆细胞和组织细胞之炎性浸润，并可见吞噬活动，上皮及细胞变性、坏死、脱落、液化，同时见脓肿形成，腔内充满脓液，腔周见脓肿壁。

（二）鉴别诊断

1. 乳腺增生

乳腺增生一般是内分泌紊乱导致，特别与卵巢功能失调密切有关，并不属于炎症。

2. 急性乳腺癌

乳腺癌的皮肤病变明显，范围较为广泛，往往累及整个乳腺三分之一或二分之一以上，皮肤颜色为一种特殊的暗红或紫红色，皮肤肿胀，呈"橘皮样"，病人的乳腺一般并无明显的疼痛和压痛，全身症状比较轻。可通过乳房活检相鉴别。

3.湿疹样乳癌

乳头湿疹样乳癌多为非哺乳期妇女所患，早期病变表面有一层灰黄色痂皮，随病程延长，病变处皮肤增厚坚硬，皮色呈紫红色，患处无疼痛感。

4.晚期乳腺癌

晚期乳腺癌的女性会有皮肤水肿、橘皮样病变、红肿、脓肿、硬结、肿块等，炎症的反应不大，疼痛感没有乳腺炎严重，晚期乳腺癌的局部表现突出，如皮肤粘连、乳头凹陷和方向改变等。

四、西医治疗

急性乳腺炎早预防、早发现、早治疗是减少急性乳腺炎发病率及加快痊愈的重要保证，而预防显得尤其重要。应注意：排空乳汁，乳汁的瘀积是急性乳腺炎产生和加重的重要原因，排空乳汁对预防和治疗急性乳腺炎显得尤其重要。控制细菌入侵，细菌入侵是急性乳腺炎形成的又一重要原因。要控制细菌入侵必须保持乳头及乳晕的清洁。如果乳头、乳晕破损或皲裂时，要停止哺乳。养成婴儿不含乳头而睡的好习惯。注意婴儿口腔卫生，及时治疗其口腔炎症。当婴儿口腔有炎症时也要停止哺乳。

治疗原则是消除感染、排空乳汁，早期呈蜂窝织炎表现时不宜手术，但脓肿形成后仍仅以抗菌药治疗，则可致更多的乳腺组织受破坏，应在压痛最明显的炎症区进行穿刺，抽到脓液表示脓肿已形成，脓液应做细菌培养及药物敏感试验。

呈蜂窝织炎表现而未形成脓肿之前，应用抗菌药可获得良好的结果，因主要致病菌为金黄色葡萄球菌，可不必等待细菌培养的结果，应用青霉素治疗，或用耐青霉素酶的氨苄西林钠，每次 1g，每日 4 次，肌注或静滴，若病人对青霉素过敏，则应用红霉素。如治疗后病情无明显改善，则应重复穿刺以证明有无脓肿形成，以后可根据细菌培养结果指导选用抗菌药，抗菌药物可抑制分泌乳汁，因此如四环素、氨基糖苷类、磺胺药和甲硝唑等药物应避免使用，因其能影响婴儿，应用青霉素、头孢菌素和红霉素为安全，中药治疗可用蒲公英、野菊花等清热解毒药物。

脓肿形成后，主要治疗措施是及时做脓肿切开引流，手术时要有良好的麻醉，为避免损伤乳管而形成乳瘘，应做放射状切开，乳晕下脓肿应沿乳晕边缘做弧形切口，深部脓肿或乳房后脓肿可沿乳房下缘做弧形切口，经乳房后间隔引流之，切开后以手指轻轻分离脓肿的多房间隔，以利引流，脓腔较大时，可在脓腔的最低部位另加切口做对口引流。

五、裴正学教授诊疗经验

中医将急性乳腺炎归属于"乳痈"范畴，是指热毒入侵乳房而发生的阳证疮疡，可发生于哺乳期、妊娠期、非哺乳期和非妊娠期，分别称为"外吹乳痈""内吹乳痈"和"不乳儿乳痈"，临床以"外吹乳痈"多见，约占全部乳痈病例的90% 以上，即多以哺乳期妇女多见，"不乳儿乳痈"较为少见。裴正学教授认为急性乳腺炎的发病原因主要是产后正气虚弱，风毒乘虚入络；情志内伤，肝气郁结；饮食不节，脾胃运化失司，乳头皲裂，毒邪入络。导致厥阴肝气不行，阳明胃热壅盛，阻塞乳络，则出现乳房肿胀疼痛、结块、乳汁瘀滞。若乳络阻塞，热壅炽盛，肝郁化火则出现畏寒发热，局部红肿热痛。若热邪持续不泄，则郁久化热，热盛肉腐，肉腐成脓，则出现高热、搏动性疼痛。若脓毒得溃，气机畅通，正复邪退，则肿消痛止，乳汁复通，病转痊愈。若失治误治，毒邪炽盛，扩散流走，酿成危候。

裴正学教授认为急性乳腺炎临床分为：①郁滞期：初起有乳头皲裂，哺乳时感觉乳头刺痛，伴有乳汁郁积不畅或结块，有时可有一二个乳管不通。继而乳房局部肿胀疼痛，结块或有或无，伴有压痛，皮色微红或不红，皮肤不热或微热。全身症状不明显或伴有全身感觉不适，恶寒发热，头痛胸闷，心烦易怒，食纳不佳，大便干结。舌淡红或红，苔薄黄微腻，脉弦或浮数。治疗易疏通乳络，和营散结。②成脓期和溃后期：若经治疗 3 ~ 5d 后，发热，硬块不消，而红肿疼痛加剧，局部疼痛如针挑刺或鸡啄者，乃化脓之证，一般难以消散。临床可见乳房肿块逐渐增大，皮肤潮红、灼热，局部疼痛明显，患处拒按，有波动感，按之应指。出现全身乏力，面色少华，或高热不退，尿赤，便秘，同侧腋窝淋巴结肿大、疼痛，外周血白细胞升高，舌红、苔黄或黄腻，脉弦滑或洪数。治宜清热解毒，托里排脓。若脓出通畅，则局部肿消痛减，寒热渐退，疮口逐渐愈合；若脓出不畅，则肿势不消，疼痛；身热不退，局部成传囊之变。久治不愈者，乳汁由疮口溢出，脓汁稀薄，多形成乳漏，疮口久治不愈。舌淡、少苔，脉细数。治宜益气养血，和营托毒。

急性乳腺炎溃后末期，余毒未清，正气亏耗，此时应慎用寒凉攻伐之品，因寒凝易致气滞血瘀，疮口不敛。此时应采取必要的措施，如扩创引流，使创口脓液引流通畅，炎症消退，直至创口已无脓液，仅流乳汁，创口周围皮肤炎性浸润亦已消失时，再按压迫疗法进行治疗。

六、裴正学教授辨证用方分析

1. 分期辨证，以理气通乳为主

（1）郁滞期

裴正学教授临证时常以自拟的柴山合剂加减治疗，拟定基本方如下：柴胡、穿山甲（现已禁用，以鳖甲、皂角刺代替）、郁金、木通、路路通、当归、三棱、莪术、海藻、昆布、肉苁蓉、浙贝母、制乳没、夏枯草。方中柴胡、郁金均归肝经，味辛、苦、微寒，均可行气疏肝解郁；穿山甲，性咸，微温，归肝、胃经，能活血消痈，消肿排脓，可使脓未成者消散，已成脓者速溃，为治疗疮疡肿痛之要药。鳖甲配皂刺，乃方中之要对，共奏软坚散结、托里透脓之功；木通、路路通，其共同点是通经；三棱配莪术有行气消积止痛之功效；海藻配昆布共同软坚散结；乳香配没药行气散结，消肿生肌；一味夏枯草清热解毒，散结消肿。现代研究发现，将柴胡、夏枯草、三棱、莪术、海藻、昆布等合用，可调节人体雌性激素的紊乱，恢复其分泌水平，从而可消散软化乳腺肿块。肉苁蓉具有调节内分泌，促进代谢之功效，全方之方药加减运用合理、严谨，配伍恰当，故临床疗效显著。

（2）溃脓期

常以托里透脓散化裁治之。有补益气血，促其腐肉易脱，新肉易生之功。若因气机阻滞，导致阳明热盛，证见大便干结者，可用全瓜蒌以宽胸散结、润肠通腑。若产后恶露未净者，可用益母草以祛瘀生新。若产后乳汁过多或治疗期中需要回乳者，常与《外科大成》回乳汤化裁治之，以减少乳汁生成。若产后体虚，汗出受风，证见恶寒发热等表证者，可用荆芥、防风以疏散表邪。相关研究表明：透脓散可通过调节成纤维细胞生长因子、表皮细胞生长因子、白细胞介素 -2 和溶菌酶增强非特异性免疫反应应答，促进金黄色葡萄球菌感染的疮疡愈合。

2. 忌用苦寒之品

乳痈初期，若因寒凉药物使用太过，或大量使用抗生素治疗而未配伍行气和血之剂，致热毒虽退而气血仍速结不散，余邪未净，更与宿乳纠结为患，形成僵块。若体壮者，尚能运其气血而自愈；若体虚者，气血常留着而不行，每多与邪气相互搏结，遗留肿块，或转为半阴半阳之证。因此，此期用药，不宜苦寒太过，否则既妨碍脾胃运化，又攻伐正气，或致乳房气血凝结，局部肿硬不消。正如《疡科心得集·辨乳痈乳疽论》对乳痈的治疗所提出的："切戒清凉解毒，反伤脾胃也。况乳本血化，不能漏泄，遂结实肿，乳性清寒，又加凉药，则肿硬者难溃脓，溃脓者难收口矣。"

七、病案举例

例1：28岁。主诉左乳肿痛7d。现病史：患者断奶2个月余，发现左乳肿块7d，伴红肿疼痛，弥漫成片块状，静脉滴注甲硝唑、左氧氟沙星后疼痛缓解，肿块缩小，为求中药调理，今来诊。现患者左乳肿块约核桃大小，无痛，睡眠可，二便调。既往体健，月经正常，无肿瘤遗传病史。神色可，无异常气味，舌红，苔黄，脉弦数。双乳对称饱满，左乳头凹陷，左乳内侧可及4cm×5cm片状肿块，不规则，边界不清，质韧，局部皮色红，压痛（－）。辅助检查暂缺。中医诊断为乳痈。

【中医证候】郁滞。

【西医诊断】急性乳腺炎。

【治则】疏肝清热，通乳和营，散结消肿。

【方药】柴胡10g，鳖甲15g，皂刺15g，当归10g，木通6g，路路通6g，郁金6g，天花粉10g，三棱10g，莪术10g，海藻10g，昆布10g，制乳没各6g，肉苁蓉20g，浙贝母10g，夏枯草15g。水煎服，1日1剂。

二诊：自诉左乳肿块较前缩小变软，疼痛缓解，服上方无不适症状。处方：原方加山慈菇15g，继服15剂。

三诊：左乳肿块明显缩小，疼痛感基本消失。查体：左乳内侧近乳晕处触及片块样增厚区，范围1.5cm×2cm，右乳未及异常。处方：柴胡10g，鳖甲15g，皂刺15g，当归10g，木通6g，路路通6g，郁金6g，天花粉10g，三棱10g，莪术10g，海藻10g，昆布10g，制乳没各6g，肉苁蓉10g，浙贝母

10g，山慈菇 15g，夏枯草 15g。水煎服，1 日 1 剂。继续服用 20 剂，后复查左乳内侧近乳晕处触及片块样增厚区基本消失。

例 2：29 岁，2019 年 7 月 12 日初诊。产后右乳胀痛 10d 伴发热 2d。产后 2 月，诉 10d 前因生气后出现右乳胀痛不适，自行予以热敷等对症处理后减轻。2d 前突然出现右乳胀痛加重，伴有恶寒发热，最高体温 39℃，在社区医院行头孢他啶抗感染 2d，体温稍降，右乳疼痛未见好转。遂来就诊，刻下：右乳红肿疼痛，外上象限可扪及 4cm×5cm 硬块，边界欠清，皮肤有灼热感，未扪及明显波动感，伴恶寒发热，体温 39℃，睡眠差，大便干。舌淡红，苔薄黄，脉弦滑数。查血常规：白细胞：$11.5×10^9$/L。

【西医诊断】急性乳腺炎。

【治则】疏肝清热，散结消肿，托里透脓汤。

【方药】柴胡 10g，鳖甲 15g，皂刺 15g，当归 10g，木通 6g，路路通 6g，郁金 6g，天花粉 10g，三棱 10g，莪术 10g，制乳没各 6g，党参 10g，白术 10g，白芷 6g，升麻 3g，甘草 6g，黄芪 30g，蒲公英 15g。水煎服，1 日 1 剂。

二诊：自诉右乳肿块较前明显缩小变软，疼痛缓解，服上方无不适症状。原方继服 10 剂，随诊右乳肿块消失。

八、古今医家有关急性乳腺炎的论述

"乳痈"之名最早由晋代皇甫谧提出，其所著《针灸甲乙经卷十二·妇人杂病》篇里记载："乳痈有热，三里主之。"在此之前葛洪《肘后方》里有"疗奶发""凡乳汁不得泄，内结名妒乳"等记载，提到了"奶发""妒乳"之名。到南齐时，出现了中国现存最早的外科学专著《刘涓子鬼遗方》，其中有"治发背发乳……生地黄汤方"的记载，提出了"发乳"之名。巢元方所著《诸病源候论》中有"吹乳"的记载。宋代王怀隐等编撰的《太平圣惠方》中将哺乳期妇女乳汁不下，结成肿块的病症称为"乳毒"。宋代《妇人大全良方》则论述了"吹奶""妒乳"及"乳痈"的关系，三者实际是一种疾病的不同发展阶段，其中"吹乳""妒乳"是轻症，"乳痈"则是疾病症状比较严重。明代《外科起玄》中提到了"乳发""乳痈""乳疽"的关系，其中乳房肿块最大者称"乳发"，次之称"乳痈"，肿块初发即有头者称"乳疽"。同时还提到了"内吹"和"外吹"的概念，"有孕为内吹，有儿为外吹"。综上所述，乳痈病名在不同时期有不同的称谓，大致有"奶发""妒乳""乳痈""发乳""吹乳""乳毒""吹奶"等不同的称谓，随着历代医家对疾病的深入认识和对前辈医家的继承与发展，对该病名逐步有了共性的认识，后代医家多以"乳痈"命名。

《外科正宗·乳痈论第二十六》记载："乳房阳明经所司，乳头厥阴经所属，乳子之母，不能调养，以致胃汁浊而壅滞为脓。又有忧郁伤肝，肝气滞而结肿……"《诸病源候论》有记载："新产后，儿未能饮之，及饮不泄；或断儿乳，捻其乳汁不尽，皆令乳汁蓄结，与气血相搏，即壮热，大渴引饮，掣痛，手不得近是也……其势热盛，则成痈。"《疡科心得集》亦有记载："夫乳痈之生也，有因乳儿之时，偶尔贪睡，儿以口气吹之，使乳内之气闭塞不通，以致作痛，因循失治而成者；有因所乳之子，膈有滞痰，气热，贪乳而睡，热气吹入乳房，凝滞不散，乳汁不通，以致结核化脓而成者……或风邪客热壅滞而成者。"纵观历代文献记载，可知乳痈的发生是内因与外因共同作用的结果。从内因方面讲：女子乳头属肝，乳房属胃，乳痈的发生与肝、胃关系最为密切。首先，肝体阴而用阳，产后多有伤血，则肝血不足，肝体失养，肝阳偏亢，阳亢则易化热；同时产妇情绪多不稳定，容易忿怒郁闷，肝气不舒，则肝气郁结，气机不畅，厥阴之气失于疏泻，导致经络阻塞，乳络闭塞不通，郁而化热，热盛肉腐成脓，则发为乳痈。其次，新产耗气，脾气亦受损，则影响脾主运化之功能；加之新产后滋补过腻，饮食不节，更易影响脾胃的运化功能，出现胃中积热；若再加之产妇肝气郁结，则易金木克土，出现肝胃不和之证，使肝失疏泻与阳明之热相蕴结，气机不畅，则使乳络闭阻不通，郁而化热，热盛肉腐成脓，发为乳痈。另一方面，由于产妇乳头内陷、短平等畸形问题，或产妇乳汁量多而饮少，或离乳方式不当等多种原因出现乳汁无法顺利排出，导致乳汁瘀积，郁久化热，热盛肉腐成脓而发为乳痈。从外因讲：一方面产后耗伤气血，气虚则卫外功能减退，加之哺乳时需裸露胸部，外邪易侵袭乳房；或因乳头破碎，外邪容易乘隙侵袭；或因婴儿含乳而睡，口中热毒之气容易入侵乳窍，进而侵袭乳房，使邪热之气蕴结于肝胃之经，使乳络郁滞不通则痛，郁久化热酿胺则成痈。另一方面，乳房容易受到外力的撞击或挤压，导致局部结肿，乳汁瘀积，积而化热成痈。

　　张红等认为乳汁蓄积，乳络闭阻，气血瘀滞，乳窍不通为乳痈发生根源，乳痈治疗贵在于"通"，"通"法是治疗乳痈主要基本法则。"以通为用"，从"通"论治，可作为治疗乳痈不同阶段的共同原则，虽然"通"法各有不同，疏通乳络、疏通表邪、疏通肝气、通利血脉、通腑泻实、温通辛散，均谓之通，然乳痈多为急病暴症，临床辨证为阳证、热证、实证，结合乳痈的病理乳络不通、热胜肉腐成脓，早期乳腺炎治疗方法宜通宜清，故疏通乳络、疏肝活血、清热通腑是治疗大法。《医宗金鉴·外科心法要诀》言"痈疽原是火毒生""忧思易怒，气郁血热与火凝结而成"。《疡科心得集》有"发于脏者为内因，不问寒热虚实，皆由气郁而成"。皆将痈之发病内因责之为郁、火、毒、热，故在乳痈的治疗用药上多选择疏经通乳，苦寒清热之品。

　　叶秀敏根据临床表现将乳痈分为：临床以气滞为主要特征者，逍遥散为主方治疗，达到肝郁能解，血虚得养，脾虚得补，则诸症自愈。火（热）毒为主要特征者，临床以瓜蒌牛蒡汤为主方，服之达到疏泄肝气，解表清热之作用。以瘀为主要临床表现者，临床以复元通气汤为主方。以瘀为临床特征时，以十全大补汤为主方，治疗之使气血双补，则诸症可除。

　　杜耀战等根据病情进展将乳痈分为三期：①成脓期：成脓的早期，根据以消为贵的原则，先采用连翘汤内服，外以蒲黄草捣敷肿上或涂以地黄汁以使其内消。确不能内消者，施以刀针切开排脓，对于惧怕刀针者，可"取白鸡内翅第一茎，烧末服之，即决"。②排脓期：以芙蓉花或根二层皮研碎，蜜调敷，以达解毒消肿排脓之效。③收口期：《良方》收集"干脓散"等三方用于干掺疮口，以去腐生肌敛疮。

李东梅将乳痈分为郁滞期和成脓期：郁滞期以疏肝解郁，消肿通乳为法；成脓期以清热解毒，托里排脓为法。自拟乳痈汤由柴胡、全瓜蒌、金银花、牛蒡子、皂角刺、黄芩、青皮、桔梗、王不留行、鹿角霜、漏芦、路路通组成。并随证加减：热重者加石膏、蒲公英；肿痛明显者加乳香、没药、赤芍；乳汁瘀滞者加王不留行、木通；产妇不哺乳或断乳后乳汁瘀胀者加麦芽、栀子；气郁者加香附、川楝子、枳壳；口渴者加芦根、天花粉；恶露未净者加蒲黄、益母草、五灵脂；硬结不消者加穿山甲（现已禁用）、浙贝母；大便不通者加桃仁、火麻仁。

汤礼共根据早期乳痈的临床症状将其分为两类：①早期刚发，乳房局部红肿热痛明显，无乳头皲裂，无明显全身症状者，单用生鹿角 10g，水煎兑酒内服；因小儿隔奶诱发者，加用生麦芽 120g 水煎服。②早期乳痈伴全身症状较明显，用瓜蒌牛蒡汤加减。

江倩川等人将乳痈按初起、成脓、溃后三期治疗，其中初起阶段多辨证为气滞热壅，以疏肝清胃、通乳消肿为法，治以瓜蒌牛蒡汤加减；成脓阶段多辨证为热毒炽盛，以清热解毒、托里透脓为法，治以透脓散加减；溃后阶段多辨证为正虚毒恋，以益气和营托毒为法，治以托里消毒散加减。

第十一章　乳头溢液

乳头溢液是乳腺疾病的三大症状之一，发生率仅次于乳房肿块和乳房疼痛，约占门诊患者主诉症状的 4.8% ~ 7.4%。溢液颜色可分为乳汁样、水样、浆液性、脓性和血性等。从病因学可分为病理性乳头溢液和生理性乳头溢液。生理性乳头溢液多是因为产后雌孕激素改变及月经周期雌激素水平较高、药物因素（口服避孕药、抗抑郁药等）刺激乳头引起，多是双侧、多孔，颜色为白色、黄色或绿色等，常在应激状态才会发生。许多研究表明：生理性乳头溢液是良性的，与原位癌或浸润性癌无关。病理性乳头溢液的病因包括全身性原因和乳房自身性原因，全身性原因包括垂体肿瘤及其他能分泌泌乳素的异位肿瘤、甲状腺功能减退等引起的内分泌紊乱。乳房自身原因主要有：乳腺增生性疾病、乳腺导管扩张症、乳管炎、乳管良性病变、乳腺癌等。乳管内病变包括乳管内乳头状瘤样增生、乳管内乳头状瘤、乳腺导管上皮非典型增生、导管内原位癌等病理类型，有研究认为，上述病变是乳腺浸润性癌的早期病变。病理性乳头溢液多表现为自发、单孔的浆液性或血性乳头溢液，根据不同的病因会有不同的临床治疗方案和预后。病理性乳头溢液可以是乳腺癌首发的或唯一的症状，既往有报道因乳头溢液而就诊的病人中，有 5% ~ 26% 的病人被诊断为恶性肿瘤，而导管内乳头状瘤有 6% ~ 8% 的恶变率。全身性原因引起的病理性乳头溢液通常不需要手术治疗，而乳管内良恶性肿瘤则需要手术治疗。乳腺癌是女性恶性肿瘤之首，不仅影响女性身体健康，也是影响女性死亡的重要原因之一，发病率逐年上升。故对病理性乳头溢液，此症状不能忽视，通过早期发现、早期治疗，提高乳腺癌的生存率。

一、生理病理

乳头溢液不是一个病种，而是一个临床症状，可分为生理性和病理性两大类，按溢液性状可分为清水样溢液、乳汁样溢液、浆液性溢液、血性溢液、脓性溢液及多种颜色混杂的溢液。生理性溢液常见于妇女绝经前后、哺乳期、妊娠期、流产后以及服用某些药物所致（如镇静类药物、避孕药、消化系统药物、降压药等）等情况。病理性溢液可分为乳房外部原因和乳房内部原因，主要为乳腺自身发生病变导致，乳房外部原因多见于垂体肿瘤、内分泌系统（原发性甲状腺功能低下）及某些肝病、肾病、胸壁外伤（反应性引起泌乳素增高）等疾病，乳房内部原因，分为非肿瘤性溢液和肿瘤性溢液，非肿瘤性溢液常由乳腺导管扩张症、乳腺导管炎、乳腺囊性增生病等引起，肿瘤性溢液则以乳腺导管内乳头状瘤（病）、乳腺癌等多见。

乳房作为激素的靶器官，乳腺腺体的发育以及分泌功能均受大脑皮层和性腺轴的调节，即下丘脑－垂体－卵巢生殖轴，其中的任何一个环节出现问题，都可以导致乳房出现各种疾病或泌乳素的异常增高而导致乳头的溢液。例如垂体瘤患者可因肿瘤的压迫使泌乳素抑制因子分泌减少或泌乳素刺激因子分泌过多，导致泌乳素水平升高，出现大量的乳头溢液；再如当体内孕激素及雌激素水平失去平衡时，则有可能导致乳腺增生症、导管扩张症或乳腺囊性增生病等，导致导管上皮细胞增生脱落、管壁毛细血管破裂出血、坏死的组织细胞堆积等引起溢液；而瘀积物质的刺激可引起浆细胞的大量堆积，发展为浆细胞性乳腺炎，或存在细菌感染时，则会发生炎性反应、渗出等；当导管内存在占位性病变时（导管内乳头状瘤或乳腺癌），因肿瘤的特性，易侵犯血管及管壁，可导致血管及乳管壁变得脆弱而出血，则形成乳头溢血。

二、诊断

由于乳头溢液的病因非常复杂，乳头溢液的病因诊断成了一个难题，除详细了解病史（询问患者的年龄、溢液的性状、病程、服用药物、疼痛和月经期的关系等）及体格检查外，还应进行有关辅助检查，如乳腺彩超、乳腺钼靶 X 线摄影、乳管造影、乳头溢液脱落细胞学检查、泌乳素检查、乳腺 MRI 及乳管镜等检查，以帮助诊断。

（一）相关检查

1.乳头溢液涂片检查

该检查特点是简单易行，完全无创，在门诊即可进行，但因其所取组织细胞较少，假阴性率高达 50%，敏感性低，仅约 7%，需重复取样检查来增强其敏感性。虽然其敏感性较低但特异性较高，仍可作为诊断乳头溢液病因的常用手段。

2.乳管造影

有学者研究表明：乳腺导管造影对诊断以乳头溢液为主要表现的导管内乳头状瘤和乳腺癌的准确率分别为 80.1% 和 78.3%。该检查会因患者造影剂过敏不能接受检查或乳头内陷增加操作难度甚至不能完成检查而造成一定的局限性，并对不典型增生的疾病灵敏度较低，但其优点在于门诊操作较为简便，对乳头溢液的诊断和鉴别诊断有一定的价值，可在取乳头溢液涂片后紧接着沿溢液乳孔注射造影剂，直接行此检查。

3.乳管内镜检查

乳管镜能直接、清楚地显示各级乳管的结构，是诊断乳头溢液常用的辅助检查。因乳腺导管从主乳管开始越分越细，导管镜可能无法进入远端的导管，因此可造成漏诊。而且乳管镜对临床医师的操作熟练度和经验要求较高。

4.乳管内灌洗液细胞学检查

其细胞学灵敏度和阳性预测值较高，可提高乳头溢液诊断的准确率，可以在乳管镜检查时收集乳管冲洗液进行检查。

5. 乳腺彩超

彩超检查因其无创、经济等特点，及其检查技术的日益完善，现已得到广泛的应用，在乳头溢液的诊断上，超声检查可以探查到乳腺导管扩张、乳腺囊性增生病及部分导管内乳头状瘤等，对肿块有较高的敏感性，阳性结果时可协助定位。超声检查的缺点是无法准确地判断导管内占位的良恶性质，对钙化敏感性低，如果病变体积太小超声无法探及则可造成超声检查的假阴性。

6. 乳腺钼靶 X 线摄影检查

是乳腺疾病的常规筛查方法。即使有报道指出，乳腺钼靶 X 线摄影检查对乳头溢液患者病因诊断的阳性预测值低及对乳管内恶性病的诊断灵敏度低，但乳腺钼靶仍被推荐为 30 岁以上病理性乳头溢液患者的初始检查，与乳腺彩超联合筛查。

7. 乳腺动态增强 MRI 检查

近年来，乳腺 MRI 检查在乳腺疾病的诊断中应用广泛，其可以了解乳腺病变的部位、数目、大小、肿块与周围组织的关系及肿块的新生血管程度、淋巴情况等。乳腺 MRI 检查的不足之处在于对潜在的恶性病变（无明显肿块者）存在诊断盲区，而且检查特异性低、耗时较长、费用高，所以 MRI 检查不适于乳房疾病的普查或筛查，主要用于乳腺疾病的鉴别诊断。

8. 乳头溢液肿瘤标志物 CA15-3

是乳腺癌最重要的特异性肿瘤标志物，虽然良恶性乳头溢液中均可含有 CA15-3 成分，但在乳腺癌患者的溢液中常表现为过表达。而乳头溢液中的癌胚抗原含量检测可以为乳头溢液的诊断提供数据支持。研究表明：对于临床仅表现为血性溢液的病理性乳头溢液患者乳头溢液中癌胚抗原、CA15-3（稀释）的测定对诊断乳腺癌有可靠性，并且认为 CEA > 224.3ng/mL 和 CA15-3>1368.2U/mL 的患者可能存在乳腺恶性病变。

除上述检查之外，还有质谱法、远红外热图检查、近红外扫描检查及溢液细菌学检查等可以协助乳腺疾病的诊断。

（二）诊断标准

乳头溢液不是一个独立病种，它是乳房疾病的常见症状，是指患者乳头部位自发流出或经挤压溢出液体的现象。

1. 乳头溢液病因诊断

乳头溢液的病因非常复杂，对临床医师的正确诊疗带来一定的难度，为了避免误诊和漏诊，乳头溢液的诊断需先进行病因诊断，除详细了解病史（询问患者的年龄、溢液的性状、病程、服用药物、疼痛和月经期的关系等）及体格检查外，还应根据患者具体情况选择下列检查协助诊断，如乳头溢液细胞脱落细胞学检查、乳腺彩超、乳腺钼靶、乳管镜、乳腺 MRI、质谱法等检查，以帮助诊断。

2. 乳头溢液量的评估

溢液量的评估尚无衡量标准，根据文献报道，可分为 5 个等级。（+++）：不用挤压自然流出；（++）：轻压时丝状喷出；（+）：强压流出 2~3 滴；（±）：强压时勉强可见；（-）：压迫亦不见溢液。

（三）乳管镜下表现诊断标准

病理性非肿瘤性乳头溢液病变的镜下表现：

1.正常乳管

正常乳管的镜下表现为乳管壁光滑，呈淡粉红色或乳白色，管腔通畅，无分泌物渗出，管壁毛细血管清晰可见，管壁弹性良好，从主乳管开始逐级分支，直至盲端。

2.乳腺导管扩张症

可表现为单纯的乳管扩张，镜下见病变导管的管腔明显增宽，扩大呈囊状，可在上一级乳管探及下一级乳管开口，管壁光滑，弹性欠差，呈淡黄色或淡红色，部分毛细血管丰富，清晰可见，亦可见部分毛细血管扩张；管腔内可见白色絮状物或纤维桥结构或炎性渗出物。

3.乳腺囊性增生病

大部分乳腺囊性增生症引起的乳头溢液，镜下见乳腺导管管壁光滑，呈淡红色，弹性良好，乳头内乳管有时可见到纵形皱褶。

4.乳腺导管炎

表现为乳管壁表面较粗糙，出现糜烂面，弹性稍差，管腔内有较多白色絮状分泌物或纤维桥结构沉淀，未见确切新生物，下游分支开口不光滑。

三、治疗

生理性乳头溢液一般无需特殊治疗，若由药物引起者，停药观察即可。导致病理性乳头溢液的乳腺疾病中，导管内乳头状瘤的发生率最高，其次是乳腺增生病及导管扩张症，再者是乳腺癌。因导管内乳头状瘤有一定的恶变率，因此病理性肿瘤性乳头溢液一般采取手术治疗，而部分病理性非肿瘤性溢液采取保守治疗即可痊愈，若保守治疗后仍有持续性溢液（特别是血性溢液者）经综合评估后则可考虑手术治疗。

（一）手术治疗

1. 手术指征

符合下列几点的乳头溢液患者应首选手术治疗：

（1）单个导管或多个导管的血性乳头溢液。

（2）乳头溢液合并辅助检查阳性发现者。

（3）发病年龄＞50岁者。

（4）乳头溢液合并乳腺查体触及乳房肿块者。

2. 手术方式

术前需对病变导管进行精确定位。

（1）单纯病变乳管切除术

单发的导管内乳头状瘤位于大导管内（Ⅰ、Ⅱ级乳管）者或者用手可以触及乳房肿块者，可在乳管镜协助定位下或用美蓝染色后行单纯的病变乳管切除术，切口可平行于乳晕，取长1～2cm的弧形切口，手术应轻柔，避免损伤其他乳管或乳头而影响患者的哺乳功能。

（2）区段切除术

乳管镜未发现阳性病灶（因乳管镜存在不能进入乳管末

端的可能性），辅助检查发现，考虑为导管内乳头状瘤但位于较小的分支乳管，或者是多发性、弥散性导管内乳头状瘤的患者，可在溢液孔注入染料定位后行区段切除。

（3）单纯乳房切除或改良根治术

若术中冰冻或术后病理提示不典型增生性病变，可与患者沟通病情后行皮下全乳腺切除术，若为恶性病变者，经综合评估患者肿瘤分期（肿瘤大小、数目、部位、淋巴结情况及有无远处转移），根据具体情况及患者意愿行保乳手术或乳腺癌改良根治术等。

（4）麦默通微创手术

采用超声引导下对病灶行微创手术，该术式的优点是创伤小，切口隐蔽，切口愈合快，有较好的美容效果，能在彩超引导下切除病灶，可以及时判断病灶是否切除干净，适用于病变导管小于 2cm 的病例。

（5）切开排脓术

若因乳腺脓肿导致的乳头溢液，须切开排脓引流脓液，手术范围需切至乳头，并应切开病变的乳管探查，及时引流，形成乳瘘或窦道时，需将病变组织全部切除，减少复发风险。

乳头状瘤是乳头溢液的常见病因，手术治疗为乳头溢液的常用方法，虽然对良性非肿瘤性乳头溢液有一定的治疗效果，但这类病人并没有明确手术指征，采取手术治疗并不合理，可能造成过度治疗。乳头溢液病因复杂，对临床医生的正确诊疗带来一定的难度，因此，治疗前需认真、严谨判断乳头溢液病因，做到不漏诊、不误诊，亦不过度治疗。

（二）药物治疗

药物治疗主要有他莫昔芬、溴隐亭等，因乳腺为激素的靶器官，他莫昔芬通过抗雌激素作用、溴隐亭通过降低泌乳素水平而达到治疗乳头溢液的目的，适用于乳腺增生病和泌乳素水平增高引起的溢液患者，临床疗效较好，但这些药物副作用较多，停药复发较高；有学者提出给乳腺导管扩张症患者予以抗结核治疗，疗效显著，但病原学证据不肯定。由炎症引起的乳头溢液临床多采用抗生素和激素抗菌消炎治疗。

（三）乳管冲洗或乳管内灌注药物治疗

乳管冲洗及导管内药物灌注治疗能使药物直接作用于病变乳管，达到局部治疗作用，对病理性非肿瘤性乳头溢液患者有一定的疗效，可推广使用。

乳头溢液的疾病与细菌感染密切相关，因此本研究根据临床经验选取庆大霉素联合地塞米松治疗及预防感染。

地塞米松：地塞米松是长效糖皮质激素，抗炎作用较强，其能够减轻和防止组织对炎症的反应，抑制炎细胞包括巨噬细胞和白细胞在炎症部位的聚集，并抑制细胞的吞噬作用、巩固溶酶体膜以及炎症化学物的合成和释放，从而修复血管及管壁。概括而言，地塞米松可以控制炎症，减少乳头溢液的生成，减少乳管的增厚或瘢痕修复。曾有报道指出，乳头溢液发生与自身免疫性有关，地塞米松可以通过免疫抑制作用减轻原发免疫反应的扩展。

庆大霉素：庆大霉素是广谱抗生素，对金黄色葡萄球菌及革兰氏阴性菌等具有较强的抗菌作用，可与细菌核糖体30S

亚单位结合，从而抑制细菌蛋白质的合成，达到抗菌效果。

地塞米松和庆大霉素二药联合冲洗治疗病理性非肿瘤性乳头溢液，为临床经验用药，通过其抗菌消炎作用，降低毛细血管的通透性，抑制细胞吞噬及巩固溶酶体膜，使受损的内皮细胞得到修复，毛细血管的通透性逐渐恢复正常，即可减少乳头溢液的产生，甚至完全消失。

四、裴正学教授诊疗经验

裴正学教授认为，乳头溢液的病因病机在于恼怒伤肝，思虑伤脾。肝郁气滞，则溢液浑浊，质黏量少；脾失健运，则中虚不摄，以致溢液清稀、量多自流。强调"通""补"兼施，常用疏肝理脾、补中益气之法。若溢液为血性，在排除恶性病变后，多辨病因病机；或为肝气不舒，郁久化火，迫血妄行；或素体脾虚，脾不统血，血不循经。皆为本虚标实之证，治法上在疏肝或补气的基础上，再佐清热凉血或健脾养血之药。

裴正学教授认为，本病多责之于肝、脾、肾失调。《济阴纲目》曰："未产前，乳汁自出者，谓之乳泣。"《疡医大全》指出："妇女乳房并不坚肿结核，唯孔窍常流鲜血，此名乳泣。乃思虑过度，肝脾受伤，肝不藏血，脾不统血，肝火亢盛，血失所统，所以成衄也。"乳房属胃，乳头属肝，肾气盛，冲任充盈，上为乳汁，下为月经。其病因与肝、脾、肾关系均密切。裴正学教授辨清证属虚实或虚实夹杂，认为：实证多因忧思郁怒，肝经郁火，火热灼伤乳络，迫血妄行，乳窍自溢，溢液性质多为血性、浆液性、浆液血性或脓性，质地一般偏稠厚，可伴肝火亢盛等症状；虚证则多责之于脾胃气虚，脾虚则蕴摄失职，运化无权，可见乳头溢出清水样或乳汁样液体，亦可见其他性质溢液，质地多较清稀，可伴有脾胃气虚症状。临床多见虚实夹杂证，常由气郁化火、脾失健运、脾不统血等多种因素综合导致，临床应综合考虑。

裴正学教授认为，女性乳房的生理活动与肝肾、脾胃、冲任二脉密切相关。其中肝主疏泄，起主要调节作用。肝藏血，血液来源于水谷精微，供养全身各器官，实现功能及筋骨的运动。肝主调节全身气机以调节情志。肝之气血，虚则易惊善恐，实则易怒。肝失疏泄，可致十二经脉异常，而发生乳泣、乳痈。肾藏先天之精，主生殖，女子即为天癸，肾气充盈，天癸至，则冲任脉盛。下作用于胞宫即产生月经，上达于乳房则孕育后生乳泌乳。肾对女子特有的生理功能起着十分重要的作用，在病理上亦有着重要的影响，肾气不足，可致泌乳紊乱，出现乳泣。脾气虚弱，脾不统血，血失统摄，流于胃经，溢于乳窍，可发乳痈。综上，裴正学教授认为肝郁不舒，气机不畅，脾肾两虚，脾失健运，统摄无力，冲任失调与本病的发生和发展密切相关。

裴正学教授认为，乳头溢液患者的临床表现多样，但治病必求于本。中医治疗本在疏肝解郁，调补脾肾，并伴随月经周期的变化调理冲任。乳房属胃，乳头属肝，肾气盛，冲任充盈，乳汁分泌正常，肝藏血，主疏泄，为情志之官，女性多忧思、多郁怒，肝主疏泄，功能失职则致肝气郁积，日久化火，上炎则易怒；肝郁火盛则藏泄失司，乳络损伤，迫血妄行，可致乳痛。肾藏精，肾气盛则天癸至，天癸充盈则月事以时下，乳房生长发育与肾密切相关。肾气亏则天癸竭，气血生化运行失调，同时影响乳汁的正常生成与乳络分泌，久之则出现乳头溢液，且溢液性状改变。脾胃为后天之本，气血生化之源，肾中阴阳有赖于后天脾胃滋养，脾胃亏虚，全身气血生化乏源，日久阴阳俱虚，气失固摄，肝失藏血，脾失统血，则乳窍溢血。故裴正学教授认为：乳头溢液之为病，脾肾亏虚是其本；肝气郁结，乳络损伤，血不循经，妄行乳窍，乳房脉络失畅是其标。因此，乳头溢液的治疗根本在于调补脾肾治本，使滋养充足，阴阳充盈，肝脾功能正常，气机调达，气能固摄，血液行于脉中，则泌乳正常。

冲任的盛衰影响乳汁的充盈，《女科撮要》曰："夫经水，阴血也，属冲任二脉主，上为乳汁，下为月水。中医认为，肾－天癸－冲任相互影响，形成性轴，而乳房为性轴靶器官之一，月事变化必然引起乳腺的相应变化。故乳头溢液、乳汁分泌异常，与冲任二脉及月经周期有密切的联系。

现代医学认为，乳头溢液常因导管内分泌异常或内分泌失衡，以致导管上皮细胞出现不合时宜的、并非生理需要的分泌功能；或因中、老年妇女的导管退行性变所引起，导致导管扩张而发生乳头溢液与乳腺腺体的发育和分泌功能受到下丘脑－垂体－卵巢生殖腺轴的调节，任何环节的失调，都可以导致乳腺腺体的病变而出现乳头溢液。当垂体分泌泌乳素（PRL）水平过高时，可导致闭经－泌乳综合征，出现大量的乳头溢液。当体内雌激素、孕激素水平失调时，会使乳腺腺体增生、导管扩张或囊性变，导管上皮脱落的组织、细胞瘀积，也可出现溢液。瘀积物质的化学刺激作用或合并细菌感染时，会导致炎性反应、渗出等。若为导管内乳头状瘤或乳腺癌。由于肿瘤容易出血，可出现血性溢液。纠正紊乱的内分泌系统，需调下丘脑－垂体－卵巢生殖腺轴，有赖于各期激素的不同含量及其所引起的负反馈的建立，逐渐恢复其正常生理变化，防止乳头溢液的发展。若为恶性肿瘤，则必须行手术治疗及其他辅助治疗。

五、裴正学教授辨证论治

裴正学教授认为本病临床表现以乳头溢液为主要症状，乳房无疼痛，不伴有肿块。根据溢液性状，可分为气郁、气虚、血热三型；临床上可以把本病分为肝经郁热型、脾胃虚弱型和脾不统血型。

1. 肝经郁热型

主症为乳窍流血，色鲜红或暗红，质稠，乳晕部偶及肿块，压痛显著；伴性情急躁，乳房及胁肋胀痛，胸闷嗳气，咽干口苦，失眠多梦，舌质红，苔薄黄，脉弦。若伴有湿热，还可见浆液性或脓性溢液，伴大便黏腻，苔黄腻。

2. 脾胃虚弱型

主症为乳窍溢液清稀，色黄或淡黄，量多自溢，乳晕部未及肿块；可伴有面黄倦怠，胃纳不佳，虚烦不眠，素体较差，舌质淡，苔薄白，脉细弱。

3.脾不统血型

主症为乳窍溢液，色淡红，质清，乳晕部可及肿块，无压痛；伴多思善虑，面色少华，神疲心悸，纳少寐差，舌淡红，苔薄白或黄，脉细。

六、裴正学教授用方分析

裴正学教授认为冲任失调，统摄无力，加之现代女性随着社会地位的不断提高，生活压力随之增大，且饮食结构不正常，诸多因素导致本病的发生。因此治疗以健脾益肾固冲，疏肝理气为法。裴正学教授根据多年经验，临床常用逍遥散及二至丸。逍遥散出自宋代《太平惠民和剂局方》："疗室女血弱阴虚，营卫不和……"可知此方当时为妇人病而设。从清代至民国时期，逍遥散专为主治肝郁血虚脾弱证。现逍遥散临床应用广泛，涉及内、外、妇、儿科及各种疑难杂病的救治。现代药理研究，逍遥散具有保肝、提高神经药理活性、抗惊厥、镇痛、增加心肾及脑血流量等作用。二至丸，出自明代《扶寿精方》："女贞丹，采去梗叶，酒浸一昼夜。粗布袋擦去皮。晒干为末。待旱莲草出时。丸前末如梧桐子大。每夜酒下百丸。旬日间膂力加倍。发白返黑。健腰膝。强阴不足。能令老者。无夜起之劳。"二至丸由墨旱莲、女贞子组成，墨旱莲夏至日采，女贞子冬至日采，故命名二至丸。二至丸具有补肝肾、益阴血、强筋骨等功效。临床应用于妇科、肝病科、肾病科、血液病科、皮肤科等。现代药理作用表明：二至丸具有抗炎、保肝降酶、提高免疫、抗疲劳、抗衰老、缩短血液凝血时间、抑制肿瘤、抗肝纤维化、益智、降血糖等作用。

裴正学教授认为肝郁脾虚、肾虚冲任失调为本病的主要病机，而肾虚冲任失调为本病的根本，肝郁脾虚为本病的重要条件，因冲任失调型乳头溢液。裴正学教授强调，中老年妇女，天癸竭，地道不通，肝肾乏源，应注意补其肝肾。故采用二至丸调补肝肾固冲任，逍遥散疏肝理气，健脾，加怀牛膝补肝肾，逐瘀通经。本方用于治疗此病，取其健脾益肾固冲疏肝理气之功。

七、病案举例

例：35岁，2017年9月20日初诊。患者自诉平素情绪较为平和，无易怒烦躁，双侧肋间偶有胀痛不舒，经前较为加重，经来则舒，平素月经周期、经期正常，经量较少，经色深，有血块。于4个月前在无明显诱因下左乳乳晕部出现多个大小不等的肿块，触摸、近衣物时疼痛更甚，乳头溢液。故于2017年9月20日在甘肃省肿瘤医院行左乳肿物穿刺活检：镜下可见纤维性间质中散在大量淋巴细胞及浆细胞浸润，未见乳腺组织及明显恶性肿瘤组织。初诊查体:右乳形态正常，左侧乳房触痛明显，在乳晕周围可触及数个约大豆大小的囊性肿块，质硬，表面欠光滑，边界欠清，与胸壁无粘连，左乳头凹陷，无溢液，穿刺部位有脓液溢出，色黄黏稠，无臭味。舌质较红，苔薄腻，脉弦滑。

【西医诊断】乳头溢液。

【中医诊断】乳泣。

【证型】肝郁气滞，痰瘀互结。

【治则】疏肝解郁，软坚散结，托里透脓。

【方药】柴山合剂合托里透脓散加减。

药物组成：柴胡 10g，鳖甲 15g，皂刺 15g，当归 10g，木通 6g，路路通 6g，郁金 6g，天花粉 10g，三棱 10g，莪术 10g，海藻 10g，昆布 10g，制乳没各 6g，肉苁蓉 20g，浙贝母 10g，夏枯草 15g，黄芪 20g，川芎 6g，陈皮 6g，白花蛇舌草 15g，半枝莲 15g，龙葵 15g，蒲公英 15g，败酱草 15g。共 10 剂，3 日 2 剂，水煎，早、晚温服。

二诊：患者自诉左乳疼痛较前减轻，溢液有所减少，颜色变淡，无臭味；余无其他症状。查体：左乳多个肿块减少，质变软，表面光滑，压痛减轻，舌质红，苔薄黄，脉滑。裴正学教授予上方减去白花蛇舌草、半枝莲、龙葵、蒲公英、败酱草，加汉三七 3g（冲），水蛭 10g（冲），王不留行 10g，八月札 10g，漏芦 10g。共 10 剂，3 日 2 剂，水煎早、晚温服。

三诊：患者自诉胃部不适，无食欲，左乳疼痛明显减轻，余下穿刺部位针眼未愈合。查体：左乳多个肿块明显减少，小的已未触摸，深触只余左乳乳晕 9 点位一个约黄豆大小的肿块，触摸已无疼痛。继续固护胃气、巩固疗效，

裴正学教授予上方减去汉三七、水蛭、王不留行、八月札、漏芦，加黄芩 20g，土茯苓 10g，土贝母 10g，生薏仁 30g，龙葵 15g，鸡内金 10g，共 10 剂，3 日 2 剂，水煎，早、晚温服。

后随访，患者连续服用该方 1 月余，左乳肿块基本消失，穿刺部位针眼已愈合。

按：本案是乳头溢液的典型病例，未做手术治疗，临床上最为多见，裴正学教授以其丰富的临床经验，总结出治疗乳头溢液不仅仅要软坚散结，并且还要托毒外出，同时不能忘记扶正固本，自拟方柴山合剂合托里透脓散，可明确改善患者的临床症状，提高患者的生存质量，疗效显著，且复发率低，愈合良好。现代研究发现：将柴胡、夏枯草、三棱、莪术、海藻、昆布等合用，可调节人体雌性激素的紊乱，恢复其分泌水平，从而可消散软化乳腺肿块。肉苁蓉具有调节内分泌、促进代谢之功效，全方之方药加减运用合理、严谨、配伍恰当，故临床疗效显著。

八、古今医家有关乳头溢液的论述

祖国医学认为乳头溢液属"乳泣""乳衄""乳汁自出"范畴，未有标准病名。《灵枢》记载："足阳明胃经，行贯乳中……脉挟脐上行，至胸中而散。"从此可以总结出，女性乳房归胃经，乳头属于肝经，还有足少阴肾经、任冲二脉等从乳房表面循行，故肝脾肾三脏及冲任二脉与乳头溢液的发生有紧密的联系。《圣济总录》言"盖妇人以冲任为本"，提出了冲任失调是妇女疾病发生的根本原因。《景岳全书·乳病篇》云："妇女乳汁是冲任气血化生而成，往下行化为月经，往上行则化为乳汁。"，可见乳汁的生成与冲任二脉有密切的联系。病机为：①肝失疏泄。长期情志抑郁，致肝气郁结，疏泄失常，乳管开合功能失调而致乳头溢液或肝气郁久化火，迫使乳汁上行而外溢。②脾失主运化。脾胃虚弱致运化无力，失调，气血生成乏源，失于统摄而致乳液溢出。③肾失封藏。肾气不充，冲任失养，精血不足，封藏统摄失职，导致乳头溢液，肝脾肾三脏功能失调则会导致人体水液代谢平衡失调，乳汁异常分泌导致乳头溢液出现。因此乳头溢液的主要病机可归纳为肝郁脾虚、气血不足、肾虚冲任失调。病因则可以概括为情志因素（情志抑郁、思虑过度）、饮食因素（嗜食肥甘厚腻、生冷辛辣食物、饮食不定时等）、劳倦内伤及年老体衰等。

古代医家对于本病的病机证治论述较多。乳头溢液的古中医辨证大致可分为一证一方的单一辨证，辨两证的朴素辨证，辨三证及以上的多样化辨证，推翻前人观点的批判性辨证，以及不用药的观察疗法。现将其具有代表性的医家观点叙述并分析。南宋陈自明《妇人大全良方（卷二十三）》论曰："产后乳汁自出，盖是身虚所致，宜服补药以止之。若乳多温满急痛者，温帛熨之。"《产宝》有是论，却无方以治之。若有此证，但以漏芦散亦可。亦有未产前乳汁自出者，谓之乳泣。生子多不育，经书未曾论及。这里体现了辨两证的朴素辨证思想。从病因病机学上讲，认为产后体虚是乳头溢液的原因，从虚论治，可惜未提出遣方用药。另一方面，"若乳多温满急痛者"，体现了辨证的思想，即乳头溢液兼乳房发热疼痛，但未给出具体辨证。从现代中医临床讲，相当于胃火炽盛之实证，并提出了"温帛熨""漏芦散"治疗。有中医外治、内治的思想。总的来说，是为辨虚与实两证，属朴素辨证。明代张介宾《妇人规·下卷·乳病类》："产后乳自出乃阳明胃气之不固，当分有火、无火而治之。无火而泄不止，由气虚也，宜八珍汤、十全大补汤；若阳明血热而溢者，宜保阴煎或四君子汤加栀子；若肝经怒火上冲，乳胀而溢者，宜加减一阴煎；若乳多胀满而溢者，宜温帛熨而散之；若未产而乳自出者，以胎元薄弱，滋溉不全而然，谓之乳泣，生子多不育。"张景岳作为一代宗师，对乳头溢液的辨证颇为精彩。从无火、有火两端引出了气虚、阳明血热、肝火上冲、胎元薄弱等证。张景岳重视阳气命门，不同于朱丹溪的"阳常有余阴常不足"，张景岳提出了"阳非有余真阴不足"，并将其形象地比喻为"天之大宝，只此一丸红日；人之大宝，只此一息真阳"。此处从有火和无火两端展开辨证，是重阳气与命门的表现，体现了鲜明的学术流派特色。张景岳对于乳头溢液的辨证遣方，病因阐述颇为详细，是为三证以上的多样化辨证。明代武之望《济阴纲目·卷之十四·乳病门》记载，"产后乳汁自出者，乃是胃气虚所致"。认为产后乳汁自出，胃气虚衰是其病因。在治疗上，指出"宜服补药以止之"的治疗大法。同时提出了外治之法，"若乳多溢满急痛者，温帛熨之（当观人勇怯及乳汁浓淡，以论虚实，为有涌溢故也）。"此处提及的"温帛熨之"，即相当于现代中医外治的"热熨法"。其提出的观勇怯、辨浓淡、论虚实的思想，充分体现了中医学"因人辨证"以及根据乳头溢液的性状辨证的思想，不失为一创举。对于产前的乳汁自出，认为其会导致"生子多不育，经书未尝论及"，随即又在后面辨证地否定了这一观点，"予曾诊一例，气盛脉旺，患乳泣，其生子长而游痒，其不育之说，亦未必尽然也"，以病案的形式否定了前人的乳头溢液影响小儿生长发育的观点，体现了古代医家学术争鸣的思想。文中尚收录了薛己对于本病辨证分型及方药论治，薛氏曰："前证气血俱虚，用十全大补汤；肝经血热，用加味逍遥散；肝经怒火，用四物柴栀芩连；肝脾郁怒，用加味归脾汤。一产妇劳役，忽乳汁如涌，昏昧吐痰，此阳气虚而厥也，灌以独参汤而苏，更以十全大补汤数剂而安。"薛己对本病的辨证及遣方用药，可将其归纳为气血两虚、肝经郁热、肝火上炎、肝郁脾虚、阳虚厥逆五型。虚者，在于气血虚、阳虚、脾虚，实者，责之于肝。脾胃化生气血，肾潜乎真阳。合于"男子乳头属肝，乳房属肾；女子乳头属肝，乳房属胃之说"。书中提到了漏芦散及免怀汤，"欲摘乳者，用此方通其月经，则乳汁不行。当归尾、赤芍、红花（酒浸）、牛膝（酒浸）各五钱，上锉，水煎服"，提出了以免怀汤活血通经，经行则乳自消，体现了"经乳同治"的思想，合于中医学"异病同治"。同时提到了"治妇人血气方盛，乳房作胀，或无儿食乳，要消者，服此立消。麦芽二两炒熟，水煎服。一方炒为末，煎四物汤调服，即止"。认为对于气血有余所致的乳汁自出，可用炒麦芽回乳，与现代临床的炒麦芽回乳相合。总之，武之望和薛己对于乳头溢液的中医辨证更具多样化，更接近现代中医临床，并对乳房的脏腑归属作了阐述，并被现代中医临床沿用至今。属于三证以上的多样化辨证。清代冯楚瞻《冯氏锦囊秘录·女科精要卷十八·产后杂症门》从胃气虚、气血虚、阳气虚三方面论述，提出了补胃气、益荣卫、壮阳气的治疗大法。如"其有乳汁自出者，若胃气虚而不能敛摄津液者，宜补胃气以敛之；若气血大虚，气不卫外，血不荣里，而为妄泄者，宜调补荣卫以止之；若未产而乳自出者，谓之乳泣，生子多不育；若产妇劳役，乳汁涌下，此阳气虚而厥也，独参汤主之"。此处对乳头溢液的描述，大多是按照症状、病因病机、治法的顺序罗列的，体现了因病证治的特点，颇与现代中医临床相契合。此处亦属于辨三证以上的多样化辨证。清代程国彭《医学心悟·卷四》："妊娠乳自出，名曰乳泣，生子多不育。然予以为气血虚弱不能统摄，用八珍汤频频补之，其子遂育。夫医理有培补之功，赞化之能，岂可执常说而自画欤！"中医认为，"医者意也"，强调可意会而不可言传的观点，重视体悟，与佛家的顿悟思想有共鸣之处。程氏重视对于中医本源的体悟，并由此屡创效方如止嗽散，其见解多来自于临床心悟，颇为深刻。此处对古人所提出的妊娠乳汁自出会导致生子不育提出批判，认为以八珍汤频服可以解决这一问题。是为批判性地辨证。清代吴道源《女科切要·卷八》："胎前乳汁自出者，谓之乳泣，又名乳注，生子多不育。产后乳汁自出，盖是体虚，宜服补药以止之。亦有乳多急痛而出者，温帛熨之，漏芦散亦可。"此处认为产前乳汁自出会影响小儿生长发育。并从虚实两端对乳头溢液进行辨证，与前人观点契合，此处不作赘述，体现了辨两证的朴素观点。清代王清源《医方简义·卷五》"妊妇有乳自出，名曰泣乳，因气旺血涌使然，宜加味八珍汤加柴胡（醋炒一钱）"。此处从气血旺盛论治妊娠期乳头溢液，是为一证一方的单一辨证，相当于现代中医临床的"通用效方"。清代《妇科问答·胎前三十四问》"十九问：妇人未产，乳汁先生，何故？答曰：此名鬼泣，不必服药"，认为不须用药，相当于现代临床的不需用药，继续观察。

综上所述，古代医家对乳头溢液的命名虽多，但以乳泣、乳衄居多。病机论治不外乎虚、实两端。虚者，责乎胎元薄弱、气血虚、脾胃虚、阳虚，实则责乎气血旺盛、阳明火盛、肝气郁滞、肝火上炎。病变内在脏腑归属以肾、肝、脾胃为主。治疗上，虚则补之，实则泻之。补虚在于补益胎元、气血脾胃，泻实在于疏肝清胃、调和气血。且其辨证可归纳为一证一方的单一辨证，辨两证的朴素辨证，辨三证及以上的多样化辨证，推翻前人观点的批判性辨证，以及不用药的观察疗法等，但各种类型的辨证并非按照时间先后排列，而是错杂出现，但明清时期辨证最为详实，最接近于现代中医临床。这就为现代临床医师对乳头溢液的中医辨证提供了强有力的参考。

第十二章　乳腺纤维腺瘤

乳腺纤维腺瘤是一种常见的良性双向性肿瘤，表现为起源于终末导管小叶单位的界限清楚的乳腺肿块，以兼有上皮和间质成分的增生为特点。

一、病因病理

1. 体内雌激素水平相对或绝对升高

虽然乳腺纤维腺瘤的确切病因目前尚无定论，但是专家普遍认为该病的发生与体内雌激素的水平有密不可分的关系。大量研究表明：本病的发生是由于体内内分泌功能不稳定，乳腺腺体受到体内过高的雌激素刺激，引起了导管上皮和间质的异常增殖。目前已有研究探讨乳腺纤维腺瘤中类固醇受体的表达，证明了雌激素和孕激素受体在乳腺纤维腺瘤细胞质和细胞核中的表达率高于在正常乳腺腺体中的表达率。这个机制的理论基础是乳腺纤维腺瘤的小叶起源，由于雌激素刺激乳腺小叶可以引起小叶的增殖，提示我们来源于小叶的乳腺纤维腺瘤的出现也可能是由于小叶对过高的雌激素的刺激所产生的异常增殖。研究发现：高水平的雌激素受体引起了上皮的增殖，而孕激素受体却并无此作用。

2. 局部乳腺组织对雌激素的敏感性增高

由于解剖结构的差异，乳腺不同位置的局部组织对雌激素的敏感性不同，对雌激素敏感性高的局部乳腺组织易患乳腺纤维腺瘤。同理，由于不同个体生理特点的差异，使不同个体对雌激素的敏感性不同，对雌激素敏感性高的个体易患乳腺纤维腺瘤。

3. 高糖 / 高脂饮食

研究发现：有高糖 / 高脂饮食习惯的人群易患乳腺纤维腺瘤，由于这种饮食习惯可以改变肠道菌群，来自胆汁的类固醇经过肠道时，在结肠中转化为雌激素，引起体内雌激素水平升高，过高的雌激素刺激乳腺小叶的上皮及间质成分，引起增殖进而导致乳腺纤维腺瘤的产生。

4. 遗传因素

部分研究表明乳腺纤维腺瘤的产生受到遗传因素的影响，其中一项令人关注的研究是有关 bcl-2 基因的表达。研究发现乳腺纤维腺瘤上皮细胞中 bcl-2 基因的水平明显升高。在细胞凋亡相关调控基因的研究方面，bcl-2 基因是目前研究最深入、最广泛的凋亡调控基因之一。它不止存在于乳腺纤维腺瘤中，还在其他很多组织在肿瘤内被发现。它在细胞凋亡的信号转导途径中，通过在转录水平上调节凋亡相关蛋白的表达来影响细胞凋亡的发生，延长细胞活力及寿命，发挥其生物学作用。研究发现此基因只存在于乳腺纤维腺瘤的上皮细胞中，并且提出 bcl-2 基因在乳腺纤维腺瘤的形成及增殖中发挥着重要作用。

5. 避孕药的应用

流行病学研究显示服用避孕药的人群患乳腺纤维腺瘤的风险大大减低，尤其是长期服用避孕药的人群，患乳腺纤维腺瘤的风险甚至减少超过一半。研究者认为这种情况的产生是由于避孕药联合制剂中的孕激素成分起到了保护作用。Canny 等通过对 1332 例女性患者进行对照研究，对不同年龄段服用避孕药的患者患乳腺纤维腺瘤的风险进行了调查分析，得到了如下结论：服用避孕药且年龄未超过 45 岁的女性患乳腺纤维腺瘤的风险明显下降并且与避孕药的使用存在关联。服用避孕药且年龄超过 45 岁的女性患乳腺纤维腺瘤的风险升高。这种差别的产生源于一些因素对实验的影响：例如服用避孕药的方式，初次服用避孕药的年龄等等。进行雌激素替代治疗且年龄超过 45 岁的女性患乳腺纤维腺瘤的风险明显升高，而使用联合抑制剂且年龄超过 45 岁的女性对照组中无纤维腺瘤的发生。这个结论与流行病学研究所得出的结论"避孕药联合制剂中的孕激素成分起到了保护作用"相符合。

二、临床症状

乳腺纤维腺瘤可发生于任何年龄，最常见于 30 岁以下的育龄期女性。乳腺纤维腺瘤多为单发。少数情况下（有研究报道可能性为 14% ～ 25%）可多发，累及单侧或者双侧乳房。在疾病初期，患者多无明显临床症状，多以体检发现或者无意间（例如穿衣、洗澡）触及乳房肿物为主诉来医院就诊。

肿物不伴乳房疼痛，少数患者同时患有乳腺增生时，可伴有月经前乳房疼痛。肿物不伴乳头溢液，但是少数合并乳管内病变的患者除外。

乳腺纤维腺瘤的临床特征在年轻女性中较为典型，触诊时肿物无压痛，常于双侧乳房的外上象限被触及。直径在1 ~ 3cm 最为常见，少数可达到 5cm 以上。乳腺纤维腺瘤形态规则，多为圆形或者椭圆形。表面光滑，边界清楚，触及有滑动感，与皮肤以及周围组织无粘连。乳腺纤维腺瘤质地坚韧，膨胀而有弹性，类似硬橡皮球的触感。乳腺纤维腺瘤的另外一个显著特点就是活动性良好，一般与皮肤及胸肌没有粘连。只有少数位于乳头后方的乳腺纤维腺瘤受到乳管的限制，活动度较差。由于质地坚韧、活动度良好等典型的临床表现，乳腺纤维腺瘤的触诊在临床诊断中占有很大的比重，在年轻女性中，其可信程度类似于抽吸后诊断囊肿。这一典型特征在老年女性中并不明显，原因是这个年龄阶段的乳腺腺体已经失去了年轻女性的柔软及韧性，围绕在乳腺纤维腺瘤周边的纤维组织亦发生退化引起乳腺纤维腺瘤的活动度减低。由于某些因素引起部分瘤体发生血运障碍，导致组织坏死，钙盐沉积，乳腺纤维腺瘤发生钙化。因此部分老年女性的乳腺纤维腺瘤也可以表现为小的、石头样的、质硬、孤立性的包块。

三、诊断与鉴别诊断

（一）诊断标准

根据《西医外科学》（中医药出版社第九版）乳腺纤维腺瘤的诊断依据可判断。

1. 主要症状及体征

①乳房胀痛，也有刺痛或者牵拉痛。疼痛主要以乳房肿块处为甚，常涉及到胸胁部及肩背部，乳痛重者可以影响到工作或者生活。②乳房内肿块，可发生在乳房单侧或双侧，大多位于乳房外上限，也可以见于其他象限。肿块质地中等或者质硬不坚，表面光滑或者颗粒状，活动度好，大多伴有压痛。肿块大小不一，一般在 1 ~ 2cm，大者可超过 3cm，肿块可成片块型、结节型、弥漫型或混合型四种形状。③乳头溢液，液体呈白色或者黄绿色，有时可呈浆液状。④常可伴胸闷不舒、心烦易怒、失眠多梦、疲乏无力、腰膝酸软、经期紊乱、经量偏少等表现。

2. 辅助检查

（1）钼靶 X 线摄片检查

乳腺 X 线摄影中多表现为卵圆形或分叶状、边缘清的高密度或等密度影，其内常可见粗大钙化。年轻女性腺体致密，肿物边缘常被正常腺体部分遮盖，故乳腺 X 线摄影在纤维腺瘤中的诊断作用有限。对于不除外恶性可能性的纤维腺瘤病人有必要行乳腺 X 线检查。

（2）B 超检查

在 B 超下纤维腺瘤的瘤体多为圆形或椭圆形低回声区，边界清晰整齐，内部回声分布均匀，呈弱光点，后壁线完整，有侧方声影。肿瘤后方回声增强，如有钙化时，钙化点后方可出现声影。

（3）MRI 检查

乳腺 MRI 是近年来应用于临床的一项检查，它对软组织的分辨能力好，不仅具有极强的空间和组织分辨率，还可以从血流动力学的角度对乳腺病变的性质进行研究，大大提高了乳腺疾病的诊断准确率，在乳腺疾病的诊断和鉴别诊断方面，具有突出价值。

（4）细针穿刺细胞学检查

穿刺活检是诊断纤维腺瘤的金标准。对于影像学诊断乳腺影像学报告与数据系统 BI-RADS3 类以上的可疑纤维腺瘤，均应取得病理学诊断。

（二）鉴别诊断

1. 乳腺增生病

两者均可见到乳房肿块，单发或多发，质地韧实。但乳腺纤维腺瘤的肿块以单侧单发者较为多见，多呈圆形或卵圆形，边界清楚，活动度大，肿块无痛感及触痛，与月经周期无明显关系，发病年龄以 30 岁以下者多见；乳腺增生病的肿块以双侧多发者较为常见，可呈结节状、片块状或颗粒状，质地较软或硬韧，肿块常有明显痛感及触痛，且可随月经周期而发生变化，月经前整个乳房常有胀感，经后可缓解，发病年龄以 30 岁以上者多见。必要时可行有关辅助检查予以鉴别，如乳房钼靶 X 线摄片，乳腺纤维腺瘤常可见到圆形或卵圆形密度均匀的阴影，其周围可见有一圈环行的透明晕，据此可与乳腺增生病相鉴别。

2. 乳腺囊肿

两者均可见到无痛性的乳房肿块，多为单侧单发，边界清楚，表面光滑。但乳腺纤维腺瘤的肿块质地较囊肿稍硬韧，无囊性感，活动度较囊肿为大，且发病年龄以 18 ~ 25 岁最为多见；乳腺积乳囊肿的肿块有囊性感，活动度不似腺瘤那样大，且多发于妊娠哺乳期，乳腺单纯囊肿则除囊肿外尚有乳腺增生病的临床特征。此外，可行肿块穿刺予以鉴别，腺瘤为实性肿块，无液体；而囊肿则可抽出乳汁样或浆液性的液体。

3. 乳腺癌

两者均可见到无痛性乳房肿块，多为单发。乳腺纤维腺瘤的乳房肿块呈圆形或卵圆形，质地韧实，表面光滑，边界清楚，活动度大，肿块生长缓慢，一般以 1 ~ 3cm 较常见，超过 5cm 者少见，同侧腋窝淋巴结无肿大，发病年龄以 30 岁以下者为多见；乳腺癌的乳房肿块可呈圆形或卵圆形，亦可呈不规则形，质地坚硬如石，肿块表面欠光滑，活动度差，易与皮肤及周围组织发生粘连，肿块可迅速生长，可呈无限制地生长而长至很大，同侧腋窝淋巴结常有肿大，发病年龄以 35 岁以上者多见，尤以中老年妇女多见。乳房钼靶 X 线摄片，纤维腺瘤可见圆形或卵圆形密度均匀的阴影及其周围的环行透明晕；而乳腺癌可见肿块影、细小钙化点、异常血管影及毛刺等。必要时针吸细胞学检查及活组织病理检查可提供组织学证据以进行鉴别。

四、西医治疗

目前治疗乳腺纤维腺瘤，唯一有效的方法是手术切除。可以根据纤维腺瘤的大小选择不同的手术方式，如果瘤体比较小，在 2cm 以内，可以使用乳腺麦默通微创手术治疗。这种手术方法切口比较小，在 0.5cm 左右，术后基本没有瘢痕，术后切除的组织送病理检查。如果瘤体比较大，需要常规切口手术，为了手术的美观可以选择乳晕边缘弧形切口，手术后的疤痕也比较小。如果确诊为乳腺纤维腺瘤，属于良性肿瘤，也可以彩超随访观察一段时间，瘤体没有明显的变化，可以选择定期随访不需要手术治疗。平时不要用手经常触摸刺激，更不能挤压按摩，避免肿瘤增大。

五、裴正学教授诊疗经验

乳腺纤维腺瘤属于中医"乳核""乳癖"范畴。中医在乳核的治疗上，相比西医治疗而言，可以缓解疼痛，抑制生长，控制病情，减少复发，甚至消除肿块，减少手术对身体的伤害。

裴正学教授认为，乳核之为病乃情志内伤，肝气郁结，或忧思伤脾，运化失司，痰湿内生，气滞痰凝而成；或因冲任失调，气滞血瘀痰凝，积聚乳房胃络而成。强调处方以治气为主，切莫单纯活血、化痰，常用疏肝、化痰之法。对忧思郁闷者，酌加解郁之品，气机调畅则痰湿得运；对月经不调、痛经者,酌加活血药,理气则活血化痰,得之则功效益彰。《诸病源候论》谓:"癖者,癖侧在两胁之间,有时而痛是也。"《疡科心得集》对乳核的描述略有不同:"乳中结核,形如丸卵,不疼痛,不发寒热,皮色不变,其核随喜怒为消长。"认为乳核多由思虑伤脾,恼怒伤肝,情绪过激,导致肝脾两伤,冲任失调,以致气郁、痰浊、瘀血互结于乳房,遂成肿块。其病因与肝、脾关系密切。《外科真诠》认为,其有岩变可能,记载说"宣节饮食,息恼怒,庶免乳岩之变",说明乳核有一定的癌变风险。裴正学教授认为,乳腺纤维腺瘤的病机中心在于肝、脾,与冲任相关。乳房的生理活动与肝气的调节相关,乳腺的增生、复旧周而复始。中医学认为,肝主疏泄,肝藏血,肝有贮藏血液和调节气机、情志的功能。肝郁则气机不畅,易致血瘀、痰凝,凝聚于乳房则形成肿块。脾主运化,运化失司则水湿停聚,易生痰湿,脾胃为生化之源,津液源于脾胃升化之水谷精微,气血虚弱或气血过实,均可引起气血瘀滞,肝失疏泄,冲任失和,气滞血瘀,痰湿凝结,使乳腺复旧不全而产生该病。

裴正学教授认为,乳核患者临床表现不同,但基本相似,多因乳房疼痛或体检而发现乳房肿块。治本在疏肝理气,化痰散结,并根据月经周期的变化调理冲任。肝藏血、主疏泄,妇女情绪变化多与肝有关。女性多忧思、恼怒、郁闷、善疑,这些情绪均可导致肝主疏泄功能失司,肝气郁滞,气滞则血瘀,气滞则痰凝。肝郁日久化火,火盛则加重,藏泄失司,肝火横犯脾胃,抑制脾胃功能,运化失司,则水湿内聚成痰。痰凝加重气滞，气滞则血瘀，气滞、痰凝、血瘀三者互为病因，恶性循环，聚于乳房则生肿块。临床常见善虑、善怒的妇人发现乳核。故裴正学教授认为，乳核之为病，肝气郁结是其本，治疗根本在于疏肝理气，疏通全身气机，调节妇人情绪，保持心情舒畅。裴正学教授认为肝气郁结，气机不畅，导致血脉不通，不通则痛；脾胃生化失司，则气血虚弱，不荣则痛。气滞是本病形成的初始原因，气滞无形，痰凝、血瘀有形，肿块的形成还需痰凝、血凝存在。脾为生痰之源，脾气虚则运化水湿无力，脾阳虚则无法实现气化作用，水湿停脾则生痰湿。冲任隶属于肝肾，女子经事由冲任所主，在月经周期中，乳房随冲任血海的变化而有充盈、疏泄之别，实现乳腺的增生、复旧、再增生。乳核患者冲任失调，临床多出现乳房胀痛、乳中结块随月经周期加重或缓解。现代医学认为，该病是以内分泌失调引起，即黄体酮分泌减少，雌激素相对增多所致。因此，治疗乳房肿块应重视调冲任脉。裴正学教授认为，治疗不能仅仅疏肝解郁，还应根据气滞导致的病理产物，通过疏肝解郁、活血化瘀、化痰散结、调理冲任来消除这些病理因素。

治疗乳核时，除了肝失疏泄外，还有以痰凝、血瘀、气血亏虚、冲任失调为主的兼夹证型，临床治疗时需辨证施治。肝气郁滞不舒，郁久化热，炼津成痰，夹滞于胸中，出现乳房肿块，治疗时应在疏肝解郁的同时配合健脾、祛湿、化痰之品。肝疏泄失司，则全身气机逆乱，导致血行不畅，郁滞成瘀，可伴有血瘀。若瘀血滞于乳房中，或可形成肿块，不通则痛。治疗时，应在疏肝理气的同时，配活血、化瘀之品。

肝郁气滞，日久化热，横犯脾胃，纳食不香，脾胃生化无源，则气血亏虚，不荣则痛。治疗时，应在疏肝解郁、健脾开胃的同时，配清热、益气、养血之品。

六、裴正学教授辨证分型及用药

裴正学教授认为，乳核的病因病机复杂，临床表现多样，根据乳核的发病机理，主要辨证为肝气郁结，血瘀痰凝。治疗主要采用疏肝解郁、活血化瘀、化痰散结。

常见证候：乳房肿块较小，生长缓慢，不红不热，不觉疼痛。推之可移，伴胸闷牵痛，烦闷急躁，叹息；或伴月经不调，痛经；舌质如常，苔薄白，脉弦。裴正学教授常用柴山合剂加减治疗。其组方为柴胡、穿山甲（现已禁用）、郁金、木通、路路通、当归、三棱、莪术、海藻、昆布、肉苁蓉、浙贝母、制乳没、夏枯草。具体方解，详见浆细胞乳腺炎章节。若月经提前，心烦急躁则加丹栀逍遥散；若痛经明显加少腹逐瘀汤；若胸闷、心前区不适加汉三七，水蛭；失眠、多梦加酸枣仁、合欢皮、夜交藤。

七、病案举例

例1：28岁，产后3月乳腺胀痛求诊。查体：左乳可触及2cm×2cm肿块，质软。右乳外象限可触及1cm×2cm肿块。质地韧，压痛明显。钼靶扫描示：双乳增生合并乳腺纤维瘤。因产后3月断奶，随之乳腺胀痛，不能泌乳。心烦急躁，口干便秘，露已净，白带多，舌质红，苔白腻，脉滑数。患者不愿手术治疗，遂予以中药调理。

【西医诊断】乳腺纤维瘤。

【中医辨证】肝郁气滞，热毒蕴结。

【治则】疏肝理气，活血化瘀。

【方药】柴山合剂加减，处方：柴胡 10g，皂角刺 30g，鳖甲 15g，木通 6g，路路通 6g，郁金 10g，制乳没 6g，三棱 10g，莪术 10g，夏枯草 15g，浙贝母 10g，肉苁蓉 10g，山慈菇 15g，海藻 10g，昆布 10g。水煎服，每日 1 剂。

二诊：上方服药 14 剂，乳腺疼痛减轻，月经正常，白带多，上方加生龙牡各 15g，乌贼骨 15g，继续服药 1 月，左乳肿块消失，右乳肿块变小，将上述药物蜂蜜为丸，一日 2 丸，巩固疗效。服用半年后肿块消失，后随访 1 年再未复发。

例 2：30 岁，乳腺疼痛 3 月。每次经来时双乳腺胀痛，月经提前 1 周，量多，色暗红夹有血块，心烦急躁，焦虑不安，头晕失眠，梦多。查体：右侧乳腺 1cm×2cm 肿块，质地韧而不硬，压痛明显，可触及与周围组织分界不清的结节，两侧腋下无肿大淋巴结。经钼靶和乳腺彩超检查确诊为左侧乳腺增生合并右乳腺纤维瘤。舌质红，苔薄白，脉滑弦。

【诊断】月经不调，乳腺增生合并乳腺纤维瘤。

【中医辨证】肝郁血热，气滞血瘀。

【治则】疏肝解郁，活血化瘀调经。

【方药】丹栀逍遥散加柴山合剂加减。药物组成：丹皮 6g，山栀子 10g，当归 10g，白芍 10g，柴胡 10g，白术 10g，茯苓 10g，甘草 6g，穿山甲 10g（现已禁用），木通 6g，郁金

10g，制乳没各 6g，三棱 10g，莪术 10g，夏枯草 15g，肉苁蓉
10g，山慈菇 15g。水煎服，每日 1 剂，同时服药期间忌服辛
辣油腻及刺激之品，尽量保持心情舒畅。

二诊：服药 14 剂后，乳腺疼痛减轻，心烦急躁好转，仍失
眠，于原方中加入炒枣仁 15g。加减服用 2 月，病情好转，纤
维瘤消失，随访 2 年再未复发。

八、古今医家有关乳腺纤维腺瘤的论述

乳腺纤维腺瘤属于传统中医学"乳癖"范畴。乳癖之名，
最早见于汉代华佗的《中藏经》"治小儿乳癖，胸腹高喘急吐
乳汁"。高秉钧的《疡科心得集·辨乳癖、乳痰、乳岩论》对
乳癖、乳痰、乳岩三者的病名做了明确的定义，并且区分三
者之间的不同。说"有乳中结核，形如丸卵，不疼痛，不发
寒热，皮色不变，其核随喜怒为消长，此名乳癖……始不作痛，
继遂隐隐疼痛，或身发寒热，渐渐成脓溃破者，此名乳痰……
乳疡之不可治者，则有乳岩。初如豆大，渐若棋子，不红不肿，
不疼不痒，或半年一年，或两载三载，渐长渐大，始生疼痛，
痛则无解日，后肿如堆栗，或如覆碗，紫色气秽，渐渐溃烂，
深者如岩穴，凸者如泛莲，疼痛连心，出血则臭……"以上
可知高秉钧不仅描述了乳癖的症状，而对乳癖、乳痰、乳岩
的定义区分论述。邹岳《外科真诠》中云："乳癖，乳房结核
坚硬，始如钱大，渐大如桃、如卵，皮如常……"不仅正确
的论述了乳癖的症状，还进一步阐述了病因病机，明确指出
了气郁痰饮是致病之因，并且认识到，乳癖长期不愈，老年

气衰的患者有恶变的可能，还提出了预防癌变的方法。隋代巢元方的《诸病源候论》有"乳结核候，用行气，愈瘰疬、乳痛之法"，论述了行气的方法去除乳腺结聚。古人治疗乳癖无独有偶，如《外科真诠》的和乳汤，《疡科心得集》中的肉桂膏、疏肝导滞汤，《疮疡经验全书》中的开郁顺气汤，《赤水玄珠》中的烧丹丸，《疡医大全》中的军门立效散、化圣通滞汤等。《医学传灯·积聚》对乳癖进行详细地描述"癖者，隐在两胁之间，时痛时止，故名曰癖，痰与气结也"。古人也意识到"此症生于正乳之上，乃厥阴、阳明经之所属……何谓之癖，硬而不痛，如顽核之类，过久则成毒"，首次指出乳癖日久可致恶变。《外科真诠》亦从预防角度提示本病有岩变可能，并指出"宜节饮食、息恼怒、庶免乳岩之变"，从另一角度提示我们，保持和调节舒畅的情志在治疗及预防乳癖中的重要性。王清任《医林改错》云"气无形不能结块，结块者，必有形之血也"。说明若肝气郁滞，气不行血，致瘀血内停，与痰浊互结阻于乳络亦可产生乳癖。

古代医家认为情志因素对本病的发病影响很大。陈实功《外科正宗》认为"乳癖多由思虑伤脾，恼怒伤肝，郁结而成也"。祁坤《外科大成》记载"由肝郁脾虚者……又郁结伤脾者"。《潘氏外科秘本九种·疡症歌诀》曰："乳癖厥阴郁积成，喜消怒长卵之形。"《罗氏会约医镜·乳病门》曰："大凡乳证，因忿怒者……"可见致情志不畅，郁久伤肝，致气机郁滞，蕴结于乳房胃络，经脉阻塞不通，轻则不通则痛，重则肝郁气血运行失畅，气滞、痰凝、血瘀结聚成块而发本病。

《圣济总录》有"妇人以冲任为本，若失之将理，冲任不和，阳明经热，或为风邪所害，则气壅不散，结聚乳间，或硬或肿，疼痛有核"的论述。房劳、劳力过度，耗伤元气；肾为藏精之脏，赖后天脾胃所养，劳伤日久，脾胃乃伤，久则肾益虚，无以灌养冲任，冲任失调而生乳癖。古有云"男子乳头属于肝，乳房属肾，女子乳头属肝，乳房属胃"，可见乳房的疾病与肝、胃、肾等脏腑及冲任两经脉有密切联系。余听鸿在《外证医案汇编》中提及本病"乳中癖核，乃肝脾二经气凝血滞而成"，并认识到"少阳行经之地，气血皆薄，加以情怀失畅，血痹郁，故难治，日久恐成岩证"，精辟地阐明了乳癖岩变的病因病机发展过程。

清代余听鸿《外证医案汇编》谓"治乳者，不出一气字定之矣……若治乳从一气字着笔，无论虚实新久，温凉功补，各方之中，夹理气疏络之品，使乳络疏通，气为血之帅，气行则血行……自然壅者易通，郁者易达，结者易散，坚者易软"。从情志发病的特点来看，情志发病往往是引起气滞、气阻、气机紊乱、升降失常，进而内伤脏腑导致疾病的发生。而《素问·举痛论》曰"百病生于气也"。《疡科心得集》"乳癖由肝气不舒郁结而成"。由此可见，肝郁气滞导致乳癖的发生，古代医家早已认识到这一点。脾胃为气血生化之源，脾虚失运，则易造成气滞痰凝怒则肝阴易伤，肝郁乘脾，肝脾失和，气与痰相互蕴结而发病。陈实功言："乳癖乃乳中结核……多由思虑伤脾，恼怒伤肝，郁结而成"。并有"其核随喜怒消长"的证候特色。明确了乳腺的发病是由情志异常损伤肝脾两脏而致，有些患者随情志的变化，大小可有所改变。

第十三章　乳房湿疹

　　乳房湿疹是一种发生于乳房皮肤的非特异性变态反应性疾病，病变部位在乳头及乳晕周围，乳房皮肤可表现为丘疹、丘疱疹、红斑、糜烂、渗液、皲裂、苔藓样病变等。

　　乳房湿疹急性期时渗出明显，伴渗出或糜烂；亚急性期渗出减少，以丘疹、鳞屑或结痂为主；慢性期多表现为棕红色或红色的斑丘疹，皮肤呈苔藓样变化。男女均可发病，以哺乳期妇女多见，无论在乳腺科还是皮肤科都是常见疾病。

一、生理病理

（一）遗传因素

　　乳房湿疹的病因复杂，往往是内外因素共同作用的结果。患者本身可具有一定的遗传性，受遗传基因的影响加之自身生活条件和外界刺激，明显增加了本病的发病率。有研究发现湿疹的发病可能与聚角蛋白微丝基因 FLG 的突变有关，其原因可能与突变后皮肤角质化层的形成受损，导致皮肤的屏障保护功能减弱，一些过敏源如花粉、细菌等外来物质入侵机体，导致 Th2 细胞提早激动，从而激发变态反应。

（二）精神因素

现代人在长期的生活、工作压力下，精神紧张及忧郁易怒者明显增多，而体内内分泌系统需要机体处于一个平稳的状态才可发挥其正常功能。尤其产后妇女体内激素水平的急剧变化，引起产妇情绪控制失常，易出现焦虑、紧张、敏感甚至抑郁等不良心态。机体在紧张和忧郁的情况下易导致新陈代谢和内分泌系统功能发生紊乱，也可引起湿疹或使其症状加重。

（三）过敏原因素

过敏原有多种，包括食物和接触物。研究发现：湿疹反复发作者，其发病机制中包括了Ⅰ型和Ⅳ型变态反应二者的共同参与，因此，尽早明确过敏原成为治疗湿疹的关键。研究结果显示：食物可通过非 IgE 途径引发湿疹。Ⅳ型迟发型变态反应的诱发因素包括日光、尘螨、花粉、动物皮毛、各类化学制品、合成纤维、药物等。哺乳期乳房湿疹的发生常与婴儿长期反复吸吮刺激及面部与乳房反复摩擦，从而激发迟发型变态反应有关。

（四）感染因素

研究中发现湿疹患者皮损部位的细菌、真菌和金黄色葡萄球菌的密度及检出率明显高于非皮损部位，说明湿疹的发生与细菌真菌的感染、金黄色葡萄球菌关系密切。金黄色葡萄球菌可以分泌超抗原的细菌外毒素或逆转录蛋白构成的抗原物质，激活 T 淋巴细胞，释放大量的炎症介质、细胞因子，继而影响自身免疫功能，出现炎症反应。

二、诊断

（一）临床表现

1. 皮疹的主要特征

在急性期、亚急性期常同时有两种或两种以上皮疹形态，易融合成片，但在某一阶段又常以某一种皮疹形态最为显著；慢性期皮损浸润肥厚、色素沉着或减退，有不同程度苔藓样变。

2. 皮损边缘呈移行性

皮损与正常皮肤缺乏明显的界线，边缘往往不清。

3. 皮损对称性

初起可能局限在一处，随后常发展成对称。

4. 剧烈瘙痒

如无继发感染，一般无全身症状，痒为唯一症状。

（二）相关检查

①用 Tzanck 细胞学检查法：疱底涂片可见有巨细胞。

②组织病理：表皮内或表皮下可见水疱或脓疱，有网状变性和气球变性，常有多核上皮细胞，真皮有大量炎细胞浸润，以中性白细胞为主。

（三）诊断标准

根据中华医学会皮肤性病学分会免疫学组制定的 2011 版《湿疹诊疗指南》湿疹的诊断，根据其临床表现，临床分为急性、亚急性及慢性三期。

1. 急性期

红斑、水肿基础上粟粒样大丘疹、丘疱疹、水疱、糜烂及渗出。

2. 亚急性期

红肿和渗出减轻，糜烂面结痂、脱屑。

3. 慢性期

粗糙肥厚，苔藓样变，可伴有色素改变，容易反复发作，自觉症状为瘙痒，严重者瘙痒剧烈。

（四）鉴别诊断

1. 接触性皮炎

本病的临床特点是皮肤黏膜接触外源性物质后，接触部位发生境界清楚的皮损，轻者局部出现淡红至鲜红色水肿性红斑，较重者红斑肿胀明显，并有许多丘疹及水疱，炎症剧烈时可以发生大疱、糜烂、渗出及结痂，甚者可有表皮松解、坏死。若皮炎发生在眼睑、唇部或阴囊、包皮等组织疏松部位，则肿胀明显，皮肤光亮，纹理消失。自觉症状多为局部瘙痒和灼热感，或者胀痛感，严重的患者可以伴有发热、畏寒等全身症状。

2. 神经性皮炎

本病初发时先感觉局部阵发性瘙痒，经反复挠抓后，患处出现成群粟粒至米粒大小圆形或多角形扁平丘疹，日久皮疹逐渐融合，形成皮纹加深、皮脊增高的斑片，表面肥厚粗糙，似皮革状。神经性皮炎多为局限性，若皮疹泛发全身，则称为播散性神经性皮炎。自觉阵发性剧烈瘙痒，夜间尤甚，常不同程度地影响睡眠和工作。病情呈慢性经过，顽固难愈。

3. 乳房湿疹样癌

本病又名乳房 Paget 病，属于癌性病变，早期诊断是十分必要的，应当与乳头湿疹相鉴别。乳头湿疹一般对称分布，边缘不清楚，有多形性损害，基底无浸润，经局部对症治疗，症状可以缓解。乳房湿疹样癌多发生在 50 岁以上绝经期妇女，皮损单侧发生，境界清楚，基底有浸润，乳头溢液甚至乳头凹陷，病程发展相对缓慢，经过数月乃至数年后，皮损逐渐扩大，发展为浅溃疡，有明显浸润，触按时皮损发硬，压痛明显，乳头下陷，局部淋巴结肿大，对症治疗效果不明显，皮肤病理找到 Paget 细胞是诊断的关键。

三、治疗

（一）一般治疗调护

生活中尽量注意避免各种可疑致病因素，发病期间要注意忌食辛辣食物，不可用热水洗烫或使用碱性肥皂或过度搔抓等刺激来达到暂时的止痒。穿着衣物应柔软、宽松、舒适、不刺激，嘱咐患者平时尽量保持心情愉悦，避免情绪大起大落、精神紧张等。必要时可向患者宣讲湿疹的相关知识，及时与患者沟通，消除其心理负担，并鼓励早期、坚持治疗。

（二）局部治疗

一般外用药中，也可以说是西医目前治疗湿疹的主要药物就是糖皮质激素性软膏，具有抗炎、抗增生等疗效，一般根据皮损的表现及轻中重度来选择符合该皮损表现的糖皮质激素，如氢化可的松、地塞米松乳膏等。但糖皮质激素的应用一般不应过长，否则会导致机体耐受性降低、出现不良反应。另外，近年来有一种新药专门适用于头面部及皮肤褶皱部位，叫钙神经磷酸酶抑制剂，因为该处皮肤薄嫩，使用糖皮质激素会出现一些不良反应，比如局部毛细血管的扩张，皮肤萎缩，遗留色素沉着，尤其是头面部，会直接影响病人的美观，所以该药使用还是较为广泛的，但价格相对来说比其他激素性药膏较为昂贵，该类药品主要对免疫系统发生调节作用，从而起到医治效果，常用的药物有如他克莫司软膏等。还有一些各种各样的抗菌药物，如2%的莫匹罗星软膏、曲安奈德益康唑软膏等常用于湿疹并发感染者，并常与糖皮质激素联合使用。医学护肤品也可作为目前的一种辅助治疗，其安全性、有效性较高，尤其适用于长期使用糖皮质激素有不良反应的患者，其皮肤干燥、皲裂、脱屑等，医学护肤品可有效维持角质层含量的稳定，锁住皮肤水分，减轻炎症反应，修复皮肤屏障。临床可依据患者病情和医学护肤品特性、分类等，合理酌情选用。

（三）系统治疗

1. 抗组胺药

如左西替利嗪是目前医治湿疹最为常用的药品，还有西替利嗪、氯雷他定等，以上三个都为第二代抗组胺药，其相对第一代来说无明显的中枢抑制作用，但长期服用者或可出现不良反应如药物耐受、疗效降低等。

2. 抗生素

湿疹伴有感染的病患，要加抗生素使用，通常抗感染治疗 7 ~ 10d。

3. 糖皮质激素

一般情况下是不建议作为一般医治使用的。因为使用不当，会出现或加重感染，长期使用容易导致机体的防御能力降低或病情反跳。病因明确或为了迅速控制症状，可以适当短期应用，但必须注意用法用量。

维生素 C、葡萄糖酸钙等通常用来作为医治湿疹的辅助性药品，可以抗炎、降低毛血管通透性，抗过敏作用还是比较明显的，急性发作或瘙痒明显的病患可以作为选择。

在其他疗法无效、或有糖皮质激素应用禁忌证的重症病人、或短时间内系统使用过糖皮质激素，在病况得到明显改善后，这时糖皮质激素需要减用或停用，那么就可以选择免疫抑制剂来治疗，但使用要特别注意，严格掌握其适应证，如环磷酰胺、环孢素等，某些光敏性的湿疹患者可以选用氯喹等，以减少患者对光的敏感性。

（四）物理治疗

乳房湿疹的物理治疗方法主要有微波、紫外线、激光等。现代光疗技术越来越精细化、科学化，紫外线疗法、微波照射对生物组织有一定的穿透力，能够起到消炎、促使局部血液循环畅通的作用，刺激蛋白质合成，增强皮肤组织的再生能力，有助于各种皮肤组织细胞的修复，加速患处的愈合，加强机体免疫功能；有研究显示，对于慢性湿疹病人，给予超脉冲 CO_2 点阵激光医治后总有效率会高达 97.0%，效果也是比较明显的且无不良反应。

四、裴正学教授诊疗经验

裴正学教授认为乳房湿疹的发病与肝脾二脏关系密切，且受多种因素共同影响。乳头为足厥阴肝经所属，乳房系足阳明胃经所属。《医宗金鉴·血风疮》有言："此证由肝、脾二经湿热，外受风邪，袭于肌肤，郁于肺经，致遍身生疮。"由此而言，乳腺的生理病理均与肝脾二脏密切相关。妇人产时失血耗气，故产后多气血亏虚体质。肝体阴而用阳，阴血亏虚，肝失所养，且肝主疏泄，易受情志影响；若情志不畅、愤懑郁怒影响肝之疏泄，则气、血、痰诸邪郁滞乳络；肝之疏泄功能对全身气机运行亦有重要作用，气行则血行，气滞则血阻，气血运行不畅，脉络不通，痰瘀内生，又因处于哺乳时期，身体处于气血上行化乳的特殊阶段，最终导致气、血、痰诸邪郁滞乳络，蕴阻肌肤而发为乳房湿疹。肝主藏血，阴血不足，肌肤失养，则见皮肤干燥、脱屑；疏泄失司，肝风内动，外风引动内风，风胜则痒。《素问》中指出"诸湿肿满，皆属于脾"，又有李东垣"盖疮全赖脾土"，脾主运化，一为运化水谷，二为运化津液，脾的运化功能正常，才能使气血生化有源，濡养四肢百骸，才能防止水液停滞，避免痰、湿、饮等病理产物的生成。而脾的运化也有赖于肝气调达，情志内伤，气郁不畅，肝气不调，横逆犯脾，肝脾失于协调，水湿、火热内生，壅滞乳络肌肤，发为乳房湿疹。妇人产后气血大失，荣卫俱虚，脾胃虚弱，饮食停滞，脾土运化水谷精微功能失调，水湿内生；气血亏虚，营卫不和，腠理不固，肌表易感受外邪，如人造纤维、多汗、炎热、搔抓、衣物摩擦等刺激易引起，尤其是哺乳时婴儿长期反复吸吮并与乳房部肌肤反复接触摩擦的刺激易引起。此外，若妇人素体禀赋不足，机体对某些物质敏感，此类因先天禀赋不足而形成的特殊过敏体质人群，可能对乳汁产生过敏反应。

乳房湿疹是多种因素共同为患的结果，其中湿邪是本病的重要致病因素，也是湿疹缠绵反复难愈的根本原因，病机主要是肝失疏泄，脾失健运，湿热蕴积，循经外侵乳房肌肤。故裴正学教授认为乳房湿疹的治疗应从肝脾入手，证型以肝郁脾虚为主。因此，在临床辨证论治中，治法上主张以疏肝解郁、健脾化湿作为治疗哺乳期乳房湿疹的关键。临床用药时，应注重肝脾同调，无论肝脾两脏同病还是一脏病，治疗上治肝之时不忘调理脾胃，健脾化湿之时兼顾调畅肝气。

五、裴正学教授辨证论治

1. 湿热型

以急性者为多见，其中热盛于湿者，发病急，皮损潮红灼热，瘙痒无休，渗液流汁，伴身热、心烦口渴、大便干、尿短赤；舌质红，苔薄白或黄，脉滑数；湿盛于热者，相对发病较缓，皮损潮红、瘙痒，抓后糜烂渗出，可见鳞屑，伴急躁易怒、头晕目眩、口苦胁胀、尿黄便干，或大便黏滞不爽，舌质红，苔黄腻、脉弦滑。

2. 脾湿型

患者无明显热象，皮损多以糜烂、渗出为主，并伴有胃脘不适、纳呆，面色萎黄、两足浮肿、大便泻泄等症状。舌淡，边有齿痕、苔薄白或白腻，脉滑。

3.血虚风燥型

患处皮肤肥厚、皲裂，呈慢性湿疹样皮损。常反复发作，重者有色素沉着、血痂、脱屑等，伴口干不欲饮、纳差腹胀，舌淡，苔白或光剥，脉细弦。

六、裴正学教授用方分析

湿热型湿盛于热者，方选龙胆泻肝汤加减。方中龙胆草大苦大寒，既能清利肝胆实火，又能清利肝经湿热，为主药。黄芩、栀子苦寒泻火，燥湿清热；泽泻、车前子渗湿泄热，导热下行；实火损伤阴血，可用当归、生地养血滋阴，邪去而不伤阴血，共为佐药，柴胡舒畅肝经之气，引诸药归肝经。组方用药泻中有补，利中有滋，降中寓升，祛邪而不伤正，泻火却不伤胃。

血虚风燥型，则以养血怯风为主。方中生地、当归、川芎、赤芍变四物汤养血调经之意而为养血润燥之用，其中地黄用生地、芍药用赤芍以增凉血之效，又兼制荆芥、防风之辛温。

女子乳头属肝，乳房属胃，冲任下起胞宫，上连乳房，为气血之海，下行为经血，上荣为乳汁。随着冲任生理的变化，在人体不同的月经周期，其乳房也表现出差异性的生理特征，这也是乳房湿疹特殊的病理表现。裴正学教授认为，对于乳房湿疹的中医治疗，也可根据患者不同的月经周期进行参考用药，经前疏肝理气，经中调经为要，经后补虚为当。月经期加用香附、丹参和益母草;月经前期加用丹参、续断和柴胡;月经后期加用女贞子、生地黄和当归。

七、病案举例

例1:40岁,因产后双侧乳房出红疹,瘙痒,部分丘疹渗液流水,肿胀灼热,伴有恶寒,发热,咽痛口干,四肢酸困乏力,舌红苔白稍腻,脉浮滑数。

【西医诊断】乳房湿疹。

【中医辨证】外感风寒,湿热内蕴。

【治则】解表散寒,除湿解毒,祛风止痒。

【方药】麻黄桂枝汤、苓泽合剂、四妙散加味。药物组成:麻黄10g,桂枝10g,杏仁10g,生石膏30g,生甘草6g,川芎6g,白芷6g,细辛3g,羌活10g,独活10g,防风10g,白术10g,生姜6g,大枣4枚,茯苓10g,泽泻10g,苍术10g,生薏苡仁30g,乌梢蛇6g,蝉蜕6g,白鲜皮15g,地肤子10g。

服7剂后,患者红疹减少,瘙痒减轻,皮肤渗水好转。上方加党参15g、白术10g,继服20余剂后治愈。

按:乳房湿疹,因产后脾胃虚弱,脾失健运,湿热内蕴,湿困脾胃,复感风湿热邪充于腠理,浸淫肌肤,发为本病。乳房湿疹源于湿而发于风,湿者脾胃之所主也。方中麻黄、桂枝开腠理而除风;茯苓、泽泻、苍术、生薏苡仁、党参、白术健脾而除湿;乌梢蛇、白鲜皮、地肤子加强除风之力以止痒。

八、古今医家有关乳房湿疹的论述

湿疹的病因繁多且复杂，发病多由禀赋不足，饮食失节，过食辛辣荤腥动风之物，损伤脾胃，脾失健运，湿热内生。《疡医大全·斑疹门》："胃与大肠之风热亢盛已极，内不得疏泄，外不得透达，怫郁于皮毛腠理之间，轻则为疹。"说明肠胃之变与本病关系密切。又或外感风邪，内外两邪互相搏结，风湿热浸淫肌肤所致。《诸病源候论》："诸久疮者，为风湿所乘，湿热相搏，故头面身体皆生疮。"指出风、湿、热三邪互相搏结为湿疹、迁延不愈的原因。

古代医家在不忽视外因致病的同时，也提到了内因致病的重要性。《诸病源候论》："浸淫疮，是心家有风热，发于肌肤。"由此指出本病发生与风热蕴结于心有关，正应《素问》所云："诸痛痒疮，皆属于心。"《医宗金鉴》中记载："此证由肝、脾二经湿热，外受风邪，袭于皮肤，郁于肺经，致遍身生疮。"提出湿疹发病与肝脾二经的湿热相关。《外科精义》云："盖湿疮者，由肾经虚弱，风湿相搏，邪气乘之，搔痒成疮，浸淫汗出，状如疥疮者是也。"进一步表明：本病发生还与脏腑功能失调，复感外邪，内外合邪有关。总体来说，湿疹总属本虚标实之证，其基本病机以六淫为先、脏腑为本，与饮食积滞、情志过极等密切相关。

中医认为乳房湿疹的病机是暴怒或抑郁伤肝，肝火不得疏泄，阳明湿热蕴结，外发于肌肤；或有素体脾虚之人因饮食油腻辛辣，使得湿热蕴结体内，循经外发于乳房肌表而成。

古代文献中也有关于乳房湿疹病因病机的记载。如隋代巢元方《诸病源候论·乳疮候》云："此谓肤腠理虚，有风湿之气乘虚客之，与血气相搏，而热加之，则生疮也"。《三因极一病症方论》中所云："七情扰乱，郁而生痰。"肝气喜调达而恶抑郁，肝失疏泄，横逆犯脾，气机升降失司，水液代谢失常，火热、水湿内生，湿热蕴积，循经外发于乳房肌表。

在中国古代文献中，早有关于乳房湿疹的治疗，历代医家多从湿疮、皲裂、乳头破裂、乳头风等论治。葛洪《肘后备急方·治痈疽妒乳毒肿方第三十六》记载："又方，治乳头裂破，捣丁香末敷之。"宋代陈自明在《妇人大全良方》记载治疗乳头皲裂，以水调敷丁香末，立愈，还可以蛤粉、胭脂等分调敷。此外，很多文献中也都有记载丁香末、蛤粉、胭脂调敷可治乳房皲裂、湿疹。汉代张仲景《金匮要略·疮痈肠痈浸淫病脉证并治》云："浸淫疮，黄连粉主之。"唐代孙思邈《备急千金要方·黄连胡粉散》也有记载以黄连、胡粉和水银为末相合，用来治乳疮、湿疮及黄烂肥疮等。方中黄连，味苦，气寒，苦以燥湿，寒以泻火，至今仍是治疗湿疹的良药，无论内治方还是外治方中都常用。胡粉可疗疮杀虫，水银细散入粉，可解皮毛湿热之毒。唐代孙思邈《千金翼方》中有记载，青羊脂膏可治疗风热赤疹痒。方中石膏、竹叶、寒水石清热泻火；黄芩清热燥湿；白芨、白芷消肿生肌；升麻、防风、黄芪发表透疹、托毒生肌，常用于风、湿热内蕴的风搔痒疹、湿疹疥疮等。清代顾世澄《疡医大全·乳头破裂门主论》中论述本病主因暴怒或抑郁伤肝，以致肝火不得疏泄，治疗上应选用加味逍遥散。另外清代高秉钧在《疡科心得集·辨乳痈乳疽论》也记载以加味逍遥散内服，白芷末调敷治疗乳头风。从文献中可知暴怒抑郁等情志因素与疾病的关系密切，因此治疗本病的关键是疏肝泻火调胃。清代沈金鳌在《杂病源流犀烛·胸膈脊背乳病源流》记载，乳头皲裂可由气血亏虚导致，益气养血是治疗基础，以大补之剂治疗。

由上可见，古代医家从内外两个方面治疗乳房湿疹，制型种类丰富多样，如汤剂、散极等内服中药，还有粉剂、膏剂等外用中药，讲究内外同调，内治与外治并重。古代医家为探索和完善湿疹的治疗花费了大量的时间和精力，给后人诸多宝贵的临证思路和治疗经验。

乳房湿疹在中医古籍里早有记载，中医称本病为"乳头风""乳头裂破""乳疮"，其病因病机是肝郁化火与湿热内蕴，六淫之邪外侵，内外两邪搏结，发于腠理，循经而发浸淫乳房而为本病。中医药治疗乳房湿疹的方法多样，诸多医家为本病的治疗提供了宝贵的经验，有自拟验方加减或经典方化裁，口服或者外用。由于本病患者以哺乳期妇女居多，西医治疗受到诸多限制，中医可根据患者不同的证型辨证采用不同药物及方法治疗，且治疗疗效好，能有效缩短病程，无明显副作用，因此中医药治疗乳房湿疹的优势越来越显著，值得临床推广。

但目前有关中医药治疗乳房湿疹的方法仍相对局限，更多是中药口服或者联合中药外敷，我们应当挖掘古籍，取其精华，发挥中医特色，为乳房湿疹的患者提供更为丰富、安全、有效和方便的治疗方式。

第十四章　导管内乳头状瘤

导管内乳头状瘤是来源于乳腺导管上皮的良性肿瘤。文献报道其发生率为 64% ~ 88%，溢液可为浆液、浆液血性、血性等，在传统的病理学分类中，乳腺导管内乳头状瘤区别于乳头状瘤病。2003 年，乳腺肿瘤组织学分类中乳腺导管内乳头状瘤和乳头状瘤病同属于导管内乳头状肿瘤，分别称为中央型乳头状瘤和周围型乳头状瘤。中央型乳头状瘤 30 ~ 50 岁的妇女是好发人群，乳头血性溢液及形成乳晕下、乳头周围能触及的肿块是患者的常见表现。周围型乳头状瘤，发病年龄较轻，较少表现为乳头溢液和肿块。在新的乳腺肿瘤分类中，明确将乳腺导管内乳头状肿瘤归为癌前病变或称前驱病变。并对其预后特征总结为周围型乳头状瘤继发浸润性乳癌的危险可能较中央型乳头状瘤高，单纯性乳头状瘤无周围乳腺组织灶性增生时发展为浸润性癌的风险轻微，而上皮非典型性增生存在于乳头状瘤病变组织内、外时，发生浸润癌的风险较高。近年来也有学者研究指出，伴非典型性增生导管内乳头状瘤生物学特性与浸润性导管癌或有相关性，是一重要的癌前病变。

一、生理病理

乳腺导管内乳头状病变包括乳腺导管内乳头状增生、乳头状瘤及乳头状瘤病，70%发病在35～50岁经产女性，高发年龄为40～48岁，其发病率占乳房良性肿瘤的20%。其发病机制目前尚未明确，一般认为与女性内分泌紊乱、雌激素的过度刺激相关。

乳腺导管内乳头状瘤为非肿瘤性疾病，是指导管上皮增生，曲折呈乳头状，乳头低，分布广，为导管上皮实性增生的一种。乳腺导管内乳头状瘤主要发生在乳晕下大导管内，常为孤立、单发，为导管上皮和间质增生形成的良性乳头状物，由柱状上皮与肌上皮两层覆盖树突状的纤维血管基质构成。而乳腺导管内乳头状瘤病主要发生在小导管和终末导管，是由乳腺增生症等多种病理组织学形态改变组成的，是一种导管上皮细胞和间质的增生性改变。

（一）病因

现代医学认为，乳腺导管内乳头状瘤的病因目前尚未明确，一般认为与乳腺增生性疾病具有共同的发病机理，即与女性雌激素水平的紊乱相关。文献报道本病的病因为卵巢功能失调，使雌激素占优势，孕激素绝对或相对不足，或黄体期缩短，乳腺组织长期处于雌激素优势的作用即导致的增生和复旧不全。

本病可分为孤立性乳头状瘤和多发性乳头状瘤。孤立性乳头状瘤大多位于乳腺中央区，距乳头开口较近，在乳晕下及附近大导管内，生长缓慢后，者又称周围性乳头状瘤或乳头状瘤病，常为多发性，主要位于乳腺周围，发生于中小或末梢导管内，癌变率较高。

（二）病理

1. 孤立性导管内乳头状瘤

特点是导管上皮和间质纤维组织增生，形成具有纤维脉管束的乳头结构。有时乳头反复分支、纤曲、互相吻合形成腺样结构，不论乳头形态如何，乳头表面被覆双层上皮，表面为柱状上皮，其外为肌上皮，无异型，排列整齐，常伴有大汗腺化生。

2. 多发性乳头状瘤

基本形态同孤立性导管内乳头状瘤，为导管上皮和间质纤维组织增生，形成具有纤维脉管束的乳头结构，可根据上皮细胞和间质增生的程度不同，可形成筛状、腺样或实性等不同的组织图像。

（1）纤维型

此型占75%，乳头较粗，中心柱纤维组织丰富，表面被覆单层立状或柱状上皮，或双层细胞，无特异展性，较久者可见上皮萎缩，间质玻璃样变性。

（2）假腺样型

此型占5.5%，乳头相互融合成假腺样或实性，间质较少而呈细隔状，上皮细胞核染色均匀，无异型性。

（3）腺型

此型占4.5%，乳头分支较细，纤维组织及囊内含铁血黄素沉着，并有吞噬细胞反应，乳头状瘤的根部出血，反复纤维化，腺管混染于间质，受压变形，排列紊乱，易误认为乳头状癌。

二、诊断

（一）临床表现

（1）乳头溢液

约占就诊病人的 80%，是导管内乳头状瘤的主要症状。病人往往在无意中发现衬衣上有血迹。乳头溢液来自于乳管，为自溢性，常呈血性或浆液性。据 Stout 统计血性溢液占 78%，浆液性溢液占 22%。年轻女性的分泌物常为浆液性，而老年妇女多为浑浊或乳样液。因肿瘤组织脆弱，血管丰富，轻微的挤压即可引起出血或分泌物呈铁锈色，是导管内乳头状瘤呈血性乳溢液的最常见原因。

乳头状瘤是否发生乳头溢液与乳头状瘤的类型和部位有关，发生在乳头中心部位的大导管内的乳头状瘤的乳头溢液症状最为常见。而当肿瘤位于乳头边缘部分，在中小导管内或腺泡内者，乳头溢液的发生较少见。

对男性乳头溢液，应首先考虑为导管乳头状瘤，并高度警惕恶性的可能。有文献报道，如果年龄在 45 岁以上的乳头溢血性液伴有乳房肿块，应考虑到导管乳头状瘤恶变的可能。

（2）疼痛

本病仅有少数病人有局部疼痛及压痛，常为乳房导管扩张，导管内类脂样物质溢出及炎症所致。

（3）乳房肿块

乳房肿块是乳房导管内乳头状瘤的主要体征。据国内文献报道，本病伴肿块者占 66% ~ 75%。触诊时可在乳头处、乳晕区或乳房的中心处触及肿块，直径多在 1 ~ 2cm，亦有小于 1cm，或为 3 ~ 7cm 或更大者。单发性导管内乳头状瘤可因导管阻塞扩张而引起。触及质地较软，光滑且活动的肿块，有时在乳晕旁可触及放射状条索。如病人乳头溢液并触及小肿块，则 95% 的可能为导管内乳头状瘤。也有的病人扪不到肿块，仅在乳晕区触到几个点状结节，实则为病变所在部位。按压乳晕处的肿块，可见血性液自相应的腺导管的乳头流出，由于肿块主要是乳头状瘤出血瘀积而成，肿块往往在按压后变小或消失。因此在体检时应轻轻按压肿块，以便留下部分血液，在手术时可根据乳头出血的相应乳管作标记，行乳房区段切除。

（二）实验室及其他检查

1. 溢液涂片细胞学检查

适用于有乳头溢液的患者，主要用于发现癌细胞，是唯一无创的病理学检查，患者易于接受，但其准确率较低，有文献报道其准确率仅约为 53.1%，其主要原因是乳头溢液的液体量少，导管上皮细胞含量少，且乳头溢液中所含的细胞是从原组织结构脱落于导管中，容易发生变性，核形不规则或出现核碎裂而影响细胞学诊断结果的判断，此外，与检验者的技术与熟练程度亦有一定关系。文献报道：通过鉴别假性溢液先天性乳头凹陷、乳头浅表糜烂或乳管疹等继发于感染病变的渗液与真性溢液，凡非妊娠或哺乳期的妇女和成年男性自发性乳头溢液，提高标本的采集质量，可使乳头溢液细胞检查的诊断准确率提高。而近年来乳管镜的使用，可通过乳管镜下乳腺导管冲洗液涂片获得更多的有效细胞团，而使其准确性明显提高。有学者认为，使用乳管镜技术虽然可以明显提高细胞涂片的准确率，然而大多数病人，在发现异常乳头溢液的时候，使用此技术作为术中病变导管切除的指引有帮助，而对于术前诊断的意义不大。

2. 超声检查

具有无创性、无痛苦、简便易行、可反复性等特点。其声像典型表现为在扩张的无回声导管内，呈现不规则的实性低回声结节。若导管扩张不明显，或仅表现为乳腺内实性肿块，或病变非常微小，则容易发生漏诊或误诊。近年的研究中，彩超对瘤体良恶性的鉴别仍存在较大的争议。导管内乳头状瘤的实性肿块回声形态规则，多为圆形或椭圆形，而导管内癌的实性肿块回声形态不规则，显示毛刺症或蟹足症。但有学者从病理角度分析，认为导管内乳头状瘤通常伴有坏死和出血，从而导致纤维化形成。瘤体周围的不规则纤维化区域可使其边界显示不清，形成所谓的假性浸润，因此单凭超声检查确实很难和乳腺恶性病变鉴别。可根据肿块的血流特点对瘤体的良恶性进行鉴别，根据其研究患者的彩超血流特点及术后病理对比，发现根据肿块的血供特点并不能判断肿块的良恶性，但对可疑肿块的定位有一定的帮助。但彩超同时尚能为导管造影及手术切除提供准确定位，并可提示病变周围的血流及组织特点，为术区操作提供一定的信息，因此在临床上是一种较常用的检查方法。

3. 乳腺钼靶造影

乳腺导管造影可清晰显示病变导管的形态，肿瘤的部位、大小、形态，导管壁有无浸润、破坏等，对导管系统疾病的诊断及鉴别诊断具有决定性作用。导管内乳头状瘤主要有两种表现，一种为导管内单发或多发圆形充盈缺损，远端导管分支充盈良好，导管无阻塞性改变，近端导管扩张不明显，一种为导管远端呈"杯口状"充盈缺损，为完全性阻塞改变。而乳头状瘤发生恶性变时，均为单发，充盈缺损形态多欠规则或不规则，管壁毛糙、狭窄，腔壁线中断、破坏、断端平直似刀切状或截断面呈"鼠尾状"。乳腺导管造影也存在一定的假阳性及假阴性，造成假阳性的主要原因是技术方面，主要是针管内气泡未排尽，其次是脱落的细胞团或血凝块在导管内形成充盈缺损的伪影，造成假阴性的原因可能是造影剂注射量不足，导管显示范围过小，瘤体过小，导管分支相互重叠，遮盖病变。需要注意的是，虽然普通钼靶平片不能显示导管内病变影像，但少数乳头溢液患者可有沿导管分布的细小钙化或导管所属腺叶内有肿块。为避免造影后对比剂掩盖这些征象，故造影前应常规摄取双侧乳腺普通钼靶平片。

4. 乳管镜

是目前诊断率最高的检查方法，文献报道 I ~ II 级导管内乳头状瘤的诊断准确率分别为 100% 和 97.5%。其优点是可直接观察伴乳头溢液导管内乳头状瘤患者乳腺导管内的病变情况，能发现影像学中不能识别的病灶。导管内乳头状瘤在乳管镜下特征明显，多表现为管腔内单个或多个瘤样带蒂新生物，管壁和管腔结构正常，较易诊断。但其也有一定的局限性，对于乳腺末梢导管内病变，乳管镜因长度受限或者管腔内瘤体堵塞而无法检出，而且对无乳头溢液的导管内乳头状瘤，乳管镜检查较为困难，应结合其他临床检查以减少其对乳腺病变导管周围性病变的漏诊。有学者在研究中发现对于病变或分支成角较大的乳管内病变难以被发现，而易造成漏诊。操作者的判断能力对结果也有一定影响，且注气法要较目前常用的注水法清晰。

（三）鉴别诊断

本病应与乳腺结构不良症的囊性增生期、导管扩张症、大导管或壶腹部炎症、乳头状癌、Paget 病等相鉴别。

1. 乳腺囊性增生症

本病溢液多为浆液性或黄绿色，临床上本病呈周期性疼痛，月经前疼痛明显，乳腺可扪及结节状物，韧且压痛。

乳导管造影无充盈缺损的表现。硬化型腺病表现为乳管及其分支变细，呈细线状；囊肿型表现为与导管相连的较大囊性扩张；小导管及腺泡性增生型表现为终末导管腺泡呈均匀的小囊状或串珠状扩张。

2. 大导管或壶腹部炎症

偶尔可见乳头溢液，多为脓血性，同时有明显炎症病史，溢液涂片细胞学检查，可见炎症细胞，诊断多不困难。

3. 导管扩张症

该病的乳房肿块位于乳晕区，局部发红、灼烧样疼痛、痒和肿胀等。本病的急性期，有急性乳房感染的表现，全部乳房水肿及乳头内陷，似炎性乳腺癌。部分病人有乳头溢液，但溢液为黏稠的凝块状，非自溢性，大部分因挤压而出。乳管造影示：乳晕下大导管显著扩张、迂曲，严重者叶囊状，无充盈缺损。

4. 乳头状癌

乳头状癌肿块多位于乳房中央或乳晕深处，或乳晕区以外的乳腺组织中，往往伴有乳头血性溢液，临床上易与乳管内乳头状瘤相混淆。欲将两者区别开来，必须行病理学检查。显微镜下观察，乳头状瘤可见腺上皮、肌上皮两层细胞形成的乳头和排列规则的腺管细胞，无异形性，核分裂少见或缺如，往往伴有大汗腺样化生。乳头分支少，间质多且乳头较粗大，可融合成复杂的腺样结构。而乳头状癌则相反，细胞异形明显，核分裂常见，邻近乳腺组织内一般无硬化性腺病，癌细胞内可见筛状结构。

5.Paget 病

Paget 病虽起于乳头处的大导管，但乳头表面有湿疹样改变，而且皮肤增厚，常伴有乳头刺痛、瘙痒和烧灼感等症状。增厚的皮肤往往与正常组织分界清楚，血性分泌物不多，故易鉴别，但最后还须经病理确诊。

三、治疗

由于此病的保守治疗难以治愈，且具有一定的恶变率，故临床确诊为本病者，应首选手术治疗。外科手术治疗乳管内乳头状瘤的原则是切除彻底，并且尽可能保留正常腺体。但对于乳头状瘤病，由于技术的限制，有时难以做到完全切除病灶，这就要求临床上需谨慎选择手术方式，并且术后定期复查。由于本病瘤体较小，甚至部分患者术前触不到肿块，而部分可以触及肿块者，也可能由于术中的挤压而缩小或消失。因而本病的术中准确定位是决定手术成败的关键。

（一）定位方法

1.美蓝标记

从溢液乳腺导管插入平头针或硬膜外导管，采用美蓝标记病变导管。其优点是价廉，操作简单，染色剂可到达末梢乳管。该手术的缺点是手术范围较大，手术相对比较盲目，特别是病灶较小时，容易引起病理检查漏诊。注射染料的剂量、力度都影响乳房组织染色的范围，从而对手术范围的确定带来不便。

2.乳管镜辅助定位

通过乳管镜找到病变部位，在乳房透光明显处皮肤表面做标记，再行手术切除，此法有两个优点，即诊断明确和定位准确。定位准确后利于手术的进行，手术切口较小，术中显露病变乳管容易，暴露和切除病变乳管可靠，手术出血量少，术后切口愈合良好，病理检材容易，报告准确。配合定位针的应用，可使病变乳管和乳管内占位性病变同时得到准确标记，利于引导手术切除，对未扪及肿块的患者具有更大的优势。但由于导管镜本身长度所限，不适用二级以下乳管病灶的手术，可采用配合美兰染色以弥补这个缺陷。亦有学者利用乳管镜冷光源的皮肤透照点定象限，乳管扩张器探针定乳管走行方向，亚甲蓝染色定乳管末梢分支的分布，通过光、针、色三位一体的方法定位，以最小的切除范围达到最准确的切除目的。

（二）术式的选择

1. 传统术式

主要有腺段切除术、乳房局部切除术及乳房单纯切除术，为了兼顾病灶切除彻底及乳房外形美观，目前以乳房腺段切除术为首选术式。因诊断技术的提高，术前一般可对病灶做出准确定位，故乳房局部切除术目前较为少用。单纯乳房切除术则适用于乳头状瘤为多发性并且病灶范围广、或者伴有中－重度不典型增生，有恶变趋势者。

2. 微创手术

真空旋切术是临床上较为常见的微创技术，具有微创、彻底、简便、直观的优势，但目前临床上较少用于乳管内乳头状瘤的治疗。在病灶的完整切除和术后乳房的美观方面，效果都是令人满意的，而且适用于无乳头溢液的患者，弥补了乳管镜仅适用于有乳头溢液者的不足。微创手术可安全的替代传统手术治疗，但需特别注意病灶的完整切除。

3. 内窥镜下乳头状瘤切除术

此法目前尚处于探索阶段，未广泛运用于临床，具有损伤更小、痛苦更小、且无瘢痕的特点，更符合现代人的需求，有着很大的发展潜力。

四、裴正学教授诊疗经验

中医学并无导管内乳头状瘤这一病名，依其病症表现，多归属于"乳衄"范畴，《灵枢》曰："阳络伤，血外溢，血外溢则为衄血。"意为乳头血液外溢，血液不依脉道循行，即为离经之血。但中医之"乳衄"并不完全等同于导管内乳头状瘤，还包括了导管炎、导管内乳头状癌等以乳头溢血为表现的一类病症。此外，也有医家将本病归为"乳泣"范畴，多表现为水样、乳汁样溢液，仅部分患者通过辅助检查可发现导管内有乳头状瘤，其余为高泌乳素血症及乳腺导管扩张症。

裴正学教授认为，导管内乳头状瘤的治疗当先明确病变性质，因其有一定的癌变率，故不拘泥保守治疗。病机中心在肝脾，与肾及冲任二脉失调相关，以人为本，注重调摄，防治兼顾，常取得良好效果。

乳腺导管内乳头状瘤的病机中心在肝脾，与肾及冲任相关。女性子宫、乳房的生理活动都是以肝为枢纽，时时都处于增生、复旧、再增生的周期性过程。肝藏血，肝有贮藏血液和调节情志的功能。血液来源于水谷精微，贮藏于肝脏，供养各器官功能及全身筋骨的运动。肝之气血，虚则易惊善恐，实则易怒。肝主血海，血海是十二经脉之海。脾主统血，是指脾气有统摄、控制血液在脉中正常运行而不逸出脉外的功能。脾气统摄血液的功能，实际上是气固摄血作用的体现。脾气是一身之气分布到脾脏的一部分，一身之气充足，脾气必然充盛；而脾气健运，一身之气自然充足，气足则能摄血，故脾统血与气摄血是统一的。脾气健旺，运化正常，气生有源，气足而固摄作用健全，血液则循脉运行而不逸出脉外。若脾气虚弱，运化无力，气生无源，气衰而固摄功能减退，血液失去统摄而致乳衄。肝主藏血，脾主生血统血。脾之运化，赖肝之疏泄，而肝之藏血，又赖脾之化生。脾气健运，血液的化源充足，则生血统血功能旺盛，脾能生血统血，则肝有所藏，肝血充足，方能根据人体生理活动的需要来调节血液。此外，肝血充足，则疏泄正常，气机调畅，使气血运行无阻。所以肝脾相互协同，能共同维持血液的循行，故肝脾为病机之中心。《女科摄要》指出："经水者……属冲任二脉所主，上为乳汁，下为血水。"《胎经心法》云："肝经郁火上冲，乳胀而溢。"肝气郁结，或先天不足，肾水亏损致肝木失养，气机失调，气滞血瘀，痰瘀互结而成实体性肿块阻于乳管内。裴正学教授认为，此当与肾及冲任二脉失调相关。

五、裴正学教授辨证论治

裴正学教授认为，本病可分为肝郁火旺型、脾虚血亏型以及冲任失调型。

1. 辨证论治

（1）肝郁火旺型

辨证诊断要点：乳孔溢液，颜色鲜红或暗红；乳晕下方或乳头周围常可触到结块；伴有口苦口干，胸闷胁痛或烦躁多梦，失眠易怒诸症。月经量较多，经色鲜红或暗红，或伴有血块。这种证候常可见于平素精神抑郁或烦躁易怒的患者，皆由肝失疏泄，气机逆乱，而迫血妄行，常有实证的表现。而气机逆乱同时亦可导致血行不畅，郁滞成瘀，故患者可伴有血瘀的表现。若瘀血滞于乳房中，或可形成肿块。

（2）脾虚血亏型

辨证要点：乳孔溢液，色淡红或褐色，或黄色如稀水样；伴面黄倦怠，心悸失眠，食欲不振等症状；月经量较多，色淡红，无血块。舌淡，苔白，脉细弱。中医认为该证的形成，常因忧思多虑而日久难释，所谓"思伤脾"，而饮食、劳倦等也能损伤脾胃。脾虚不能统血，血失固摄，溢于乳络。

（3）冲任失调型

辨证要点：溢乳量少，质清稀；伴有月经先后失调，色淡量少，舌淡或暗淡，苔白，脉沉细。素体亏虚，禀赋不足而致肾精亏虚，冲任与肾相并而行，肾虚则冲任失调，气血瘀滞于乳房，形成乳汁而出。

六、裴正学教授用方分析

裴正学教授指出，乳头属足厥阴肝经，乳房属足阳明胃经，本多由忧思过度、肝脾受伤所致。肝为刚脏，肝气和平，则血脉流畅，血海宁静，周身之血亦随之而安。一有怫郁，则肝气不舒，郁而生火，火扰于中，肝脏受伤，藏血无权，血热妄行，旁走横溢，遂成乳衄之证；气机瘀滞，水液代谢失常，则易生痰生瘀，痰瘀互结，发为有形肿块生于乳管。病由情怀不畅、肝气郁结而起，治疗方法自当以疏肝解郁、化痰散结为主。

"上工治未病，知肝传脾，当先实脾。"肝气不舒，肝气首当横逆犯脾，故裴正学教授认为在疏肝的同时，理当顾护脾胃：一来能先安未受邪之地，起到未病先防的作用；二来脾胃功能正常，水谷精微得以化生，增强了人体抗病能力，有助于疾病的恢复。

有别于单纯的从肝论治，肝体阴用阳，与肾为子母关系，肝气之用全赖肾水以滋之、肾精以养之，其功能一旦失常而发生病变，无不与肾密切相关，故前人有"治肝先治肾"之说。因而对于素体阴虚的患者、先天禀赋不足的患者，裴正学教授认为当在疏肝解郁的基础上采用滋水涵木的方法，补肾阴，肝火既得肾水之济，又得清肝药物之泄，相辅相成。

七、病案举例

例1：48岁。2010年6月24日初诊。

导管内乳头状瘤术后，半月前无意之中发现两乳头先流黄水，继则转为血性分泌物，量较多，衬衫上染有血迹。患者常为家庭琐事而多怒善郁，伴有胸闷、嗳气。检查：两乳晕部未扪及肿块。苔薄黄，舌质红，脉细弦。

【西医诊断】导管内乳头状瘤术后。

【中医诊断】乳衄。

【证型】肝郁气滞。

【治则】疏肝解郁，清热泻火。

【方药】柴山合剂加味。

药物组成：柴胡 10g，鳖甲 15g，皂刺 15g，当归 10g，木通 6g，路路通 6g，郁金 6g，天花粉 10g，三棱 10g，莪术 10g，海藻 10g，昆布 10g，制乳没各 6g，蒲公英 15g，败酱草 15g。共 7 剂，1 日 1 剂，水煎，早、晚温服。

服药 7 剂，乳头已不流血水，挤之亦未出现。追访 5 年，未见复发。

按：乳衄，文献记载其少。清代顾世澄《疡科大全》中对乳衄有所描述，但寥寥数言，未列方药。考乳头属足厥阴肝经，乳房属足阳明胃经，乳衄，良由忧思过度，肝脾受伤所致。肝为刚脏，肝气和平，则血脉流畅，血海宁静，周身之血亦安。一有怫郁，则肝气不舒，郁而生火，火扰于中。患者导管内乳头状瘤术后，系情怀不畅、肝气郁结而出现乳头溢血，故以柴山合剂。柴胡、郁金均归肝经，味辛、苦、微寒，均可行气疏肝解郁；鳖甲归肝、肾经，有软坚散结之功能，《本经》指出鳖甲"主心腹癥瘕坚积，寒热去痞，息肉，阴蚀，痔核，恶肉"。皂角刺归肝、肺经，有消毒排脓之效，《医学入门》认为"皂刺，凡痈疽未破者，能开窍，已破者能引药达疮所，乃诸恶疮癣及疬风要药也。"《本草纲目》认为"治痈肿，妒乳，风疬恶疮，胞衣不下，杀虫"。鳖甲配皂角刺，乃方中之要对，共奏软坚散结、托里透脓之功；木通、路路通，其共同点是通经；三棱配莪术有行气消积止痛之功效；海藻配昆布共同软坚散结；乳香配没药行气散结，消肿生肌。本方之亮点在于药对，这些药对恰到好处，丝丝入扣，毫无杂乱与违和之感，这便是裴正学教授组方遣药的独道之处。

八、古今医家有关导管内乳头状瘤的论述

中医学中无"导管内乳头瘤变"等病名，主要是根据该病的临床症状将其归纳自"乳衄"的范畴。乳衄，意为乳头血液外溢，或因肝失疏泄，致气机逆乱，迫血上涌，沿肝经上扰于乳。或因脾胃功能失司，则无力化生气血，脾气不足，则血失固摄，至乳头溢出。其对应的西医疾病为乳头向外溢血的一类病症，包括乳腺导管内乳头状病变、导管扩张、导管炎症及乳腺恶性肿瘤等。乳泣相当于西医学的"乳头溢液"，是多种乳腺疾病的一个症状。其所对应的西医疾病一般认为是高泌乳素血症及乳腺导管扩张症。其病因为情志失调，肝郁气滞，或先天不足，肾水亏损至肝木失养，肝功疏泄功能紊乱，疏泄太过，以致气血逆发进入乳房，形成乳汁而出且后天失养，因饮食、劳倦所伤，脾胃功能失调，气血生化之源不足，脾气虚不能统摄，亦可致乳汁溢出。乳癖，是指乳房部常见的慢性良性肿块，可见于西医学的乳腺小叶增生、乳房囊性增生、乳房纤维瘤等疾病。多由情志失调，肝失疏泄，脾失健运而至气滞痰凝瘀血阻于乳络。其发生亦与肝肾密切

相关，肾精亏虚，冲任失调，气血瘀滞于乳房成核。良性乳腺导管内乳头状病变一般在祖国医学中属于"乳衄"的范畴，而我们在临床中发现，一些医院中医诊断为"乳泣""乳癖"的病人，术后病理诊断为乳腺导管内乳头状增生、乳头状瘤或乳头状瘤病。

乳管内乳头状瘤多属于中医"乳衄"范畴，对于"衄"，《灵枢》曰"阳络伤，血外溢，血外溢则为衄血"，而乳衄，顾名思义则为乳头溢血的意思，但古文献中关于乳衄的文献较少，较早提出这一病名的，是清代医家顾世澄，其在所著的《疡医大全》一书中说"妇女乳不坚肿结核，惟乳窍常流鲜血，此名乳衄。乃忧思过度，肝脾受伤，肝不藏血，脾不统血，肝火亢盛，血失统藏，所以成衄也。治当平肝散郁，养血扶脾为主"。明确了乳衄的病因病机及辨证治法。而清代的许宣治曰"乳胀流血名乳衄，起初流血，续出黄水，黑逍遥散治之"。亦对乳衄进行一定程度的阐释。乳衄，意为乳头血液外溢，血液不依脉道循行，即为离经之血，与其关系最为密切的脏器当属肝及脾。肝主疏泄，主藏血，《血证论·脏腑病机论》中说"肝属木，木气冲和调达，不致郁遏，则血脉得畅"。而女子以肝为先天，足厥阴肝经布胸胁绕乳头而行。肝失疏泄，或因忧郁过久，或因暴怒伤肝，致气机逆乱，迫血上涌，沿肝经上扰于乳，遂成乳衄。脾主运化，主统血，清沈宗明《金匮要略编注》中曰"五脏六腑之血，全赖脾气统摄"。饮食失宜、劳倦失度、思虑过度，均可损伤脾胃，脾胃功能失司，则无力化生气血，脾气不足，则血失固摄，至乳头溢出，故而发生乳衄。

乳泣亦名乳胎、鬼泣，出自《妇科秘兰》"妊娠乳自流出者，谓之乳泣"。意为孕妇在妊娠期出现乳汁分泌的病症。《济阴纲目》也有提及，"未产而乳自出，谓之乳泣"但近年来也有人提出，凡是不在哺乳期而有乳汁溢出的都可以称之为乳泣，同时还认为，乳泣相当于西医学的"乳头溢液"，是多种乳腺疾病的一个症状。其所对应的西医疾病一般认为是高泌乳素血症及乳腺导管扩张症。但有资料显示，约有一部分的乳管内乳头状瘤患者具有乳头溢液的症状。乳头溢液多为自发性，常呈血性，其次为浆液性，少数为水样或乳汁样。如此导管内乳头状瘤也应属于"乳泣"的范畴，同时也说明了对临床上乳头溢液的病人需注意鉴别。《女科摄要》云："夫经水者，阴血也，属冲任二脉所主，上为乳汁，下为血水。"乳汁为冲任气血所化，源于脾胃，其正常转化有赖于肝的疏泄，故乳泣的发生主要与肝、脾、胃及冲任二脉功能失调有关。《胎经心法》云："肝经郁火上冲，乳胀而溢"，或因情志失调，肝郁气滞，或因先天不足，肾水亏损至肝木失养，肝功疏泄功能紊乱，疏泄太过，以致气血逆发，进入乳房形成乳汁而出，且后天失养，因饮食、劳倦所伤，脾胃功能失调，气血生化之源不足，脾气虚不能统摄，亦可致乳汁溢出。

乳癖之名出自《外科活人定本》"何谓之癖，若硬而不痛，顽核之类，过久则成毒……"又名乳痞、乳栗。《疡医大全》引陈实功曰："乳癖乃乳中结核，形如丸卵，或坠重作痛，或不痛，皮色不变，其核随喜怒消长……"《疡科心得集·辨乳癣乳痰·乳癌论》中说："有乳中结核，形如丸卵，不疼痛，不发寒热，皮色不变，其核随喜怒而消长，此名乳癖……"据古人所云之乳癖，相当于现代医学所指的乳房部慢性非化脓性肿块，如乳房囊性增生病或乳房纤维腺瘤。但现代医家为了将乳腺增生与纤维腺瘤区分开来，而把纤维腺瘤的中医病名改为"乳核"，许多医家也将其作为乳房肿块的中医病名，但其仍属于乳癖范畴。乳房肿块是乳腺导管内乳头状瘤的重要体征，约有一半的患者伴有肿块。多数肿块体积较小，位于乳头处或乳晕区。挤压肿块时常可见溢液自相应的乳腺导管的乳头流出。也可不伴有乳头溢液如囊内乳头状瘤、周围型乳头状瘤等。也有的病人触不到肿块，仅在乳晕区触到几个点状结节，为病变所在部位。因此有相当一部分的乳腺导管内乳头状瘤属于乳癖的范畴。乳癖乃乳中结核，属于实证，高锦庭《疡科心得集》曰"乳中结核，何不责阳明而责肝，以阳明胃土，最惧肝木，肝气有所不舒，胃见木之郁，惟恐来克。伏而不扬，肝气不舒，而肿硬之成"。强调了肝与乳癖的关系。《外科正宗》亦言"乳癖多由思虑伤脾，恼怒伤肝，郁结而成"。阐述了乳癖多由情志失调，肝失疏泄，脾失健运而至气滞痰凝，瘀血阻于乳络。《外证医案汇编》中"乳中结核，虽云肝病，其本在肾"，阐明了乳癖是本虚标实之症，其发生与肝肾密切相关，肾精亏虚，冲任失调，气血瘀滞于乳房成核。